"十三五"学前教育专业系列规划教材

婴幼儿保育基础教程

主　编　王　波　王　珊

副主编　周　敏　满俊洁　颜淑芹

编　者　田　腾　孟庆梅　王周扬

　　　　张立军　刘　佳　李双双

中国财富出版社

图书在版编目（CIP）数据

婴幼儿保育基础教程／王波，王珊主编．—北京：中国财富出版社，2016.3
（2022.7 重印）
（"十三五"学前教育专业系列规划教材）
ISBN 978 - 7 - 5047 - 5514 - 8

Ⅰ．①婴…　Ⅱ．①王…　②王…　Ⅲ．①婴幼儿—哺育—高等职业教育—教材
Ⅳ．①R174

中国版本图书馆 CIP 数据核字（2016）第 009896 号

策划编辑　谷秀莉		责任编辑　谷秀莉				
责任印制　尚立业		责任校对　杨小静			责任发行　杨　江	

出版发行　中国财富出版社

社　　址　北京市丰台区南四环西路 188 号 5 区 20 楼　　　　邮政编码　100070

电　　话　010 - 52227588 转 2098（发行部）　　　010 - 52227588 转 321（总编室）

　　　　　010 - 52227566（24 小时读者服务）　　　010 - 52227588 转 305（质检部）

网　　址　http：//www.cfpress.com.cn

经　　销　新华书店

印　　刷　北京九州迅驰传媒文化有限公司

书　　号　ISBN 978 - 7 - 5047 - 5514 - 8/R · 0090

开　　本　787mm×1092mm　1/16　　　　　　　　版　次　2016 年 3 月第 1 版

印　　张　15.25　　　　　　　　　　　　　　　印　次　2022 年 7 月第 2 次印刷

字　　数　307 千字　　　　　　　　　　　　　定　价　36.00 元

前　言

2010 年 7 月 30 日中共中央、国务院印发了《国家中长期教育改革和发展规划纲要(2010—2020 年)》,"重视 0~3 岁早期婴幼儿教育"被首次提出并被放在了重要位置。为适应我国当前早期教育事业发展的需要,适应高职院校早教专业课程建设的需求,我们根据教育部颁布的《幼儿园教育指导纲要》和卫生部颁发的《三岁前小儿教养大纲(草案)》,编写了《婴幼儿保育基础教程》。

现代科学发展表明,0~3 岁是人生发展的关键时期,开展科学的早期教育对人的智力发展、性格养成有十分重要的作用。随着婴幼儿教育越来越受到社会和父母的重视,早期教育在社会上开展得越来越普遍。一些高职院校在学前教育专业设立了早期教育方向。《婴幼儿保育基础教程》是早期教育系列教材之一。该教材结合婴幼儿生理、心理的发展特点,通过对婴幼儿营养、保健、日常护理、疾病护理、安全和意外伤害预防等方面知识的阐述,着重介绍了婴幼儿在各年龄段中相关喂养、生活照料、疾病护理和安全、急救的技能技巧,提出了科学育婴的理念及训练方法。配合相应的理论和实际操作训练,突出了教学设计上的科学性、实用性和可操作性。

本教材在编写过程中力求吸收国内外早期教育领域的先进理念和创新方法,改变传统教材中重理论知识传授,轻实践能力培养的状况。书中的理论知识以阐述基本问题为主,以够用、实用为度;专业技能则根据早期教育的实际需要,尽量做到内容全面、要求明确、便于操作。在编排上,增大了实践教学的内容,创设情境,开发实践环节,着重培养学生分析和解决问题的能力。总之,《婴幼儿保育基础教程》是一门应用科学,它的理论寓于日常养育幼儿的活动中,有着丰富而具体的形式。本教材力求还原托幼园所早期教育和保育保健工作的实际场景,以期对学生的能力培养起到一定的作用。

本教材由王波、王珊主编,周敏、满俊洁、颜淑芹担任副主编,参编人员还有田腾、孟庆梅、王周扬、张立军、刘佳和李双双。在编写中,多家托幼园所提供了教学内容上的许多实际案例。教材参考和吸收了国内许多专家学者及同行的研究成果、观点和材料。虽然在参考文献中列出了部分资料的名称和作者的名字,但由于时间仓促,难免挂一漏万,在此一并表示感谢。

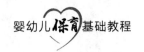
《婴幼儿保育基础教程》可供高等职业院校幼儿教育专业早教方向的学生使用，也可作为幼教专业的选修课程教材，并适合从事幼教专业的人员及学前儿童家长学习、参考。

由于高职教育和幼儿早期教育的实践和理论处在迅速发展过程中，本教材涉及的范围比较广泛，加之编者的水平和能力有限，书中难免存在不足之处，恳请广大读者提出宝贵意见。

编　者

2015 年 12 月

目录

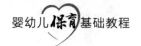

第一章 婴幼儿保育公共基础知识

第一节 婴幼儿保育职业理念

一、婴幼儿保育概述

（一）婴幼儿保育的概念

本教程中婴幼儿特指从出生至 3 岁的儿童。婴幼儿时期是人生的基础阶段，也是一个特殊的阶段。从新生儿期到婴儿期、幼儿期，儿童处在不断生长发育的过程中，其解剖生理特点和心理发展的特点在各个年龄段变化较大。同时，婴幼儿各器官系统不成熟、机体抵抗能力低下，易患各种疾病。

婴幼儿保育是指成人精心照料儿童，提供其生存和发展必需的、良好的环境和条件，以促进婴幼儿的正常发育和良好发展。

（二）婴幼儿保育的意义

0～3 岁是人体生长发育最迅速的时期，对人一生的生长发育、身体素质、智力和人格发展都会产生重要的影响。父母和保教人员的教育观念及综合素质将直接影响婴儿的生理健康、行为模式、智力发展、人格结构和未来成就。苏联心理学家巴甫洛夫认为："婴儿从降生的第三天开始教育，就迟了两天。"意大利教育家蒙台梭利在大量幼儿教育实践的基础上得出结论："人生头三年胜过以后发展的各个阶段。"科学的保育工作对于幼儿健康成长和良好发展具有重要作用。

婴幼儿保育人员的使命就是让每个儿童都享有一个最佳的人生开端，接受良好教育，充分发掘自身潜力，将来成为一名有益于社会的人。全社会都要重视与加强对婴幼儿的保育工作。

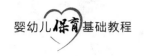
二、科学的保育观

保育观是人们对保育所持有的看法，具体地说就是人们对保育者、保育对象、保育内容、保育方法等保育要素及其属性和相互关系的认识，还有人们对保育与其他事物相互关系的看法，以及由此派生出的对保育的作用、功能、目的等各方面的看法。

婴幼儿正处于身心快速发展的时期，是正在发展的个体。保育一方面要适应人的生理和心理发展需要，另一方面要适应人的后继发展需要，适应未来社会发展对个体发展的需要。面对时代发展，保育人员应具备怎样的保育理念和工作思路，是首先应该思考的问题。这就要求我们深刻认识婴幼儿发育特点，理解保育工作内涵，形成科学的保育理念。

（一）婴幼儿整体发展理念

婴幼儿的保育工作以促进儿童的健康发展为核心。随着对健康概念认识的深化，儿童保育的科学基础也不只停留在生物科学的观念之上，而是在注意生物因素的同时注意心理因素和社会因素。儿童保育模式已由生物模式转变为生物—心理—社会模式。这一转变有利于人们从生物、心理和社会的诸多因素及其相互作用中全面考察健康发展问题。对婴幼儿实施保育，应以生物、心理和社会的诸多因素为内容，要涉及婴幼儿身体、心理和社会三方面。在保育婴幼儿身体的同时保育心灵，既促进身体的健康，又促进心理和社会适应的良好发展。婴幼儿是整体的人，其发展既有自身规律，又具有整体性。为此，我们应对婴幼儿实施整体的、全面的保育，以整体统一的发展理念来看待他们。

（二）"以人为本"的保育理念

保育过程应体现"以人为本"的思想，即无论是生活设施设备的提供还是保育的操作行为，都要以婴幼儿生理、心理发展特点为本，创设和提供增进婴幼儿健康的物质生活环境和宽松和谐的人际心理环境，重视婴幼儿的心理需要，切实提高其生活质量。人是先天遗传与后天环境的产物。创设适宜的环境特别是教育环境，使婴幼儿拥有良好的学习、生活的空间，渗透着培养婴幼儿自主意识和自主能力的保育理念。

无论是保教人员还是社会、家庭，都应从以婴幼儿为本的观念出发，增强保育对人的成长发展重要性的认识，以正确的保育观关心婴幼儿，以适宜的保育行为养育婴幼儿。

（三）素质教育的育婴理念

"素质"原本作为生理学范畴的一个名词，是指人的神经系统、感觉器官和运动器官等先天赋予的特征。这种特征是人们获取知识、增长才能的基础，其外在表现为性格、意志等。现在，"素质"已发展演绎成一个更综合的概念，指人在先天生理的基础上受后天环境和教育的影响，通过个体自身的认识和实践，形成的相对稳定的身心发展的基本品质。

素质教育是指一种以提高受教育者诸方面素质为目标的教育模式，它重视人的思想道德素质、能力培养、个性发展、身体健康和心理健康教育。素质教育有以下几方面特点：第一，以全面提高全体儿童的基本素质为根本目的；第二，要依据社会发展和人的发展的实际需要；第三，主张充分开发智慧潜能，重视人的终生的可持续发展；第四，不仅主张智慧潜能的充分开发，而且主张个性的全面发展，重视心理素质的培养。

婴幼儿的保育工作应该树立素质教育理念。

三、婴幼儿素质教育

（一）婴幼儿期是素质教育的奠基阶段

素质教育特别重要，应从婴幼儿期开始抓起，甚至可以提前至胎儿期。人类个体的生命过程中有两个胚胎期：一是从受孕到离开母体，这是生理发育的胎儿期；二是从出生到三岁，这是精神胚胎期，是心理发育的基础阶段。

胎儿期是身体成长的重要阶段，同时在心理的发育上受到母亲的社会性的影响，这是素质教育应从胎儿期开始实施的理由。婴幼儿与其他动物幼仔相比特别稚嫩，很长时间离不开成人的保护抚养。婴幼儿出生时机体很不成熟，需要在社会生活环境中逐渐发育，此时，成人的抚育观念和方式会对婴幼儿的身心发展产生重要作用。婴幼儿期的教育实际上是指育儿观念和方式、方法。

俗话说，三岁看老。婴幼儿生活的环境对他身体和心理功能的发生、发展有重要影响。这是因为婴幼儿出生时虽然已经具备脑部的基本结构，但大多数脑细胞尚未开始工作，它们是分散的，需要受到外界的刺激促进相互连接，形成神经网络，才能发挥脑的功能。若是环境的刺激合适，就能引发脑力活动，脑细胞在活动中逐渐地相互连接，处理外来的信息。环境中的信息丰富，激发脑力活动，脑细胞活跃，相互连接的质量高、速度快，脑部发育就良好。若环境中信息贫乏或刺激的质量低劣，脑的发

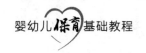

育就迟缓或出现偏差。脑部细胞整个连接过程的 70% ~ 80% 在三岁前完成，形成最基本而重要的信息处理结构。由此可见，三岁以前脑力活动的基本功能若未得到应有的发育，后期的训练就难以取得良好的效果。婴幼儿期良好教育对终生发展的影响是显而易见的。

（二）婴幼儿素质教育要促进婴幼儿自然地成长

婴幼儿出生时就具有一系列本能，这些是他的身体继续发展和心理功能发育的基础。新生儿表面看来很软弱，他的本能中却蕴藏着巨大的潜能促使他自主地发展，创造出具有自己特点的精神生命（个性）。长期以来，人们在抚育婴幼儿时对他的软弱普遍地重视，因而给予种种保护；对他自主发展的潜能却认识不足，往往在无意中伤害或抑制这种自主性，妨碍婴幼儿获得应有的发展。因此，婴幼儿期的教育关键在于处理好给予必要保护和尊重自主发展之间的矛盾，把握好成人影响的质和量。要更新育儿观念，明确婴幼儿是发展的主体，抚育者的任务是帮助婴幼儿自主发展；要消除婴幼儿可让成人随意塑造的想法。

（三）婴幼儿素质教育必须取得家长的积极配合

母亲是教育婴幼儿的最好的老师，母亲是帮助婴幼儿自主发展的主角，保育工作者应积极配合，共同为婴幼儿创造一个有利于其自主发展的家庭环境。一般家庭在迎接婴幼儿出生时都很重视物质环境，但是更需要引起注意的是创设心理环境。家庭成员的性格、相互关系所形成的心理氛围，尤其是对待婴幼儿的态度、抚育方式等的协调一致对婴幼儿的影响特别重要。环境中的不良刺激对婴幼儿心理发育、个性形成的伤害往往不易觉察，但可能会产生深远的影响。因为这时脑功能正在迅速发育，对外界的信息具有惊人的吸收力，不但留下深刻印象而且会进入脑部的神经网络成为心理的一部分，伴随终生。由此可见，有利的影响会促进良好个性的发展，不利的影响会造成个性中的缺陷。

保育人员在进行保育工作时，要特别重视家庭环境对婴幼儿身心发展的特殊作用。家庭是婴幼儿的第一学堂，父母是婴幼儿的第一任教师。作为父母，不能把素质教育当成一句口号，而要身体力行，为孩子做个好榜样，并把素质教育贯穿在孩子的日常生活之中。

首先，父母要做到热爱孩子与严格要求孩子的统一。爱是教育的起点和基础，但爱要有分寸，不要溺爱。家长经常坚持诸如要求孩子自己能做的事情自己做，不自私，不说谎，尊敬长辈，关心他人等正确的要求，就能使疼爱变成促进孩子进步的动力。

实际上，对孩子的严格要求就是一种负责任的、理智的爱。

其次，父母要鼓励孩子参加集体活动，多与同伴交往。孩子在集体生活中可以学会尊重别人，学会与人合作，学会各种社交技能，同时能体会到快乐，体会到公平与合理，也能更客观地认识自己。

最后，父母要注重培养孩子的独立性、坚韧性、同情心等良好的个性品质。要适当给孩子安排一些自我服务劳动、家务劳动和公益劳动，放手让孩子学会自己应付日常生活和游戏活动中各种各样的问题，使孩子在解决问题、克服困难中锻炼意志品质，提高能力。

（四）婴幼儿素质教育要关注婴幼儿的个性差异

教育者一方面要了解婴幼儿身心发展的一般规律，另一方面要注意观察婴幼儿发展的具体情况。一般成人对婴幼儿的身体发展状况都很重视，细心观察他吸奶、睡眠、排便等，及时调整抚养措施，但对婴幼儿心理发展的注意还不够。由于每个婴幼儿心理发展的差异比生理发展的差异更大，而且必须通过仔细观察才能发现，这就要求我们要在护理婴幼儿生理需要的过程中观察他心理发展的需要，并给予满足，促进其自主发展。

（五）婴幼儿素质教育要注重婴幼儿的全面发展

素质教育要求让受教育者全面发展，即让受教育者在生理、心理、智力、品德、审美能力、社交能力等方面得到全面、和谐的发展。单独突出某一方面的教育，或者过早引导婴幼儿的兴趣朝一个狭窄的方向发展而忽略其他方面素质的培养，对他们的发展都是不利的。当前在婴幼儿早期教育中还存在着重视才艺学习，忽视"做人"教育的做法。一方面，不少家长对子女的教育往往带有明显的功利性，认为婴幼儿素质教育主要是进行才艺学习，而不考虑婴幼儿的兴趣、发展可能及趋向，造成孩子生理、心理上的沉重压力，影响孩子身心正常发展；另一方面，不少幼儿园保育人员由于对素质教育认识不足，为了迎合部分家长的育儿价值取向，也不自觉地偏重教给一些知识性东西或只重视对婴幼儿进行才艺训练，忽视了对孩子的品行训练和培养，与素质教育背道而驰。

1987 年 1 月，75 位诺贝尔奖得主聚集巴黎。有人问一位获奖者："您在哪所大学、哪个实验室学到了您认为最主要的东西？"白发苍苍的学者沉思片刻，答道："幼儿园。""在幼儿园您学到了什么？""把自己的东西分一半给小朋友；不是自己的东西不要拿；东西要放整齐；吃饭前要洗手；做错事要道歉；午饭后要休息；要仔细观察周围的大自然。"这位科学家的回答耐人寻味。这位科学家谈自身的成才体会，避开了早期智力开发的作用，强调品德文明的养成，确实抓住了问题的精髓。一个人成功与否，素质教育起到了十分重要的作用。

素质教育强调，婴幼儿从诞生那一刻起，就是一个活生生的独立的个体，有自己独立的意愿和个性，有自己的种种需要和权力。教育者要尊重婴幼儿的人格尊严，满足他们的合理要求和情感需要，根据孩子的年龄特点和个性差异实施教育，要相信每个孩子都有巨大的自我发展潜力，面向所有孩子，在教育中最大限度地发挥婴幼儿的主观能动作用。从婴幼儿教育目标上看，素质教育是"创造适合每个儿童的教育"，以促进每个孩子在原有水平上都得到发展；在教育内容上，强调全面性和基础性，凡是做人所必须具备的基本素养和能力，都应有所反映，主张把学习与婴幼儿生活实际紧密联系起来，使孩子做到"四个学会"，即学会认知，学会生存，学会做事，学会与人共同生活。

（六）婴幼儿素质教育要关注婴幼儿的敏感期

婴幼儿心理发展的过程中存在着"敏感期"，这时他们表现出对环境中的事物的极大兴趣，会以惊人的激情吸收各种信息，轻松愉快地学会很多事情。然而这种内心活力需要外界的刺激才能引发出来，创造丰富的环境就是提供适宜的刺激。由于婴幼儿心理发展中各个方面的敏感期不同，各个婴幼儿敏感期的表现也有所差异，成人可根据婴幼儿发展的一般规律创设环境来诱发婴幼儿内心活力的自主表现，细心观察这种自主表现的迹象，并用恰当的方法给予支持，促进其发展。

教学相长的观念用在婴幼儿保育方面也是适合的。不要看轻了婴幼儿的能力。在抚育的过程中，我们可以向婴幼儿学习，帮助他自主发展，让他的精神和身体都蓬勃地生长。同时，保教人员应该在帮助婴幼儿自主发展的过程中把自己培养成研究型的教育者。

（七）婴幼儿素质教育的方法

1. 爱心是实施婴幼儿素质教育的基础

爱孩子有两种，一种是严爱、关爱，一种是溺爱、宠爱，我们提倡前者。

爱孩子，才会由此激发起信心、耐心、细心、恒心去克服教育中的种种困难，使教育见成效。爱孩子，才会使孩子产生安全感、信任感，从而使孩子和父母保持良好的情感交流关系，更愿意接受教育。爱孩子，才会在实施保育的过程中从孩子的角度去考虑培养方案，使教育顺其自然，不违背孩子的成长规律。爱孩子，才会不断地修身养性，补充完善自己，做名副其实的师长。而如果不爱孩子，或溺爱宠爱孩子，就会忽视孩子的早期教育，贻害孩子的一生。

2. 信心是实施婴幼儿素质教育的力量

信心能化为内心的能量，促使信念实现。有的父母见自己的孩子某方面差一点，就认为他不聪明，不能成才，从而失去信心，不愿进行早期教育，任其发展。有的保育人员也有类似的观点。其实孩子的智力30%来自遗传，70%来自后天的教育和环境。

18世纪法国的哲学家爱尔维斯说："即使是一个普通的孩子，只要早期教育得法，也会成为一个不平凡的人。"德国教育家卡尔·威特的孩子小威特，先天不足，婴幼儿期间显得痴呆，可老威特没有放弃，他相信"人的才能主要取决于后天的教育"，坚持对小威特进行早期教育，结果小威特智力超群，5岁掌握词汇3万多，10岁上大学，13岁获哲学博士。

人是环境之子，作为保育人员，无论孩子聪明或笨拙，都要充满信心，相信只要努力教育，他就一定会有所长进。

3. 细心决定婴幼儿素质教育的质量

婴幼儿素质教育是系统化的工程，它涉及智力开发、科学喂养、体质锻炼、心理素质和性格培养、美德熏陶等。它寓教育于生活中，养教结合；寓教育于游戏中，教在有心，学在无意。它是个性化的教育，必须符合孩子的身心发展规律，符合孩子的个性。

婴幼儿素质教育的这些特点要求保育人员细心。要细心关注孩子在生活中的点点滴滴，抓住可施教的机会对孩子进行教育；要细心关注孩子的言谈举止，了解孩子的潜能、特点，因材施教，使教育符合孩子的天性；要细心观察孩子的各方面发展是否平衡，对不足的方面强化训练，以培养和造就完美人才；要细心观察孩子对教学的反应，以了解教学的内容是否适时、适度、适量，使教育更符合孩子的成长规律；要细心关注孩子的日常生活行为，防微杜渐，发现有不良的行为予以纠正，只有这样才能提高教学质量。

有一种观点认为，保育工作按照保育教学大纲进行总会没错。其实，教学大纲是有关部门针对一般的婴幼儿制订的，婴幼儿的发育速度有快有慢，个性也不相同，每一个孩子都是独特的，因此教育孩子必须细心，如果粗心大意，盲目施教，会收效甚微，甚至揠苗助长，伤害孩子。

4. 耐心是使婴幼儿教育得以持续的保证

婴幼儿素质教育是启蒙教育，即以开慧、健体、习性、养德为主，受教育者的生理和心理都未发育成熟，故婴幼儿对教学的反应不一定及时，教学的成效不会立竿见影。比如教婴幼儿把物，要多示范几次他才会把；教婴幼儿识物，要指认多次他才会

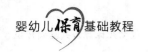

知道；教婴幼儿学语，要反复地诱导他才会说。孩子早期教育形成的智力优势、良好的心理素质和个性在较长时间内才能显现。

婴幼儿时期是人生的关键期，在这个时期，孩子的智力发展迅速，心理素质和性格刚开始形成，此时教育受益终生，此时放弃教育则"错过春光无处寻"。家长教育孩子应有耐心，要相信一分耕耘一分收获。

5. 恒心决定婴幼儿教育成效的大小

婴幼儿素质教育是基础教育，它以开发智力、强壮体魄、培养良好的心理素质和性格、美德为目的，以环境熏陶、潜移默化等为手段，寓教育于抚养婴幼儿的整个过程中，因此教学时间长。例如，孩子智力的开发需要千百次花样百出的游戏活动的磨炼；孩子的习性需要良好的行为举止的日积月累；孩子的美德需要无数寓情、寓理、寓美的艺术活动的熏陶。这些教学项目，没有恒心是完成不了的。半道施教、半途而废、一曝十寒都会影响教学的效果。唯有持之以恒地对孩子进行素质教育，才会取得丰硕的成果，才会为孩子的成长和发展奠定坚实的基础。

总之，婴幼儿素质教育离不开爱心、信心、细心、耐心和恒心，这"五心"是送给孩子的最好礼物。

四、保育教师观

（一）保育人员职业概述

1. 保育人员的概念

保育人员的概念有广义和狭义之分。广义的保育人员是指在婴幼儿保教活动中对婴幼儿施加影响的人，保育活动主要是通过他们的活动来使婴幼儿的身心发生变化。他们既可以是家庭中的父母，也可以是社会上的其他人。狭义的保育人员指在托幼园所、社会福利机构及其他保育机构中负责婴幼儿保健、养育和对婴幼儿进行教育的人员。他们以对婴幼儿的身心施加影响为职责，承担早期教育任务，肩负着提高民族素质的使命。因此，保育人员是婴幼儿早期教育的教师。

2002 年 7 月，原劳动和社会保障部组织国内婴幼儿卫生保健、营养、教育、心理专家制定了《育婴员国家职业标准》，颁布的《第五批国家职业标准目录》中第一次明确提出了育婴师这一职业名称，并提出了科学育婴的理念和知识体系以及训练方法，突出了科学性、实用性和可操作性，还从育婴职业的活动范围、工作内容、知识水平和技能要求等方面提出了"标准化"的要求，形成了科学、规范的育婴职业资格培训鉴定认证体系。

2. 育婴师职业的发展

（1）职业现状

3岁前的孩子处于成长的巅峰期，一生中80%～90%的精细动作都要在这3年中奠定基础，而我国的现状却是这一年龄阶段的教育极其薄弱，这极不利于人口素质的提高。我国政府已经认识到高度重视0～3岁婴幼儿教育是提高国民素质的捷径。育婴师作为一项新增职业，已被劳动和社会保障部正式列入中国职业大典。

中国现有0～3岁婴幼儿约8000万，经调查有90%以上的0～3岁婴幼儿由父母、祖父母或保姆照料，在喂养和育儿观念等方面都需科学指导，年轻父母们迫切希望得到切实有效的帮助，而育婴师就是指导他们科学、高效养育子女的人。

目前我国的学历教育机构开设的专门针对0～3岁婴幼儿学前教育的专业很少，使得这个年龄阶段的教育人才出现空白。有资料显示，上海25%的母亲准备为婴幼儿聘请育婴师，若以上海36万名0～3岁婴幼儿计算，平均一个育婴师服务3个家庭，全市至少需要3万名育婴师。同时调查显示，有48.9%的家庭希望由持证的专业人员进行指导。在全国一些中小城市的保育市场上，接受过正规培训的育婴师较少。

由于家长对早期教育的需求日益增大，0～3岁早教存在着教育盲目市场化的倾向。一些早教机构为了迎合家长"望子成龙""不输在起跑线上"的心理，往往违背0～3岁婴幼儿身心发展规律和特点，甚至是采取有损于婴幼儿身心健康的早教内容和方式、方法。为了诱导家长的高额投资，或为了在商业竞争中获胜，有些早教机构甚至打着"国外引进、方法先进"等各种旗号，将一些在国外或境外不被认可甚至被禁止的"早教课程"包装后再使用。因此，加强对早教工作的研究，加强对早教保育工作者的培养，提升整个保育人员队伍的素质刻不容缓。

（2）保育工作发展前景

育婴师作为对0～3岁婴幼儿生活照料、日常生活保健与护理和教育，辅助家庭完成科学育儿工作的人员，有较高的社会认同度和较好的发展前景。

首先，社会认同度高。中国文化传统历来重视对下一代的教育，已经有越来越多的家庭认识到婴幼儿早期教育及护理的重要性，中国婴幼儿早期教育市场迅猛发展。

其次，传统的早教育婴模式已经越来越不能适应时代发展的需要，孩子的发展迫切需要专业育婴人员从事专业指导。具有劳动和社会保障部育婴师职业资格的人员可以从事幼教（幼儿园、亲子园、儿童潜能开发中心、儿童研究所等机构的工作）、社区服务、家庭服务等方面工作。

最后，政府重视。国务院办公厅转发的教育部等10个部门团体《关于幼儿教育改革与发展的指导意见》中明确提出，必须加强婴幼儿教育事业的发展。劳动和社会保

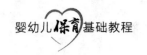

障部中国职业技能鉴定中心在各地建立育婴师培训基地，使育婴师行业逐步规范；随着国家劳动和社会保障部《育婴员国家职业标准》的出台，婴幼儿教育在国家层面越来越受到重视。

婴幼儿早期保育正逐渐成为一个热门职业领域，其就业前景将会十分广阔。

（3）保育人员职业等级及工作要求

国家根据《育婴员国家职业标准》和《育婴员国家职业资格培训教程》对申请职业资格者进行鉴定考核。鉴定方式为理论知识考试与技能操作考核。根据考核的标准要求，现行育婴师职业资格分为三级。

育婴员（国家职业资格五级）：了解0~3岁婴幼儿生活照料、护理及教育方面的知识，能够运用科学的方法对0~3岁婴幼儿的饮食、睡眠、动作技能、智力开发、社会行为等进行训练。

育婴师（国家职业资格四级）：全面了解0~3岁婴幼儿生活照料，护理及教育方面的知识，能够根据婴幼儿发展水平设计、选择和制订教育训练方案。

高级育婴师（国家职业资格三级）：掌握0~3岁婴幼儿科学评价的方法，提出个别化教育的建议，为婴幼儿全面发展设计成长方案并提供全面咨询和服务。

按照职业要求，育婴师应具备一定的文化程度，有爱心、耐心和责任心，身体健康，口齿清楚、会讲普通话，观察敏锐、操作灵活，并具有学以致用的职业能力。

育婴师除应掌握0~3岁婴幼儿生理发育特点、心理发展特点、婴幼儿营养、婴幼儿教育、相关法律法规等基础知识外，还应掌握不同年龄阶段婴幼儿的言行、思维和情感方式，懂得与婴幼儿相处和沟通的技巧，能够适时地开发婴幼儿的自身潜能。

（4）育婴师的职业定位

①育婴师的定位是"主动教育全过程"的教育工作者。随着育婴师职业标准的实施和普及，在0~3岁婴幼儿领域将以育婴师这样的通过严格标准培训考试合格的专业人员来从事婴幼儿的保育教育工作。

②育婴师与保姆、月嫂的区别。保姆属于家政服务人员，主要从事家政服务方面的工作；月嫂负责照管新生儿及产妇，主要是提供身体照料、饮食营养等方面的服务，属于高级保姆。她们的共同点是，个人工作的随意性较大，还没有形成明确的职业范围、职业规范和职业标准，从业人员整体素质水平参差不齐、专业科学知识较为匮乏，大部分凭借经验工作，对婴幼儿教育缺乏完整的认知，教学内容也只是简单的幼儿教育。

育婴师用现代教育观念和科学方法为0~3岁婴幼儿综合发展提供全方位（生活照料、日常生活保健和护理、教育）指导和服务。因为面向0~3岁婴幼儿，所以要掌握很多相关知识，如教育学、营养学、生物医学、遗传学、脑科学、心理行为学、儿童保健、妇产科和儿科相关知识、统计学等。

在国外，育婴师不仅作为"聪明和忠诚的母亲"在工作，而且作为"儿童教育专家、心理学专家"在工作。育婴师（有别于其他婴幼儿看护人员）承担着一种社会责任，是为适应社会发展需要而产生的一种新的职业。

育婴师职业具有专业性强但又跨学科领域、社会性强的特点，是一项全新的、具有鲜明时代性和广泛群众性的社会事业、是一项蓬勃发展的朝阳事业。

（二）保育人员专业特点

1. 保育人员职业的性质

（1）保育人员是专业人员，保育人员职业是一种专业性职业

1966 年，联合国教科文组织在《关于教师地位的建议》中提出，应该把教师工作视为专门职业，要求教师必须具有经过严格训练而持续不断的研究才能获得并维持专业知识及专门技能的公共业务素质。我们认为，婴幼儿保育工作者同样需要专门的知识和能力，保育人员职业是一种专门性职业。

（2）保育人员是教育者，保育人员职业是促进个体社会化的职业

保育人员是教育者，承担了培养未来合格的社会人员，延续人类社会发展的重要职责。个体从自然人发展成为社会人是在学习、接受人类经验与消化、吸收人类文化的过程中逐渐实现的，这一过程是社会教化的结果。个体只有通过社会教化，才能适应社会生活，实现个体的社会化。

2. 保育人员的社会地位及作用

（1）保育人员是人类文化和民族文化的继承者与传递者

保育人员是社会发展的"中介"，联系着人类的过去、现在和未来。保育人员对人类科学文化知识、社会意识的继承与发展具有桥梁的作用。保育人员的劳动对于人类社会的延续与发展具有承前启后的作用。

（2）保育人员是社会物质财富和精神财富的间接或直接的创造者

保育人员通过向个体开展早期保育活动，使个体得到良好发展，帮助其进入社会生产领域后，成为物质财富的创造者。保育人员的劳动成为个体进行物质生产劳动、创造物质财富的前提和基础，保育人员在这个过程中实际上是物质财富的间接创造者。保育人员通过对婴幼儿进行早期教育，培养婴幼儿良好的生活习惯和思想品质，为把孩子培养成未来的思想家、理论家、文学家、艺术家、科学家、教育家等奠定基础。同时保育知识、手段和方法的创新，又是保育人员创造精神财富的表现。

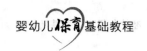

（3）保育人员是人类灵魂的工程师，对婴幼儿的健康、全面成长起着关键性的作用

保育人员担负着培养一代新人的重任，在婴幼儿的发展中发挥着主导作用。保育人员是婴幼儿知识和能力的培养者，是婴幼儿美好心灵的塑造者，保育人员陶冶着婴幼儿的情操，对其人格形成起到感染、熏陶的作用，能指导他们的全面发展。

（4）保育人员职业角色的多样性

"角色"是指个人在一定的社会规范中履行一定社会职责的行为模式。保育人员职业的最大特点就是职业角色的多样化。一般来说，保育人员主要有如下职业角色。

①生活照料者和健康促进者。保育员在幼儿的发展中扮演着照顾者的角色，对幼儿的身心健康、行为习惯以及个性、情感等各方面均产生着深刻的影响。

②管理者。保育人员对婴幼儿保育教育活动的管理包括确定目标、制订保育方案、组织保育活动、协调人际关系等，并对保育教育活动进行控制、检查和评价。

③示范者。保育人员的言行是婴幼儿学习和模仿的榜样。夸美纽斯曾很好地解释了这种角色特点，他说，教育者的职责是用自己的榜样教育学生。儿童具有向师性的特点，保育人员的言论、行动，为人处世的态度，对婴幼儿具有耳濡目染、潜移默化的作用。

④父母与朋友。保育人员往往被婴幼儿视为自己的父母或朋友。婴幼儿对保育人员的态度类似于对父母的态度，他们希望得到保育人员在活动、游戏、生活等多方面的指导，同时又希望保育人员是分担自己的快乐与痛苦、幸福与忧愁的朋友。

⑤研究者。保育人员工作的对象是充满生命力的、千差万别的活的个体，保育知识内容涉及不断发展变化的科学知识和人文知识，保育过程又是一个复杂的动态变化的过程。这就决定了保育人员不能以千篇一律的态度对待自己的工作，而是要以一种变化发展的观点、研究的态度对待自己的工作对象、工作内容和各种保育活动，不断学习新知识、新理论，不断反思自己的实践，不断发现新的特点和问题，以使自己的工作适应不断变化的形势，并且有所创新。

保育人员的这些角色特点决定了保育人员职业的重要意义和重大责任。

3. 保育人员劳动的特点

保育员是一种以培养人为目的的特殊的职业，是一种人与人之间相互影响的过程，保育人员的劳动是一项复杂而艰苦的脑力劳动。保育人员劳动的特点主要体现在以下几个方面。

（1）复杂性

一方面，保育人员劳动的对象具有复杂性。婴幼儿在年龄、性别、家庭环境、文化背景、生活方式上的差异，包括性格、个性方面的特点，都决定了保育人员劳动的复杂性。另一方面，保育人员劳动的任务和内容是复杂的。保育人员既要照料生活，又要育人；既要传授生活知识，又要发展孩子的智力；既要培养婴幼儿生存和发展的技能，又要培养他们适应社会及正确处理人际关系的能力。

（2）示范性

保育人员劳动的示范性是指保育人员要给婴幼儿作出示范，以自己的形象影响和感化工作对象。保育人员只有首先把保育工作要求中的智慧和情感内化为自己的一部分，才能在保育活动中感染儿童。保育人员在婴幼儿获取知识和发展能力的道路上发挥了主导作用，在婴幼儿心目中往往具有神圣的地位。保育人员的言论行为、道德品行和为人处世的态度，是婴幼儿学习和模仿的榜样。

（3）创造性

保育工作必须根据婴幼儿的具体情况来进行，保育人员必须灵活地运用保育原则，创造性地设计保育方法，对不同婴幼儿要因材施教。保育内容方面，保育人员要根据保育对象实际情况进行加工改造，变成儿童可以接受的内容，准确、通俗地教给他们。这种创造性还体现在保育人员的教育机智上，这是一种保育人员处理保育过程中突发或偶发事件的特殊能力，特别是保育人员面对临时突发的意外情况，快速做出反应、及时采取恰当措施的能力。

（4）长期性

"十年树木，百年树人"。由于人的成长是自然发育和社会化的统一过程，婴幼儿的身心发展需要经历一个长期、反复的过程。知识的掌握需要长期积累，技能、技巧也需反复练习才能形成，思想品德、行为习惯的形成和培养更是一个长期的过程。因此，教育这种培养人的活动周期长、见效慢，保育人员的教育影响不能马上就显露出来。保育人员劳动的效果只能在儿童未来发展的成就上体现出来，保育的成效最终要在儿童参加独立的社会实践后才能得到检验。

（5）群体和个体的统一性

保育人员的劳动在一定的时间和空间上，在一定的目标上，都具有很强的个体性特点。每一位保育人员都要以自己的知识、才能、品德、智慧去影响儿童，完成自己的保育任务，即保育人员的劳动是以个体形式进行的。同时，保育人员的劳动成果又是集体劳动和多方面影响的结果。任何一名儿童的身心发展，都不仅仅是保育人员影响的结果，也是家庭、社会和儿童本人长期共同努力的结果。保育人员的个体劳动最终要融汇于集体劳动之中。保育人员劳动的群体和个体统一性，要求保育人员协调好影响婴幼儿身心发展的综合环境，特别是处理好自身与家庭、社会和其他保育人员群

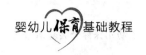

体的关系，不断提高自身的思想修养和业务水平。

4. 保育人员的职业素养

保育人员的职业素养是由保育人员的社会角色、地位及职能等决定的。具体来说，保育人员职业素质主要由三部分组成。

（1）道德素质

保育人员职业道德是指保育人员在其职业生活中所应遵守的基本行为规范以及在此基础上所表现出来的观念意识和行为品质。保育人员职业道德主要包括爱国守法、爱岗敬业、关爱儿童、保教育人、为人师表、终身学习。

（2）知识素质

保育人员担负着培养儿童的任务，这就要求保育人员必须具备多方面的综合知识。首先，保育人员必须具有扎实的业务知识。保育人员应精通保教学科的专业知识，了解它的历史、现状、发展趋势及与相邻学科的关系，真正做到融会贯通。其次，保育人员必须掌握教育科学理论和保育艺术，应更多地学习并掌握教育学、心理学、教育史、保育方法等教育科学理论知识，懂得教育规律，具备强烈的教育意识和各种保育技能。最后，保育人员要掌握保育管理方面的知识。保育人员管理工作水平的高低，直接关系着保育质量的提高和发展。严密而有组织的保育秩序，更有利于保育工作的开展。

（3）能力素质

一个合格的现代保育人员应具有以下几种基本能力：第一，保育人员应具备良好的保育能力和教学能力，掌握保教的基本功，如保育人员应具备分析、处理保教材料的能力，选择和运用保教原则和方法的能力；第二，保育人员应具有良好的组织管理幼儿的能力；第三，作为保育人员，良好的口头、书面语言表达能力和非语言表达能力是必不可少的，这在保教活动中起着不可忽视的作用；第四，保育人员的教育科研能力已成为现代保育人员能力的一项基本内容。保育人员要善于对自己的保教实践和周围发生的教育现象进行反思，从中发现问题进行研究，找出保教工作的规律性，使自己成为"教育研究者"。具体来说，需要具备以下能力：掌握不同年龄阶段婴幼儿的动作、言行、思维和情感方式的能力；与婴儿相处和沟通的技巧能力；能够适时地开发婴幼儿自身潜能的能力。

（三）现代保育教师观

保育工作者是早教教师。教师观是指作为一名保育教育工作者对自己教育身份的认识和基本的态度。"教师中心论"一度比较盛行，德国教育家赫尔巴特是"教师中心论"的代表人物。这种观点强调教师在教育中的权威作用，认为教师应成为教学活动的中心，成为教学过程的主宰，学生的学习围绕教师的教育教学任务进行。"教师中心论"最大的一个弊端就是学生在教育活动中处于被动的地位，学生的活动在很大程度上被忽视了。而现代教师观强调教师的主导作用和学生的主体地位，认为教师身份可概括为以下几种：首先，教师是学生学习活动的参与者、引导者和合作者。教师不再是传统教学中教学过程的控制者、教学活动的支配者，而是学习环境的设计者。教育活动是学生通过自主活动主动建构学习意义的过程，学生真正成为学习活动的主体。其次，教师应成为学生学习的组织者、促进者和指导者。教师应当以平等的身份参与学生学习活动的组织和研究，帮助学生制定适宜的学习目标，培养学生良好的学习习惯，为学生提供各种便利，为学生的学习服务，在课堂上为全体学生营造一个接纳的、支持性的、宽容的课堂气氛。再次，教师不再是静态知识的占有者，而应该成为动态教育活动的研究者。教师应成为"行动研究者"，成为教学问题的探索者、新的教学思想的实践者。通过对自己教育教学行为的反思、研究和改进，达到教师的自我发展和自我提高的目的。

现代教师观对于从事早期教育工作的育婴人员同样适用。育婴人员应该树立教师为主导、儿童为主体的观点，树立与婴幼儿人格平等和为婴幼儿服务的观点，树立保育工作行动研究者的观点。

（四）保育教师的专业发展

1. 教师专业发展的概念

教师专业化发展是指教师作为专业人员，在专业思想、专业知识、专业能力等方面不断发展和完善的过程，即从专业新手到专家型教师的过程。具体来说，教师专业发展的内容主要包括专业知识的拓展与加深、学科专业素养的深化、教育专业能力的提升以及教师职业道德素养的升华等。

2. 教师的专业结构

（1）教师专业意识

教师的专业意识，主要涉及的是人的主观世界。教师专业意识主要包括以下几个方面：①教育信念，是指教师自己选择、认可并确信的教育观念或教育理念。②专业态度和动机，主要是指教师专业活动和行为的动力系统。③自主发展需要和意识，是指教师发展的内在主观动力。

（2）教师专业知识

教师的专业知识主要包括普通文化知识、专业学科知识、一般教学法知识、学科

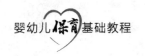

教学法知识、个人实践知识等。

（3）教师专业能力

主要包括教师的一般能力和专业特殊技能。

3. 教师专业发展的阶段

（1）教师成长的三阶段理论

福勒和布朗根据教师的需要和不同时期所关注的焦点问题，把教师的成长划分为关注生存、关注情境和关注学生三个阶段。

①关注生存阶段。这是教师成长的起始阶段，处于这个阶段的一般是新手型教师，他们非常关注自己的生存适应性。他们经常注重自己在学生、同事以及学校领导心目中的地位，出于这种生存忧虑，教师会把大量的时间用于处理人际关系或者管理学生。

②关注情境阶段。当教师认为自己在新的教学岗位上已经立足时，会将注意力转移到提高教学工作的质量上来，如关注学生学习成绩的提高、关心班集体的建设、关注自己备课是否充分等。一般来说，老教师比新手型教师更关注这个阶段。

③关注学生阶段。在这一阶段，教师能考虑到学生的个别差异，认识到不同年龄阶段的学生存在不同的发展水平，具有不同的情感和社会需求，因此教师应该因材施教。可以说，能否自觉关注学生是衡量一个教师是否成熟的重要标志。

由上述可见，教师发展的每个阶段都有不同的关注重点和需要，这会影响教师的教学活动和教育行为。但需要指出的是，并不是每个教师的发展都会完全经历这三个阶段，事实上，有些教师就没有进入第三个阶段。

（2）教师发展的五阶段理论

教师发展的五阶段理论，是美国亚利桑那州立大学的伯利纳在人工智能领域的"专家系统"研究以及德赖弗斯职业专长发展五阶段理论的基础上，根据教师教学专业知识和技能的学习和掌握情况提出来的，具体内容如下。

①新手阶段。新手型教师是指经过系统教师教育和专业学习，刚刚走上教学工作岗位的新教师，他们表现出以下特征：理性化，处理问题缺乏灵活性，刻板依赖规定。这个阶段教师的主要需求是了解与教学相关的实际情况，熟悉教学情境，积累教学经验。

②熟练新手阶段。新手型教师在积累了一定的知识和经验后逐渐发展成为熟练新手，其特征主要表现为：实践经验与书本知识的整合；处理问题具有一定的灵活性；不能很好地区分教学情境中的信息；缺乏足够的责任感。一般来说，具有 2 ~ 3 年教学

经验的教师处于这一阶段。

③胜任阶段。大部分的新手型教师在经过 3 ~ 4 年的教学实践和职业培训之后能够发展成为胜任型教师，这是教师发展的基本目标。胜任型教师的主要特征：教学目的性相对明确，能够选择有效的方法达到教学目标，对教学行为有更强的责任心，但是教学行为还没有达到足够流畅、灵活的程度。

④业务精干阶段。一般来说，到第 5 年，积累了相当知识和教学经验的教师便进入了业务精干的发展阶段。在此阶段，教师表现出以下特征：对教学情境有敏锐的直觉感受力，教师技能达到认知自动化水平，教学行为达到流畅、灵活的程度。

⑤专家阶段。专家阶段是教师发展的最终阶段，这是只有少部分教师才能达到的阶段。专家教师在教学方面的主要特征：观察教学情境、处理问题的非理性倾向，教学技能的完全自动化，教学方法的多样化。

4. 保育教师专业发展的要求

（1）树立正确的专业意识

专业发展意识是教师专业发展的内在动力，意味着人不仅能把握自己与外部世界的联系，而且能把自身的发展当作自己认识的对象和自觉实践的对象，并能构建自己的内部世界。只有达到这一水平，人才在完全意义上成为自己发展的主体。也就是说，保育工作者首先要意识到对保育对象评价不只是关乎婴幼儿的发展，也关乎着自己的发展，关乎着自己的职业幸福感等。对保育对象评价需要保育工作者有更强的专业意识，要不断地把自己当前的教学与过去相比较，总结过去的教育教学经验和成就，并从中找到存在的不足和取得的进步，要与其他教师相比较找出存在的差距，对于自己当前教学中所存在的问题也要能够做出客观和理性的分析，在规划将来的发展时要着重于对教育教学改革和发展前沿的问题有一个较为准确的把握，以便更好地规划自己未来几年专业发展的方向。

（2）拓展专业知识

专业知识是一个合格教师的必备条件，它关系到婴幼儿能够从保育工作者那里学到什么以及如何学的问题。掌握婴幼儿保育专业领域较全面和坚实的知识，是对一个保育工作者的基本要求。时代的飞速发展，教师的"一碗水"、"一桶水"水平显然不能胜任今天的工作，因此教师首先必须优化知识结构，具备当代科学与人文的基本知识，拓展知识基础，丰富精神生活，同时也保持教学的时代性，为评价保育工作和婴幼儿的发展提供更为广泛的视界。其次，保育工作者在教育理论方面丰富自己的知识素养。了解婴幼儿的身心发展状况，知晓婴幼儿能力的发展规律，能诊断婴幼儿学习困难和特殊学习的需要。这些知识的储备，有利于教师正确、有效地对婴幼儿进行评价。

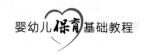

（3）提高专业能力

保育工作者的专业能力指运用所学知识进行保育与反思的能力，包括保育能力和保育反思能力。提高专业能力应做到：提高婴幼儿保育能力；提高婴幼儿保育研究能力。

（五）终身学习的意识

1. 保育教师终身学习的必要性

保育教师是一种特殊的职业，承担着培养祖国下一代和优秀文化的继承与发展的使命。教师每天都面对新的教育理念的挑战，每时都面对新知识的困扰，每刻都面对新的教学方法的冲击，这就迫使教师要不断学习。这是教师职后教育现实的需要，也是教师职业自身发展的需要，为了满足这种需要，教师始终要有一种提高自身学习的紧迫感，面对教学改革千变万化的危机感，树立终身学习的意识。

终身学习能够提高保育工作者在保育过程中的探究创新精神，使其成为学者型教师。保育工作者的终身发展有四个层次：第一层次是较低层次，教师能胜任教学，满足婴幼儿基本学习需求；第二层次是合格层次，教师能驾驭教学，较好地因材施教，成为保育工作中的骨干；第三层次是较高层次，教师能研究教学，追求教师在教学工作中的个人价值的实现，在儿童的成长中求得自我发展；第四层次是最高层次，教师追求自我超越，致力于终身学习，博采众家之长，创造自己的教学实绩和构建理论研究特色，成为"学者型"的教师。胜任教学是基本功夫，驾驭教学是自我提高，研究教学是发展能力，终身学习创造特色则应当是教师矢志以求的成长目标。

2. 教师终身学习的可行性

（1）教师终身学习的内容

一是学会学习。在当今社会，学会获取知识的方法比获取知识本身更为重要。学会学习，养成良好的学习习惯，使学习成为自己的一种生活方式将是每一个人未来生活幸福和愉快的保证。

二是通晓自己从事的婴幼儿保育学科，成为专家。人们越来越清楚地认识到，教师只有接受严格的、高层次的教育，才有可能在教学过程中应付自如、得心应手。仅仅接受中等教育和最低层次的高等教育是不可能全面掌握一门学科的。一个合格的教师应全面学习婴幼儿保育学科，包括学科历史、学科结构体系、学科基础理论、学科知识应用以及跨学科知识等。

三是学习有关教育的学问。未来的保育工作者必须是一个教育专家，必须在学习专业学科的同时掌握其他有关教育的学问，如心理学、教育哲学、教育技术、管理学等。

四是学习信息技术。教育信息化主要强调将现代化信息技术转化为现代教学手段，同时获取学科前沿信息。它包括两类：一是视听技术，如广播、影视、录像等；二是信息处理技术，主要是计算机的操作技术。

（2）教师终身学习的途径

终身学习可通过两条途径来进行，一是系统教学，二是自学。因为任何一个教育体系，都不可能替代学习者的所有学习，特别是自学。因此，只有学习者把教育系统中的学习与自学有机地结合起来、协调起来，并在其一生中交替进行，终身学习才能最终实现。

（3）教师终身学习的方法

一是参加系统的终身学习。我国很重视教师的继续教育问题，全国各地都实施继续教育的系统工程。教育部明确要求，幼儿园、中小学教师要定期轮训。教师通过脱产进修、函授、自学考试或网络教育提高学历是适应职业的需要，也是自我发展的需要。所以未来教师的日常工作不再完全是教学生，定期接受继续教育将是其工作的重要内容，教师要把每一个阶段的学习作为"加油站"，养成终身学习的习惯。

二是参加校本学习。通过培训把知识转化为解决问题的技能、技巧，不断提高自己的教学技能和技巧。

三是参加各类成人教育。如函授学习、电大学习、各类自学考试等。

四是借助媒体学习。可通过光盘、磁带、电视、上网查询等方法学习外地先进的教学经验，提升自己的教学能力。

3. 教师终身学习的意义

教师的整体素质，是实施素质教育的关键，是幼儿全面发展的前提。国务院批准的《面向 21 世纪教育振兴行动计划》中的跨世纪园丁工程已全面启动。教育改革与发展的关键是教师，实施素质教育的关键也在教师。全面提高教师的业务素质，厘清思路，勇于改革，抓住本质，全面实施素质教育。通过终身学习，保教人员需在以下几方面得到充分的发展：

（1）教师的保育教育观念的转变：体现尊重孩子、以鼓励为主、以赏识教育为主的教育思想。

（2）面向全体婴幼儿，注重保育教育的全面性。

（3）运用多种保教手段，组织保教活动。

（4）多方面选择保育教育内容，善于发现生活中的美。

（5）在活动中渗透品德教育的内容，培养孩子良好的素养。

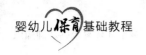

第二节　婴幼儿保育人员职业道德

一、道德概述

（一）道德的内涵

从字源学来看，道是指道路，引申为原则、规范、规律；德是指人的本性、品德。道德是调整人与人之间以及个人与社会之间关系的一种特殊的行为规范的总和。

道德的构成，一是道德观念；二是道德行为规范。马克思指出，道德是由一定社会的经济关系所决定的特殊意识形态，是具体的、历史的。道德在调整人们行为时，采用的手段是社会舆论、传统习惯和内心信念，评价的标准是善恶。道德具有认识、调节和教育职能。

人们的生活可以划分为三大领域，即社会生活、职业生活和家庭生活领域，也就形成了社会公德、职业道德和家庭美德三方面的道德。

育婴师的道德建设主要体现在社会公德、职业道德、家庭美德、个人道德修养四个方面。

（1）模范遵守社会公德，做一个合格的公民。

（2）认真履行职业道德，牢固树立主人翁责任意识。

（3）积极实践家庭美德，倡导文明、健康的生活方式。

（4）自觉加强个人修养，做一个品德高尚的人。

社会公德、职业道德、家庭美德、社会公德四者既有区别又有联系，互为补充、相辅相成。

（二）职业道德的概念及特征

1. 职业道德的概念

职业道德是指从事一定职业的人，在工作或劳动过程中，所应遵循的与其职业活动紧密联系的道德规范的总和。它是对本职业人员在职业活动中的要求，也是职业对社会所负的道德责任与义务。各行各业都有自己的职业道德，如师德、医德等。

2. 职业道德的特征

（1）职业性

职业道德是与职业生活联系在一起的，在职业活动中形成了特定的交往关系和不同的行为规范。其调节范围只适用于本职业的成员。

（2）从属性和强制性

职业道德规范有明确的规定性，但本身只是道德约束，在作用方式上，必须与行政管理、规章制度和行政纪律等结合起来，表现出一定的从属性和强制性。

（3）稳定性和继承性

职业道德是在长期的社会实践中形成的，反映了相对稳定的职业心理和道德观念，如关爱学生的师德、治病救人的医德等。此外还具有继承性。

（4）实践性和实用性

职业道德原则和规范是在职业活动实践中总结和概括出来的，多用工作守则、规章制度等简明适用的形式来指导从业人员的工作和劳动行为。

（5）多样性和具体性

职业道德是依据本职业的业务内容、活动条件、交往范围以及从业人员的承受能力而制定的行为规范和道德准则，其种类是多种多样的，表达形式是具体简明的，如制度、章程、公约、须知、誓词、条例等。这样便于职工记忆、接受和执行。

3. 社会主义职业道德的基本原则

（1）社会主义职业道德规范体系包括职业道德基本原则和行为规范。

（2）社会主义职业道德体现为人民服务这个核心。

（3）社会主义职业道德体现集体主义原则。

（4）要体现社会责任感，重点是劳动态度。

育婴师要自觉提高自身素质，为婴幼儿服务、为家长服务、为社会服务。

二、婴幼儿保育人员的职业道德规范

（一）爱岗敬业，优质服务

爱岗敬业，优质服务是社会主义职业道德最重要的体现，是对从业人员的最基本要求。爱岗敬业是指从业人员要热爱自己的工作岗位，崇敬自己所从事的职业。只有爱岗，才能敬业，爱岗敬业是优质服务的前提和基础。"干一行，爱一行，专一行"是爱岗敬业的具体体现。

（二）热爱婴幼儿，尊重婴幼儿

育婴师从事的是培养下一代的事业，崇高而伟大。热爱婴幼儿必须了解婴幼儿，根据婴幼儿的生长发育规律给予科学的教育和指导。热爱婴幼儿必须有爱心、耐心、

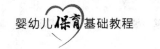

细心、责任心，尊重婴幼儿的人格、尊严、权利。

（三）遵纪守法，诚实守信

遵纪守法是做好育婴师工作的前提，诚实守信是做人的根本，守信是诚实的具体体现。

育婴师是直接为婴幼儿、为家长、为社会提供服务的窗口行业，对婴幼儿、对家长要以诚相待，要为他人着想，以诚实的品德赢得社会和家长的信任，同时还要学会用法律武器来维护自己的权益。

三、婴幼儿保育人员工作守则

（一）工作守则

（1）认真履行工作职责，具有服务意识和奉献精神。

（2）平等地对待每一个婴幼儿，让他们充分享有安全感、自信心和自尊心。

（3）掌握婴幼儿身心发育的特点和规律，用科学的方法进行喂养和教育。

（4）坚持保教并重的原则，注重培养婴幼儿的个性、品德和行为习惯。

（5）尊重婴幼儿的个性差异，促进其潜能的充分发展。

（6）掌握婴幼儿生活照料、护理和教育的专业知识和操作技能。

（7）宣传科学育婴、保教并重的基本理念。

（8）对婴幼儿家庭的有关资料保密，保护个人隐私。

（9）根据家长和社会有关方面的意见，改进和提高工作质量。

（10）与卫生保健、学前教育机构密切配合，协调一致，为婴幼儿的健康成长创设良好的社会环境。

（二）专业修养

（1）学习勤奋。

（2）富有爱心、耐心、诚心、责任心。

（3）热爱婴幼儿并尊重婴幼儿。

（4）具有现代教育观念及科学育婴的专业知识。

（5）具有广泛的兴趣及广泛的知识。

（6）善于沟通，具有与人合作的能力。

（7）具有解决问题和研究问题的能力。

（8）身心健康。

（9）爱好清洁，做事有条理性。

（10）有进取精神。

第三节 婴幼儿保育人员相关的法律、法规知识

本节阐述与婴幼儿保育人员有关的法律知识，突出实用性和可操作性，内容主要包括公民的基本权利、《母婴保健法》、《未成年人保护法》、《儿童权利公约》、《中国儿童发展纲要（2001—2010）》、《食品卫生法》、《劳动法》等。

一、公民的基本权利和义务

权利是指国家通过宪法和法律所保障的，公民实现某种愿望或获得某种利益的可能性。

我国公民享有以下权利：

（1）公民参与政治方面的权利：平等权、选举权和被选举权、政治自由权。

（2）公民的人身自由和信仰自由的权利：公民的人格、姓名权、荣誉权、名誉权、肖像权、住宅不受侵犯权，通信自由和通信秘密受法律保护的权利。

（3）公民的社会经济、教育和文化方面的权利：公民的劳动权、劳动者的休息权、物质帮助权、受教育权以及科学文化方面的权利和自由。

（4）特定人的权利：保障妇女的权利，保障退休人员和烈士军属的权利，保护婚姻、家庭、母亲、儿童和老人的权利；关怀青少年和儿童的成长；保护华侨的正当权利。

在我国，任何公民在享有宪法和法律规定的权利的同时都必须履行宪法和法律规定的义务：

（1）维护国家统一和各民族团结的义务。

（2）必须遵守宪法和法律、保守国家秘密、爱护公共财物、遵守劳动纪律、遵守公共秩序、尊重社会公德的义务。

（3）维护祖国的安全、荣誉和利益。

（4）保护祖国、依法服兵役和参加民兵组织的义务。

（5）依照法律纳税的义务。

（6）其他方面的义务，如夫妻双方实行计划生育的义务，父母有抚养未成年子女的义务，成年子女有赡养扶助父母的义务。

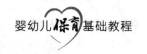

二、《母婴保健法》的相关知识

为了保障母亲和婴幼儿健康，提高出生人口素质，根据宪法，制定本法。主要内容包括婚前保健、孕产期保健、行政管理。

（一）婚前保健

医疗保健机构应当为公民提供婚前保健服务，包括婚前卫生指导、婚前卫生咨询、婚前医学检查。

（二）孕产期保健

医疗保健机构应当为育龄妇女和孕产妇提供孕产期保健服务。

（1）母婴保健指导：对孕育健康后代以及严重遗传性疾病和碘缺乏病等地方病的发病原因、治疗和预防方法提供医学意见。

（2）孕妇、产妇保健：为孕妇、产妇提供卫生、营养、心理等方面的咨询和指导以及产前定期检查等医疗保健服务。

（3）胎儿保健：为胎儿生长发育进行监护，提供咨询和医学指导。

（4）新生儿保健：为新生儿生长发育、哺乳和护理提供医疗保健服务。

（三）行政管理

（1）《母婴保健法》第二十八条规定，各级人民政府应当采取措施，加强母婴保健工作，提高医疗保健服务水平，积极防治由环境因素所致的严重危害母亲和婴儿健康的地方性高发性疾病，促进母婴保健事业的发展。

（2）《母婴保健法》第三十一条规定，医疗保健机构按照国务院卫生行政部门的规定，负责其职责范围内的母婴保健工作，建立医疗保健工作规范，提高医学技术水平，采取各种措施方便人民群众，做好母婴保健服务工作。

（3）《母婴保健法》第三十四条规定，从事母婴保健工作的人员应当严格遵守职业道德，为当事人保守秘密。

（4）《母婴保健法》第三十六条规定，未取得国家颁发的有关合格证书，施行终止妊娠手术或者采取其他方法终止妊娠，致人死亡、残疾、丧失或者基本丧失劳动能力的，依照刑法有关规定追究刑事责任。

三、《未成年人保护法》的相关知识

（一）未成年人享有的人身权利

人身权利是指与公民的人身不能分离的、没有财产内容的民事权利。未成年人作为公民的一部分，享有如下人身权利：生命健康权；姓名权；肖像权；名誉权；荣誉权；隐私权；受抚养权。

（二）未成年人享有的财产权益

我国公民的民事权利能力一律平等，未成年人享有的财产权益范围应与成年人相同，主要包括：

（1）财产所有权，指未成年所有人依法对自己的财产享有占有、使用、收益和处分的权利。

（2）受赠权，即接受别人赠与的财物的权利。

（3）知识产权中的财产权利，如著作权、专利权中的财产权利。

（4）继承权，是指未成年人依法享有的、能够无偿取得死亡公民遗留的个人合法财产的权利。

（三）未成年人享有的受教育权利

受教育权是未成年人的基本权利之一。我国《宪法》和现行《教育法》、《义务教育法》等对未成年人享有的受教育权作了明确规定。

（1）《未成年人保护法》第四条规定，国家、社会、学校和家庭对未成年人进行理想教育、道德教育、文化教育、纪律和法制教育，进行爱国主义、集体主义和社会主义的教育，提倡爱祖国、爱人民、爱劳动、爱科学、爱社会主义的公德，反对资本主义的、封建主义的和其他的腐朽思想的侵蚀。

（2）《未成年人保护法》第五条规定，保护未成年人的工作，应当遵循下列原则：尊重未成年人的人格尊严；适应未成年人身心发展的规律和特点；教育与保护相结合。

（3）《未成年人保护法》第二十一条规定，学校、幼儿园、托儿所的教职员工应当尊重未成年人的人格尊严，不得对未成年人实施体罚、变相体罚或者其他侮辱人格尊严的行为。

（4）《未成年人保护法》第二十六条规定，幼儿园应当做好保育、教育工作，促进幼儿在体质、智力、品德等方面和谐发展。

四、《儿童权利公约》的相关知识

《儿童权利公约》旨在建立保护儿童的国际标准，以防止儿童被忽视、受剥削和虐待。公约将"儿童"界定为"18 岁以下的任何人"。公约共 54 条，其条款适用于儿童生存、发展和保护三方面。公约的基本原则：公约确立的权利一致适用于所有的儿童，

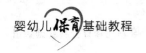

不受种族、肤色、性别、语言、宗教信仰、政治主张等影响；儿童的"最大利益"，包括儿童的健康、幸福和尊严，是决策者考虑一切问题的重要出发点。

（一）基本理念

儿童最大权益的原则。

（二）四大原则

（1）儿童最大利益原则。
（2）尊重儿童生存发展权利的原则。
（3）无歧视的原则。
（4）尊重儿童观点的原则。

（三）四大权利

（1）儿童的生存权。
（2）儿童的受保护权。
（3）儿童的发展权。
（4）儿童的参与权。

（四）《儿童权利公约》相关规定

（1）每个儿童有固有的生命权，各国应最大限度地确保儿童的生存与发展。
（2）每个儿童都有自出生起即获得姓名和国籍的权利。
（3）尊重儿童，维护其身份，包括法律所承认的国籍、姓名与家庭关系而不受非法干扰的权利。
（4）法庭、福利机构或行政当局在处理儿童问题时，应将儿童的最大利益作为首要考虑事项。
（5）各国应为便利家庭团聚准许入境或出境。
（6）各国应采取措施制止非法将儿童转移到国外和不使其返回本国的行为。
（7）确保有主见能力的儿童有权对影响到其本人的一切事项自由发表自己的意见，对儿童的意见应按照其年龄和成熟程度给予适当的看待。
（8）儿童享有自由发表言论的权利，思想、信仰和宗教自由的权利，结社自由及和平集会自由的权利。
（9）儿童的家庭隐私、住宅或通信不受任意或非法干涉。

（10）父母对儿童成长负有首要责任，但各国应向他们提供适当协助和发展育儿所。

（11）各国应保护儿童免受身心摧残、伤害或凌辱、忽视、虐待或剥削，包括性侵犯。

（12）各国应为失去父母的儿童提供适当的其他照管，确保得到跨国收养的儿童享有与本国收养相当的保障和标准。

（13）确保申请难民身份的儿童或按照适用的国际法或国内法及程序可视为难民的儿童，不论有无父母或其他任何人陪同，均可得到适当的保护和人道主义援助。

（14）残疾儿童应享有得到特殊待遇、教育和照管的权利。

（15）儿童有权享有可达到的最高标准的健康；每个儿童均有权享有足以促进其生理、心理、精神、道德和社会发展的生活水平；儿童有受教育的权利；学校执行纪律的方式应符合儿童的人格尊严；教育应本着谅解、和平和宽容的精神培育儿童。

（16）宗教、语言等方面属于少数人或原为土著居民的儿童有享有自己的文化、信奉自己的宗教，或使用自己语言的权利。

（17）儿童应有时间休息和游戏，有同等的机会参加文化和艺术活动。

（18）各国应保护儿童免受经济剥削和从事任何可能妨碍或影响儿童教育或有害儿童健康或身体、心理、精神、道德或社会发展的工作。

（19）各国应保护儿童不致非法使用毒品和涉及毒品生产或贩运。

（20）应采取一切适当措施，防止诱拐、买卖或贩运儿童。

五、《中国儿童发展纲要》的有关知识

（一）儿童与健康

将儿童卫生保健拓展为儿童健康，增加了增强儿童体质、体育锻炼和心理健康教育等内容。针对目前未成年人吸烟、吸毒人数增加和性病、艾滋病、结核病呈增长蔓延趋势等问题，增加了儿童卫生保健教育的目标，保留了原纲要中关于降低儿童死亡率和孕产妇死亡率等重要目标。

（二）儿童与教育

普及九年义务教育仍作为最主要的目标，并在目标值上提出了更高的要求。强调发展特殊教育，保障贫困地区和少数民族地区儿童、残疾儿童、流动人口中的儿童接受义务教育。还提出了普及高中阶段教育，发展0~3岁儿童早期教育，提高教育的质量和效益等目标。

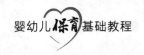

（三）儿童与法律保护

增加了依法保护保障儿童生存权、发展权、受保护权和参与权，打击侵害儿童合法权益的违法犯罪行为，预防和控制未成年人犯罪，对违法犯罪的未成年人进行司法保护等主要目标。

（四）儿童与环境

包括改善自然环境、优化社会环境和保护处于困境中的儿童三方面内容。增加了提高空气质量、森林和绿地面积，为儿童提高娱乐时间、安全用品、健康精神产品，创造良好的家庭环境等社会环境方面的目标，突出了对残疾儿童、孤儿等困境儿童的保护。

六、《食品卫生法》的相关知识

（一）食品的卫生

食品应当无毒、无害，符合应当有的营养要求，具有相应的色、香、味等感官性状。

主食品是指含有婴幼儿生长发育所需的营养素的主要食品。辅食品是指根据婴幼儿生长发育的不同阶段对各种营养素需求的增加而添加、补充其他营养素的辅助食品。

专供婴幼儿的主、辅食品必须符合国务院卫生行政部门制定的营养、卫生标准和管理办法的规定，其包装标志及产品说明书必须与婴幼儿主、辅食品的名称相符。

1. 食品生产经营过程要符合的卫生要求

（1）保持内外环境整洁，采取消除苍蝇、老鼠、蟑螂和其他有害昆虫及其滋生条件的措施，与有毒、有害场所保持规定的距离。

（2）食品生产经营企业应当有与产品品种、数量相适应的食品原料处理、加工、包装、储存等厂房或者场所。

（3）应当有相应的消毒、更衣、盥洗、采光、照明、通风、防腐、防尘、防蝇、防鼠、洗涤、污水排放、存放垃圾和废弃物的设施。

（4）设备布局和工艺流程应当合理，防止待加工食品与直接入口食品、原料与成品交叉污染，食品不得接触有毒物、不洁物。

（5）餐具、饮具和盛放直接入口食品的容器，使用前必须洗净、消毒，炊具、用具用后必须洗净，保持清洁。

（6）储存、运输和装卸食品的容器包装、工具、设备和条件必须安全、无害，保持清洁，防止食品污染。

（7）直接入口的食品应当有小包装或者使用无毒、清洁的包装材料。

（8）食品生产经营人员应当经常保持个人卫生，生产、销售食品时，必须将手洗净，穿戴清洁的工作衣、帽；销售直接入口食品时，必须使用售货工具。

（9）用水必须符合国家规定的城乡生活用水卫生标准。

（10）使用的洗涤剂、消毒剂应当对人体安全无害。

2. 禁止生产经营的食品

（1）腐败变质、油脂酸败、霉变、生虫、污秽不洁、混有异物或者其他感官性状异常，可能对人体健康有害的。

（2）含有毒、有害物质或者被有毒、有害物质污染，可能对人体健康有害的。

（3）含有致病性寄生虫、微生物的，或者微生物毒素含量超过国家限定标准的。

（4）未经兽医卫生检验或者检验不合格的肉类及其制品。

（5）病死、毒死或者死因不明的禽、畜、兽、水产动物等造成污染的。

（6）容器包装污秽不洁、严重破损或者运输工具不洁造成污染的。

（7）掺假、掺杂、伪造，影响营养、卫生的。

（8）用非食品原料加工的，加入非食品化学物质的或者将非食品当作食品的。

（9）超过保质期限的。

（10）为防病等特殊需要，国务院卫生行政部门或者省、自治区、直辖市人民政府专门规定禁止出售的。

（11）含有未经国务院卫生行政部门批准使用的添加剂的或者农药残留超过国家规定容许量的。

（二）食品添加剂的卫生

生产经营和使用食品添加剂、必须符合食品添加剂使用卫生标准和卫生管理办法的规定；不符合卫生标准和卫生管理办法的食品添加剂，不得经营、使用。

（三）食品容器、包装材料和食品用工具、设备的卫生

食品容器、包装材料和食品用工具、设备必须符合卫生标准和管理办法的规定。

食品容器、包装材料和食品用工具、设备的生产必须采用符合卫生要求的原材料。产品应当便于清洗和消毒。

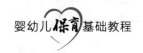

（四）法律责任

生产经营不符合卫生标准的食品，造成食物中毒事故或者其他食源性疾患的，责令停止生产经营、销毁导致食物中毒或者其他食源性疾患的食品，没收违法所得，并处以违法所得一倍以上五倍以下的罚款；没有违法所得的，处以1000元以上5万元以下的罚款。

生产经营不符合卫生标准的食品，造成严重食物中毒事故或者其他严重食源性疾患，对人体健康造成严重危害的，或者在生产经营的食品中掺入有毒、有害的非食品原料的，依法追究刑事责任。

七、《劳动法》的相关知识

《劳动法》是国家为了保护劳动者的合法权益，调整劳动关系，建立和维护适应社会主义市场经济的劳动制度，促进经济发展和社会进步，制定的法律。其内容主要包括：劳动者的主要权利和义务；劳动就业方针政策及录用职工的规定；劳动合同的订立、变更与解除程序的规定；集体合同的签订与执行办法；工作时间与休息时间制度；劳动报酬制度；劳动卫生和安全技术规程等。

（一）劳动者的权利和义务

平等就业和选择职业的权利；取得劳动报酬的权利；休息、休假的权利；获得劳动、安全、卫生保护的权利；接受职业培训技能的权利；享受社会保险和福利的权利；提请劳动争议处置惩罚的权利；法律规定的其他劳动权利。劳动权是公民享有其他一切权利的基础。

劳动者应尽的义务包括提高职业技能、执行劳动安全卫生规程和遵守职业道德。

（二）劳动就业

劳动就业是指具有劳动能力的公民在法定劳动年龄内依法从事某种有一定劳动报酬或经营收入的社会职业。其特点为：①劳动者必须是具有劳动权利能力和劳动行为能力的公民；②劳动者必须从事法律允许的有益于国家和社会的某种社会职业；③劳动者所从事的社会职业必须是有一定的劳动报酬或经营收入，能够用以维持劳动者本人及其赡养一定的家庭人口的基本生活需要。

1. 我国劳动就业的方针和原则

方针：劳动部门介绍就业、自愿组织起来就业、自谋职业相结合。

原则：国家促进就业原则；平等就业原则；劳动者与用人单位相互选择原则；劳动者竞争就业原则；照顾特殊群体人员就业原则；禁止未成年人就业原则。

2. 劳动就业的途径

（1）发展生产，节制生育。

（2）广开就业门路，拓宽就业渠道。

（3）办好劳动就业服务企业，扩大就业安置。

（4）发展职业培训事业，提高后备劳动力就业素质。

（5）采取多种办法，分流企业富余人员。

（6）大力发展乡镇企业和劳动密集型企业，吸纳更多的农村剩余劳动力。

3. 劳动合同

劳动合同是劳动者与用工单位之间确立劳动关系，明确双方权利和义务的书面协议。

（1）劳动合同的分类：①固定期限劳动合同，是指用人单位与劳动者约定合同终止时间的劳动合同；②无固定期限劳动合同，是指用人单位与劳动者约定无确定终止时间的劳动合同；③单项劳动合同，即没有固定期限，以完成一定工作任务为期限的劳动合同。

（2）劳动合同内容：劳动合同期限；工作内容；劳动保护和劳动条件；劳动报酬；劳动纪律；劳动合同终止的条件；违反劳动合同的责任。

此外，有关劳动合同的鉴证、劳动合同的履行、劳动合同的变更、劳动合同的解除、劳动合同的终止在《劳动法》中都有明文规定。

4. 劳动报酬

（1）工资是指基于劳动关系，用人单位根据劳动者提供的劳动数量和质量，按照劳动合同约定支付的货币报酬。

（2）最低工资是指用人单位对单位时间劳动至少必须按法定最低标准支付的工资。

（3）劳动者在法定休假日和婚丧假期间以及依法参加社会活动期间，用人单位应当依法支付工资。

（4）工资等级制度：指对从事不同岗位、担任不同职务的职工，根据其技术复杂程度、劳动繁重程度、操作熟练程度和工作责任大小等因素，据以支付劳动报酬的一类基本工资制度。

（5）结构工资：一般包括基础工资、岗位职务工资、工龄工资、奖励工资。

5. 劳动时间

工作时间和休息休假。

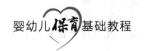

（1）《劳动法》第三十六条规定，国家实行劳动者每日工作时间不超过 8 小时、平均每周工作时间不超过 44 小时的工时制度。

（2）《劳动法》第三十七条规定，对实行计件工作的劳动者，用人单位应当根据本法第三十六条规定的工时制度合理确定其劳动定额和计件报酬标准。

（3）《劳动法》第三十八条规定，用人单位应当保证劳动者每周至少休息一日。

（4）《劳动法》第四十条规定，用人单位在下列节日期间应当依法安排劳动者休假：元旦；春节；国际劳动节；国庆节；法律法规规定的其他休假节日。

6. 女职工和未成年工特殊保护

女职工和未成年工特殊保护，在《劳动法》作出了相应的规定：

（1）《劳动法》第五十八条规定，国家对女职工和未成年工实行特殊劳动保护。未成年工是指年满 16 周岁未满 18 周岁的劳动者。

（2）《劳动法》第五十九条规定，禁止安排女职工从事矿山井下、国家规定的第四级体力劳动强度的劳动和其他禁忌从事的劳动。

（3）《劳动法》第六十条规定，不得安排女职工在经期从事高处、低温、冷水作业和国家规定的第三级体力劳动强度的劳动。

（4）《劳动法》第六十一条规定，不得安排女职工在怀孕期间从事国家规定的第三级体力劳动强度的劳动和孕期禁忌从事的活动。对怀孕七个月以上的女职工，不得安排其延长工作时间和夜班劳动。

（5）《劳动法》第六十二条规定，女职工生育享受不少于九十天的产假。

7. 职业培训

（1）《劳动法》第六十六条规定，国家通过各种途径，采取各种措施，发展职业培训事业，开发劳动者的职业技能，提高劳动者素质，增强劳动者的就业能力和工作能力。

（2）《劳动法》第六十七条规定，各级人民政府应当把发展职业培训纳入社会经济发展的规划，鼓励和支持有条件的企业、事业组织、社会团体和个人进行各种形式的职业培训。

（3）《劳动法》第六十八条规定，用人单位应当建立职业培训制度，按照国家规定提取和使用职业培训经费，根据本单位实际，有计划地对劳动者进行职业培训。

从事技术工种的劳动者，上岗前必须经过培训。

8. 社会保险和福利

社会保险是指国家通过立法强制建立社会保险基金，对参加劳动关系的劳动者在年老、伤病、残废、生育、死亡造成劳动能力丧失或失业时给予补偿和物质帮助的一种社会保障制度。社会保险具有法制性、资金来源多样性、保障性等特征。

社会保险主要包括养老保险、工伤保险、医疗保险和失业保险。在《社会保险法》中规定：

（1）《劳动法》第七十条规定，国家发展社会保险事业，建立社会保险制度，设立社会保险基金，使劳动者在年老、患病、工伤、失业、生育等情况下获得帮助和补偿。

（2）《劳动法》第七十一条规定，社会保险水平应当与社会经济发展水平和社会承受能力相适应。

（3）《劳动法》第七十二条规定，社会保险基金按照保险类型确定资金来源，逐步实行社会统筹。用人单位和劳动者必须依法参加社会保险，缴纳社会保险费。

9. 劳动纪律与职业道德

《劳动法》第三条规定，劳动者应当遵守劳动纪律和职业道德。

劳动纪律是指劳动者在劳动过程中必须遵守的劳动规则和秩序，保证劳动者完成工作任务。

职业道德是指劳动者履行劳动义务、完成岗位职责活动中形成的评价人们的思想行为的真善美与假恶丑、光荣与耻辱、公正与偏私、诚实与虚伪、文明与愚昧的观念、原则和规范的总和。

10. 关于劳动争议

（1）用人单位与劳动者发生劳动争议，当事人可以依法申请调解、仲裁，提出诉讼，也可以协商解决。调解原则适用于仲裁和诉讼程序。

（2）解决劳动争议，应当根据合法、公正、及时处理的原则，依法维护劳动争议当事人的合法权益。

（3）劳动争议发生后，当事人可以向本单位劳动争议调解委员会申请调解；调解不成，当事人一方要求仲裁的，可以向劳动争议仲裁委员会申请仲裁。当事人一方亦可以直接向劳动争议仲裁委员会申请仲裁。对仲裁裁决不服的，可以向人民法院提出诉讼。

第二章 婴幼儿保育专业基础知识

第一节 0~3岁婴幼儿生理发育特点

一、婴幼儿生长发育的过程

(一) 婴幼儿生长发育

1. 发育的含义

发育是指个体从有生命开始，受遗传、环境、学习等因素影响，进行有顺序的、连续的、阶段性的、渐进的、有方向性的、由分化到完整的生理、心理变化的过程。

影响婴幼儿发育的因素有先天因素和后天因素。先天因素包括遗传基因、胎内环境等，后天因素包括环境和教育等。

2. 婴幼儿发育变化的特征

(1) 大小的变化

生理方面：身高、体重、器官的增长。

心理方面：语言词汇、记忆力、认知、推理和社会交往能力的不断提高。

发育包括胎儿的生长发育和婴幼儿的生长发育。

(2) 比例的变化

婴幼儿生长发育过程中，在比例上也有明显的变化，如婴儿头约占身长的1/4，成人头约占身长的1/8。

(3) 旧特征的消失与新特征的获得

在个体发育过程中，会出现婴幼儿旧特征消失和新特征出现的现象，如乳牙脱落——恒齿出现；无条件反射消退——条件反射（学习）出现。在学习的过程中，婴幼儿会拥有一些新的能力，如好奇、好问等认知能力。

3. 发展的任务

(1) 生理上学习：走路、食用固体食物、说话、控制排泄机能、认识自身器官和有关性别的行为、完成生理机能的稳定。

（2）社会心理上学习：与人交往和控制情绪、判断是非、形成社会与个体的简单概念。

4. 婴幼儿发育的主要特点

（1）年龄越小生长速度越快：新生儿时以天为单位计算，1～3个月以周为单位计算，4～6个月以3个月为单位计算，6～12个月以半年为单位计算，1～3岁以年为单位计算。

（2）生长发育有一定的顺序和方向，不能越级发展：①从整体到分化；②从不随意到随意；③方向与顺序上依照头尾原则、近远原则、大小原则发展。一般顺序是头→脚，中心→四周，动作上遵循抬头、坐、站、走、跑、跳的顺序。

（3）婴幼儿时期要完成从自然人到社会人的转变。从一个毫无生活自理能力的自然人，初步转变为能适应社会生活的社会人。

（二）婴幼儿年龄阶段的划分及生长发育特点

1. 新生儿期

自胎儿娩出脐带结扎至28天的时期，按年龄划分，此期实际包含在婴儿期内。由于此期在生长发育和疾病方面具有非常明显的特殊性，且发病率高、死亡率高，因此把这一时期单独列出。这一时期的保育任务主要是适应外界生活。

2. 婴儿期

自出生到1岁之前为婴儿期。此期是生长发育极其迅速的阶段，因此对营养的需求量相对较高。各器官系统的生长不够完善，尤其是消化系统，容易发生营养消化紊乱的情况，抗体逐渐减少，抗感染能力较弱。这一时期的保育任务主要是接受成人照料、信任感的获得。

3. 幼儿早期

自1岁到满3岁之前为幼儿早期。体格生长发育速度减慢，智能发育迅速，语言思维和社交能力发育增速。消化系统仍不完善，营养需求高，断乳和其他食物的添加使得适宜的喂养尤显重要，对危险的识别和自我保护能力都有限，意外伤害发生率高。这一时期的保育任务是学会走路、说话、独立。

二、生长发育的一般规律

（一）生长发育既有连续性又有阶段性

人体的生长发育从卵细胞受精到发育成熟，是一个长达20年左右的连续发展的过

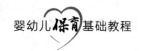
程，同时又体现出一定的阶段性。

1. 连续性

前后阶段相互衔接，前一阶段为后一阶段的发展奠定基础。例如，婴幼儿学走路，有一段时间要扶着走，从扶着走到放开手独立迈几步，再发展到跌跌撞撞地蹒跚地走，最后到完全独立自如地走路，就要经过连续的日积月累的过程，期间出现的小的质变、连续性是不可避免的。

2. 阶段性

发展过程中的质变，特别是大的质变，也就意味着生长发育发展到了一个新的阶段，从而形成生长发育的阶段性。生长发育的每一阶段都有自己的特殊之处，阶段与阶段之间有比较明显的差别。

（二）生长发育的速度呈波浪式

第一年内，身长增长 20～25 厘米，增长值约为出生时身长（50 厘米左右）的 50%；体重约增加 6～7 千克，为出生时体重（约 3 千克）的 3 倍。身长、体重在第一年都是出生后增长最快的一年。第二年内，身长约增加 10 厘米，体重约增加 2.5～3.5 千克，速度也是较快的。2 岁以后，增长速度急剧下降，身长每年平均增加 4～5 厘米，体重每年增加约 1.5～2 千克，保持相对平衡、较慢的增长速度，直到青春发育期再出现第二次生长发育高峰。

（三）身体各系统的发育是不平衡的，但又是统一协调的

人体是一个完整的统一体，人体各个器官、系统的发育是相互关联、相互影响的。神经系统的发育一直是领先的。生殖系统在童年时期几乎没有什么发展。

个体的发展具有不平衡的特点，主要表现为发展速度不均衡。它体现在两个方面。一方面，个体在不同年龄阶段某一方面发展不均衡。如身高、体重的发展，有两个高峰期：一是儿童出生后第一年，这一时期儿童成长速度非常快，变化很明显；二是青春发育期，这一时期不仅身体素质有很大变化，身高、体重增长很快，而且在心理特点上也产生了许多新的变化。儿童大脑的发展速度也是不均衡的。研究证明，儿童出生后第 5 个月到第 10 个月，大脑的发展最为迅速，以后又会经历 5～6 岁和 13～14 岁两个显著的加速期。这种不均衡同儿童意识的萌发、认识客观世界的急切需求以及智力的发展水平有着密切的关系。另一方面，个体在不同年龄阶段不同方面发展不均衡。有的方面在较早年龄阶段就已达到较高的发展水平，有的则要到较晚的年龄才能达到较为成熟的水平。例如，儿童在少年期身高、体重的增长已达到较高水平，发展比较

快，而骨化过程却远远没有完成；儿童在 5 岁左右是形成数的概念的关键期，而他们关于时间和空间的知觉的发展则要晚些，判断、推理等逻辑思维能力的发展则更晚。

（四）个体差异性

由于先天遗传以及先天、后天环境条件的差异，个体发育不可能一致，必然呈现高矮、胖瘦、强弱以及智力高低的不同。

身体和心理的发育也是相互关联、相互影响的。在评价某一儿童的生长发育状况时，应将他以往的情况与现在的情况进行比较，观察其发育动态，这样才更有意义。

三、婴幼儿解剖及生理发育特点

（一）呼吸系统——气体交换站

呼吸系统以喉部的环状软骨下缘为界分为上、下呼吸道。上呼吸道包括鼻及鼻旁窦、咽及咽鼓管、喉；下呼吸道包括气管、支气管、毛细支气管、肺泡。

1. 婴幼儿呼吸系统解剖特点

（1）鼻：鼻腔短小而窄，鼻黏膜柔嫩并富有血管，感染时鼻黏膜充血肿胀，导致呼吸困难或张口呼吸。

鼻窦：新生儿上额窦和筛窦极小，额窦 2~3 岁才出现，蝶窦 3 岁才与鼻腔相通，由于鼻窦黏膜与鼻腔相连续，鼻窦口相对大，故急性鼻炎常累及鼻窦，发生鼻窦炎。

（2）泪管和咽鼓管：鼻泪管短，开口接近于内眦部，瓣膜发育不全，因此鼻腔感染易侵入结膜囊引起炎症。咽鼓管较宽，短而直，鼻咽腔开口较低，故咽部炎症易侵入中耳引起中耳炎。

咽部：狭窄且垂直，咽扁桃体 6 个月发育，腭扁桃体 1 岁才逐渐增大，4~10 岁达发育高峰，故扁桃体炎常见于年长儿。

（3）喉：喉腔窄，声门狭小，软骨柔软，黏膜柔嫩、富有血管及淋巴组织，轻微炎症即可引起声音嘶哑和呼吸困难。

（4）气管、支气管：较成人短且狭窄，黏膜柔嫩，血管丰富，软骨柔软，因缺乏弹力组织而支撑作用差，因黏液腺分泌不足而气道干燥，因纤毛运动较差而清除能力差，故婴幼儿易发生呼吸道感染。而一旦感染，易充血水肿，导致呼吸困难。右侧较左侧垂直，因此异物易进入右侧支气管。

（5）肺：婴幼儿肺脏富有结缔组织，弹力组织发育差，血管丰富，含血量较多，含气较少，肺间质发育旺盛，肺泡数量少，故感染时易被黏液堵塞引起间质炎症，并

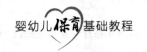

易发生肺气肿及肺不张。

（6）胸廓：婴幼儿胸廓较短，前后径长，呈桶状；肋骨水平位，胸腔较小，肺脏相对大，呼吸肌发育差，肌张力差，呼吸时肺不能充分扩张，易发生缺氧、二氧化碳潴留而发绀。3岁后膈肌才下降至第5肋，胸部形状才逐渐接近成人。

2. 婴幼儿呼吸系统生理特点

婴幼儿呼吸频率快，年龄越小频率越快。

新生儿：40～44次/分；婴幼儿：24～30次/分。

婴幼儿呼吸频率较快的原因是婴幼儿发育快，新陈代谢旺盛，需氧量相对较多。因受胸廓及肺活动（肺弹性较小）的限制，加之呼吸肌发育不全，只能作浅表的呼吸，潮气量和肺活量都比成人低。

呼吸肌发育不全，呈腹膈式呼吸。

上呼吸道黏膜有丰富的血管网，对吸入的空气有加湿、加温作用。

黏膜纤毛有清除作用。

肺回缩力与胸廓回缩力较成人弱，易发生换气不足。

（二）心血管系统——人体运输管道

心血管系统包括心脏、大血管、毛细血管。

1. 心脏

原始心脏于胚胎第二周开始形成后，第四周开始有循环作用，至第八周房室间隔完全形成，即为四腔心脏。

婴幼儿时期心脏体积较成人稍大，但其与身体的比例随年龄的增加而下降。新生儿心脏重20～25克，占体重的0.8%；1～2岁达60克，占体重的0.5%。

生理特点：年龄越小，心律及血流速度越快。

2. 大血管

新生儿大血管弹力纤维少，故弹力不足，以后随血管壁渐厚，弹力纤维增多，12岁时大血管的发育成熟度开始与成人相同。

婴幼儿出生时心脏的迷走神经发育尚未完善，故交感神经占优势，至5岁时心脏神经装置开始有成人的特征，10岁时完全成熟。年龄越小，心率及血流速度也越快。

（三）消化系统——食物加工厂

消化系统包括口腔、食管、胃、肠、肝、胆、胰、脾。

婴幼儿处于生长发育阶段，所需要的总能量较成人多，消化器官发育尚未完善，如肠、胃道受到某些轻微刺激，容易发生机能失调。

1. 口腔

（1）口腔容量小，齿槽突发育较差，口腔浅，硬腭穹窿较平，舌短、宽、厚；唇肌及咀嚼肌发育良好，且牙床宽大，颊部有坚厚的脂肪垫。这些特点为吸吮动作提供了良好的条件，新生儿出生就已具有吸吮及吞咽反射，以便于尽早吸食母乳或奶粉。

（2）新生儿及婴幼儿口腔黏膜非常细嫩，血管丰富，容易受伤，清洁口腔时应注意力度。

（3）婴儿唾液腺发育差，分泌量少，口腔比较干燥。3～4个月时唾液分泌开始增加，5～6个月显著增多，由于口底浅，常发生流涎，又称生理性流涎。

（4）牙齿发育变化大，出生时乳牙尚未发育，乳牙4～10个月萌出，12个月尚未出牙可视为异常，最晚2.5岁出齐，共20颗。2岁以内乳牙的数目一般为月龄减4～6。这一时期婴幼儿乳牙有以下特点：牙釉质薄，牙本质松脆，容易被腐蚀形成龋齿。一旦发生龋齿，短时间即可穿透牙髓腔引起疼痛。

2. 食管

婴幼儿食管呈漏斗状，黏膜纤弱，腺体缺乏，弹力组织及肌层不发达，下食管括约肌发育不成熟，常发生胃食管反流，8～10个月症状消失。

3. 胃

婴儿胃呈水平位，开始会走时位置逐渐变直。新生儿胃容量为30～35ml，1～3个月为90～150ml，1岁时达250～300ml。胃平滑肌发育不完善，胃底部肌张力低而幽门括约肌发育好，故易致幽门痉挛，出现呕吐。

4. 肠

婴幼儿肠黏膜细嫩，富有血管和淋巴管；小肠的绒毛发育良好，肠肌层发育差；系膜柔软而长，黏膜下组织松弛，易发生肠套叠及扭转；又肠壁薄，屏障功能差，肠内毒素易进入血管，引起中毒症状。

5. 胰腺

胰腺分泌胰岛素及胰液，出生后3～4个月胰腺发育较快，胰液量分泌逐渐增多。酶出现的顺序先是胰蛋白酶，接着是糜蛋白酶、羧基肽酶、脂肪酶，最后是淀粉酶。其分泌易受炎热天气和各种疾病影响而被抑制，易发生消化不良。

6. 肝、脾

年龄越小，肝脏相对越大，肝细胞再生能力越强，不易发生肝硬化，但肝细胞容易发生肿胀、变性、坏死，纤维增生而肿大，影响消化功能。婴幼儿时期胆汁分泌少，故对脂肪消化吸收功能差。

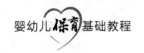

（四）泌尿系统——废物处理场

泌尿系统包括肾脏、输尿管、膀胱、尿道。

肾脏不仅是重要的排泄器官，也是维持机体环境稳定的重要调节器官和内分泌器官。

1. 肾脏

年龄越小，两肾相对越重，出生时约为 25 克，占体重的 1/200，成人约 300 克，占体重的 1/300。肾表面凹凸不平，分叶状，位置较低，右侧低于左侧，2 岁时体检可扪及。肾表面分叶 2~4 岁消失。足月儿出生时肾脏已能发挥作用，但调节机制不完善，易出现功能紊乱，到 1 岁时各项功能接近成人水平。

2. 输尿管

长而弯曲，管壁肌肉组织及弹力纤维发育不良，容易扩张并易受压扭曲导致梗阻，造成尿潴留诱发感染。

3. 膀胱

位置较高，充盈时升入腹腔，膀胱黏膜柔软，肌肉层及弹力纤维发育不良，同时防止尿液反流能力差，因此膀胱充盈时易发生尿液反流，诱发感染。

4. 尿道

新生儿女生尿道仅长 1 厘米，与肛门接近，故易感染；男婴尿道长，但常有包茎，也易引起感染。

婴幼儿泌尿系统生理功能：①排泄体内代谢产物，如尿素、有机酸；②调节机体水、电解质、酸碱平衡，维持内环境相对稳定性；③内分泌功能，产生激素和生物活性物质。

（五）内分泌系统——人体化学信使

激素是内分泌系统借以调节机体生理代谢活动的化学信使，它们由各种内分泌细胞合成、储存和释放。

在人体内，多数内分泌细胞集中形成特殊的内分泌腺体，如脑垂体、甲状腺、甲状旁腺、胰岛、肾上腺和性腺，但也有些内分泌细胞分散于某些脏器或广泛散布于全身组织中。该系统的主要功能是促进和调节人体生长、发育、性成熟和生殖等生命过程。

（六）运动系统——人体动力装置

婴幼儿运动系统的特点如下。

（1）骨骼生长迅速。骨骼生长迅速，同时骨骼外层骨膜比较厚，血管丰富，有利于骨骼生长和骨组织的再生和修复。

（2）骨骼数量多于成人。骨骼总数比成人多，主要是一些骨骼尚未融合连接成一个整体。

（3）骨骼柔软、易弯曲：骨骼含胶原蛋白等有机物多，骨骼柔软，弹性大，可塑性强。

（4）头部骨骼尚未发育好：新生儿出生时头部骨骼之间有很大缝隙，在颅顶前后囟只有一层结缔组织膜覆盖。婴儿3个月，后囟闭合；4～6个月，骨缝闭合；1～1.5岁，前囟闭合。

（5）脊柱的生理弯曲：婴儿出生时脊柱是直的，随着动作发育弯曲逐渐形成。3个月抬头出现颈曲；6个月能坐出现胸曲；10～12个月学走出现腰曲；7岁前弯曲不固定，7岁后随着韧带的发育完善，弯曲才固定。

（6）腕骨的钙化：出生时腕骨都是软骨，6个月才逐渐出现钙化，10岁左右才全部钙化完成。因此婴儿手部力量小，不能拿重物。

（7）关节发育不全：关节窝浅，关节韧带松弛，容易发生脱臼。

（8）足弓尚未形成：出生时脚没有脚弓，到站立和行走时才开始出现脚弓。婴儿的肌肉力度小、韧带发育不完善，容易导致脚底的肌肉疲劳，韧带松弛，出现扁平脚。

（9）肌肉力量小：肌纤维细，肌肉力量和能量储备少，肌肉收缩力较差，容易发生疲劳，不能负重。

（10）肌肉发育顺序：从上到下，从大到小。首先发育颈部肌肉，其次是躯干，最后是四肢；先发展大肌肉群如腿部、胳膊，再发展小肌肉群如手部。

（七）神经系统——人体指挥中心

婴幼儿神经系统的特点如下。

1. 脑发育迅速
大脑发育迅速，脑重量增长很快。

2. 大脑功能发育不全
各种神经反射尚未完全建立，所以在运动、语言、思维等方面不及成人。

3. 神经髓鞘化
髓鞘是指包裹在某些神经突起外面的一层类似电线绝缘体的磷脂类物质，可以起到防止"跑电"、"串电"，使人动作更准确的作用。婴儿神经缺乏髓鞘，因此婴儿在许多动作上不精确。

4. 大脑容易兴奋、疲劳

大脑皮层发育不完善，兴奋占优势，抑制过程形成缓慢，大脑对外界刺激非常敏感，容易兴奋。因此婴儿容易激动，注意力不集中，容易疲劳。

5. 小脑发育晚

出生时脑干、脊髓已发育成熟，但小脑发育较晚。3 岁左右婴幼儿小脑功能才逐渐完善。1～3 岁平衡能力差，走路不稳，动作协调性差，容易摔倒。

6. 植物神经发育不全

表现为内脏器官功能不稳定。如婴儿的心跳和呼吸频率较快，节律不稳定。胃、肠消化功能容易受情绪的影响。

（八）感觉系统——人体与外界沟通的途径

感觉系统包括皮肤、眼睛和耳朵。

1. 皮肤的特点

（1）皮肤保护功能差：皮肤细嫩，角质层薄；真皮层的胶原纤维和弹性纤维少，细菌容易入侵，易感染。

（2）代谢活跃：皮肤新陈代谢快，分泌物多，需要经常清洗。

（3）体温调节能力差：皮肤的散热和保温能力都不及成人，容易着凉或中暑。

（4）皮肤渗透性强：皮肤薄嫩，渗透性强，一些有害物质容易通过皮肤被机体吸收，引起中毒。

2. 眼睛的发育特点

（1）眼睛发育不良：5 岁前由于眼睛发育不良，眼球前后径短，物像往往落在视网膜后面，容易造成儿童的生理性远视。

（2）眼睛调节能力强：晶状体弹性好，调节能力强，即使导致了生理性远视，但对于较近的物体仍能看得比较清楚。

（3）眼睛容易近视：由于远视，看近物时需要收缩睫状体使晶状体突出，容易造成睫状体疲劳，眼睛调节能力下降，晶状体突度增大，使物像聚焦在视网膜前，看远物不清。

3. 耳的发育特点

（1）咽鼓管短、平：人体中耳内有一管道与咽部相通，称为咽鼓管。婴儿咽鼓管短、管径宽、呈水平位，上呼吸道的细菌、病毒等病原体十分容易进入中耳，引发中耳炎。

（2）对噪声敏感：当噪声达到 60 分贝时，就会影响其睡眠和休息。

第二节　0~3岁婴幼儿心理发展特点

一、婴幼儿心理发展过程

（一）发展的连续性及年龄阶段性

发展的连续性是指婴幼儿心理发展是一个不可中断的过程，这一过程有其自身的发展顺序。

年龄阶段性是指婴幼儿心理发展的全过程中会表现出一些在质量上不同的年龄阶段特点，每一年龄阶段都有其最一般、最典型的特征。

例如，动作思维、形象思维和抽象思维遵循从动作思维到形象思维再到抽象思维的顺序，整个发展是连续的。

（二）婴幼儿心理发展年龄阶段的稳定性和可塑性

婴幼儿心理发展每一年龄阶段都具有相对的稳定性，但由于所处的时代不同、社会和教育条件不同、身心成熟状态不同，心理发展的变化也表现出一定的可塑性。

（三）婴幼儿心理发展是整个儿童心理发展的早期阶段

婴幼儿时期是婴幼儿心理发展过程中最重要的时期。这一时期有两个明显的特点：心理发展和生理发育最快。而婴幼儿生理的发展为心理的发展奠定了基础，人的基本语言能力、人的典型动作和行为方式与能力，人的各种心理能力，人的基本情绪和情感获得等，都是在这一阶段初步形成的。因此，广泛重视幼儿早期教育已成为近年来世界性的趋势。日本教育家松原达哉指出："婴幼儿时期，是孩子一生中身心发育最显著的时期……"

二、婴幼儿心理发展特点

（一）感觉能力的发展

感觉是反映当前客观事物的个别属性的认识过程，如声、色、冷、硬等；知觉是反映当前客观事物整体特性的认识过程，它是在感觉的基础上形成的。

1. 感觉能力的发展

婴幼儿最早出现的是皮肤感觉（触觉、痛觉、温度感觉），其后逐步表现出敏锐的

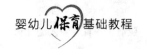

嗅觉、味觉、视觉和听觉。

（1）皮肤感觉：新生儿已有痛觉，较迟钝，但对温度却很灵敏，2~3岁时能区分软、硬、冷、热。

（2）视觉：新生儿的视觉范围在15~20cm时最清楚；出生后3个月，头眼协调好；5个月时，手眼协调好；1~1.5岁，可看到3m远，能区别形状；2岁时视力为0.5。

（3）听觉：有人认为在胎儿后期已有听觉，并有记忆，出生时可辨别母亲的心音和节奏，3个月有定向反应，6个月对其名有应答表示，8个月可区别语言的意义，1岁能听懂自己的名字，2岁能区别高低声音。婴幼儿的听觉可通过脑干听觉诱发电位、秒表、音叉等测试。

（4）味觉：婴幼儿出生时味觉已发育完善，对不同的味道如甜、酸、苦已有不同的反应，4~5月的小儿对食物的微小改变已十分敏感，此时应及时添加各类辅食，习惯各种味道。

（5）嗅觉：婴幼儿出生时嗅觉神经发育已基本成熟，所以新生儿对母乳香味已有反应，1个月时对强烈的气味有不愉快的反应，3~4个月时能区分好闻和难闻的气味，7~8个月对芳香气味有反应。

2. 知觉能力的发展

婴幼儿半岁左右能够坐起来，可以较好地完成手、眼协调。一直到3周岁左右，都是各种知觉能力飞快发展的时期。

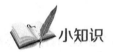小知识

婴幼儿不同年龄阶段的发育水平

出生到1个月：当母亲用奶头刺激新生儿嘴角时，他会出现寻觅、吸吮、吞咽等动作；当新生儿感到满足或心情好时会露出笑脸；有时手、足会出现不协调的动作，能短暂凝视亲人；四肢略呈屈曲状，脸向下趴在床上时，头能歪向一侧；对过响的声音会出现拥抱状；啼哭时，听到声音会马上停止；满1个月时，当母亲和他说话时，能注视母亲的脸，尤其是母亲的眼睛。

2个月：能被逗笑，有的能把握着的拳头放到嘴里吸吮；让婴儿俯卧位时，有的下颌会稍微抬一抬，试着离开床面；直立抱时，能竖头片刻，稍微支持一下，但很快又垂下；眼睛能随物体移动，听到声音会转头。

3个月：这时的婴儿已能控制颈部，俯卧时，头居中且已能抬头片刻；用肘稍撑起

胸部，手的屈肌摆脱了紧张状态，两手已能经常张开再紧握成拳头状，有时能把两只手举到眼前，自己玩弄手指；能较灵活地用眼睛、喉音、动作与他人交往。

4个月：这时的小儿俯卧时已能用手臂撑起胸部并抬头，头与床面可成90度角，有时会从仰卧转向侧卧，仰卧时喜欢蹬腿；眼有眼神，眼的移动可爱且有意识；把玩具放在他手中时已稍能握持并把抓到的东西放到嘴里吸吮；扶坐时，头能竖得比较稳。

6个月：这时的小儿俯卧位时，已能伸直两臂撑起头和胸部；仰卧时，能抬头并抬高两腿，用手抓脚；当母亲说要抱他时，有的婴儿会把躯体稍前倾，等待母亲去抱他；扶拉他的两只小手，他能自己用力拉到坐位稍坐片刻，个别婴儿已能独坐；把婴儿抱到母亲腿上，能稍微扶站一会儿，并一蹦一蹦地跳；一些小儿会抓玩具，会把饼干塞到嘴里去；会用牙齿去咀嚼，两手会抱持奶瓶；有些会对着镜子里的自己的形象微笑，叫他的名字会有所反应，身体各部位也显得灵活起来。

7个月：这时的小儿运动能力又进一步增强，手变得更灵活，会频繁地用手抓东西往嘴里放；多数婴儿能独坐，脚劲也变大了；玩具在手中会左右手传递，会翻身；能无意识发出"爸"、"妈"等单音节。

8个月：这时的小儿认人的能力进一步增强，有的小儿已开始会爬，但腹部尚不能离开床面，而且在学会朝前爬之前，婴儿往往先会朝后退，对着想要的东西已能弯着身体去取，会拒绝不喜欢的东西，两手拿着玩具会互相敲打着玩；拉住他的手已能站几秒钟，能发出"啊"、"爸"、"妈"的音，个别婴儿抓住椅子、床栏后能站立起来，有的婴儿已能模仿些简单的动作，如张嘴、伸舌等。

9个月：这时的小儿不用扶靠已能独坐较长时间，并能从坐位改为爬，能撕碎纸片；喜欢音乐的婴儿听到电视机、录音机里的音乐会扭动身体、舞手等；有的婴儿取物时手显得更灵巧，已具有对指的功能，主要表现为用拇指和食指去取东西。

10个月：这时的小儿能从趴着的姿势坐起来，对事物的兴趣比较集中了，已不再紧握东西不放，而能把东西来回挪动或递别人；不少小儿已能较长时间坐稳，有的已能放手站几秒钟，个别的已能被扶着开步走，并能爬来爬去玩；喊他的名字时能转头寻声，对一些简单的问话有反应，如问灯在哪里，会朝灯去看，能作挥手表示"再见"的动作。

11个月：这时的小儿已逐渐开始能不扶床栏、椅子等独自站立起来，个别小儿能扶着床沿、椅子、沙发等挪步了，握其双手让他站立起来，会两脚交替地挪步；抓住他一只手，另一只手会推开门；有的小儿会把杯子里的水倒出来，会摇头，装怪样；会用手表示"再见"、"谢谢"，能理解大人的一些话。

12个月：这时的小儿能自己站得很稳，并已开始能做蹲的姿势，扶住东西站起来后又能从站位坐下。牵住他的两手能行走，以后慢慢会独走；行走的规律是先学会开

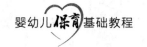

步走，以后会在行走中停住，最后才会倒退走；婴儿已初步能以食指和拇指捏起小物品，能理解大人简单的命令，能把认识的物体与其名称联系起来。会握小匙，但不能控制好，在别人帮助下能用杯子喝水。

18个月：这时的孩子能独自很稳地走路并能蹲下捡地上的东西；有的已会跑，会爬上爬下台阶，大人拉着他的一只手可上台阶；手的动作也更灵巧，会用笔乱画；听懂的话、理解的事情更多，会说简单的句子。

2岁：这时的孩子已能快跑，可单独上下楼梯，一步一停，能在原地跳跃；有的能单手握杯，对着画册说话，而且比较连贯；孩子的自我意识开始发展，有好奇心，能搭起七八块积木；会自己脱鞋和脱袜子，并会说出自己的名字。

这里需要特别指出的是，小儿神经和精神的发育也不是每个人都相同的，存在着一定的个体差异；同时，这也和家庭的育儿方式有一定的关系，因此可有些快慢不同。所以，只要一个小儿各方面看上去都很正常，而某一方面如站、走、说话稍晚一点也是可以的，但如果明显落后，就应去医院进一步检查。

（二）记忆能力的发展

1岁以前的婴儿记忆能力比较差，5~6个月时可以认识并记住自己的妈妈，但保持的时间很短。在反复出现的情况下，可以逐步认识周围所熟悉的事物，保持对事物的记忆。

1岁以后，随着年龄的增长，活动范围扩大，认识的事物增多，会记住越来越多的东西。但是，这时的记忆无意识性很大，主要凭借兴趣认识并记住自己喜欢的事物，记忆过程缺乏明确的目的。随着言语的发展、认识事物表象的积累及稳定性的增强，开始形成主动提取眼前不存在的客体的意向。

2岁左右，可以有意识地回忆以前的事件，不过这种能力还很弱。这种能力的出现和发展与言语的发展密切相关。

3岁左右，有意识记忆开始发展。

（三）思维能力的发展

思维有几种不同的方式，从发生到发展、成熟，要经历18~20年的时间。

0~1岁是婴幼儿思维方式的准备时期。凭借手摸、体触、口尝、鼻闻、耳听、眼看，发展起感觉、知觉能力，并在复杂的综合知觉的基础上产生萌芽状态的表象。

1~3岁阶段主要产生的是人类的低级思维形式，即感知动作思维，又称直觉行动思维。感知动作思维是指思维过程离不开直接感知的事物和操纵事物的动作的思维方式，婴幼儿只有在直接摆弄具体事物的过程中才能思考问题。

3 岁左右在感知动作思维的基础上，逐步发展起具体形象思维，并在 3~6 岁的思维活动中逐步占有主导地位。具体形象思维是一种依靠事物或情景的表象及表象的联想进行的思维活动。

（四）想象力的发展

想象是对已有的表象进行加工改造，建立新形象的心理过程。想象借助词汇才能实现。

新生儿没有想象能力。周岁之前的婴儿虽然可以重现记忆中的某些事物，但这并不能算是想象活动；1~2 岁的婴幼儿，由于个体生活经验不足，头脑中已存的表象有限，而表象的联想活动也比较差，再加上言语发展程度较低，所以只有萌芽状态的想象活动；3 岁左右的婴幼儿，随着成年人的引导和言语的发展，可以产生带有简单主题和角色的游戏，能够反映婴幼儿模仿成人社会生活情节的想象活动。但 3 岁以前的婴幼儿想象的内容也比较简单，一般是他所看到的成人或其他大孩子的某个简单行为的重复，属于再造想象的范围，缺乏创造性。

（五）注意特性的变化

注意是一种心理特性，而非独立的心理过程，可分为无意注意和有意注意两种。无意注意是一种事先没有预定的目的，也不需要意志努力的注意；有意注意是一种主动地服从于一定活动任务的注意，为了保持这种注意，需要一定的意志努力。

3 个月左右的婴幼儿可以比较集中注意于某个感兴趣的新鲜事物，5~6 个月时能够比较稳定地注视某一物体，但持续的时间很短；1~3 岁时，随着活动能力的发展、活动范围的扩大，接触的事物及感兴趣的东西越来越多，无意注意迅速发展；3 岁前的婴幼儿有意注意刚刚开始发展，水平较差，由于言语的发展和成人的引导，开始把注意集中于某些活动目标。在整个 0~3 岁阶段，无意注意占有主导的地位，有意注意处于萌芽状态。

随着年龄的增长，儿童注意的范围在扩大。

（六）人际交往关系的发展变化

婴幼儿的人际关系有一个发生、发展和变化的过程。婴幼儿的人际交往关系首先发生的是亲子关系，其次是玩伴关系，再次是逐渐发展起来的群体关系。0~3 岁阶段主要发生的是前两种交往关系。

0~1 岁阶段主要建立的是亲子关系；1 岁以后的婴幼儿，随着动作能力、言语能

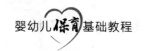

力的发展，活动范围的扩大，开始表现出强烈地追求小玩伴的愿望，于是出现玩伴交往关系。但3岁前建立的玩伴关系，常常是一对一的活动，要建立群体的玩伴交往关系还有一定的困难。

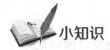小知识

0~1岁婴儿的人际交往发展情况

当宝宝们来到这个世界上时，他们就已经准备好与父母们交流了；他们具有发出信息和使父母乐于接受的社交本能。换句话说，父母和新生儿已准备进行双向交流了，这种双向交流构成了一切社会交际的基础。与之相反，婴儿与玩具的关系是单向的，这婴儿也明白。玩具能够使他开心，他却不会使玩具开心。这样，就缺乏了一种温暖的、促进关系发展的反馈。婴儿寻求爱的关注，只有给予这种关注的人，只有怀着这种特定关注的人，特别是父母，才能使孩子成为社会化的人。

一个孩子与父母形成的关系，特别是同母亲的关系，是他所有其他关系的蓝图。通过模仿父母，婴儿们开始了社交。他们首先模仿面部表情，其次是手势，再次是动作，最后是整个行为模式。在很短的时间里，他们从父母那里得到指点，学到了社交礼仪。因此，做父母的必须比以往更注意自己的社交举止。

（七）自我意识的发展

自我意识是我们人类特有的意识，它标志着一个人的个性成熟水平，主要包括自我观察、自我监督、自我体验、自我评价、自我教育、自我控制和自我调节。一个自我意识成熟的人，通过自我意识认识自己，并认识自己与周围事物、人的关系。但是，自我意识在人心理中的形成和发展，并不是从新生儿时期开始，也不是在人一生中均衡形成和发展的，而是在人的幼儿、儿童、青少年时期分别有三个形成和快速发展阶段。因此，我们不能忽视这些时期幼儿的心理教育，特别是在控制自己的欲望、完善自己的品德、正确接受社会观念约束三个方面，会产生影响其一生的重要作用。

0~1岁阶段，是说不上什么自我意识的，他甚至还不能知道自己的身体的存在，在吸吮自己的手和脚时，就像吸吮自己以外的东西一样。

快1岁的时候，在活动过程中，通过自我感觉逐步认识作为生物实体的自我，才开始能把自己的动作和动作的对象区分开来，以后进一步能把自己和自己的动作区分开来。例如，婴幼儿开始知道由于自己扔皮球，皮球就滚了。他从其中认识了自己与

事物的关系，认识了自己的存在和自己的力量，这使他产生了一种"自豪"之感。

1岁以后，他开始知道自己的名字。比如，成人叫他"宝宝"，他也学会把自己叫作"宝宝"，像叫别的事物一样。此时，婴幼儿开始认识自己的身体，认识自己身体的各部位，也意识到自己身体的感觉。他可以告诉你"这是宝宝的眼睛"或"宝宝饿了"等。但是，这时他只是把名字理解为自己的代号，在遇到叫同名的别的孩子的时候，他会感到有些困惑。

2~3岁时，在不断扩大生活范围，不断增长社会经验和能力，不断发展言语的帮助下，婴幼儿逐步把握作为一个社会人的自我。他们开始掌握代名词，如"你"、"我"。掌握代名词是一个困难的过程，因为代名词有明显的相对性。别人对你说"你"，而你对自己则说"我"，反过来也是一样。要学会这一点，就必须进行复杂的抽象和概括，就要把过去已经形成的用第三人称的名字（宝宝）那种简单的固定的联系打破，代之以新的具有灵活性的联系。

当婴幼儿开始掌握"我"这个词的时候，在自我意识的形成上，形成一个质的变化，从此，婴幼儿的独立性开始增长起来。

（八）情绪和情感的发展

0~3岁婴幼儿的情绪和情感，对其生存与发展起着至关重要的作用。另外，情绪和情感也是激活心理活动和行为的驱动力。

0~3岁婴幼儿的情绪和情感的最大特点是冲动、易变、外露，年龄越小特点越突出。婴幼儿的情绪更多受外在环境变化的影响，而不是被稳定的主观心态来左右。

2岁左右的婴幼儿已显示出成人所具有的大部分复杂情绪。幼儿期的情绪反应也主要取决于需要满足的情况和健康的情况。一般婴幼儿的情绪都是比较积极的，他们喜欢不停地活动，活动的主要动机是获得愉快。

除了情绪之外，婴幼儿开始有了比较复杂的情感体验，即在情绪的基础上产生对人、对物的关系的体验。例如，喜欢跟亲近的成人交往，因为在交往中往往产生愉快的体验；也有对人的同情感，首先是对周围的人（如母亲、保姆）的痛苦表示同情；其次是对其他儿童表示同情，如为了使别的孩子快乐而放弃自己的一些快乐等。

（九）意志力的发展

婴幼儿的行为主要受本能的反射支配，没有意志力，饿了就要吃，困了就要睡。

婴幼儿初步运动能力的掌握和运动的目的性，为婴幼儿意志力的产生准备了条件。当婴幼儿开始能在自己的言语调节下有意地行动或抑制某些行动的时候，这就出现了

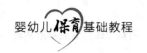

意志的最初形态。这时的意志力水平极差，只处于萌芽状态。虽然可以控制自己的某些行为，但时间极短，如等热水凉了再喝、等一会儿吃饭。婴幼儿的行动更多地受当前目的物和行为欲望的支配，有很大的冲动性。

（十）气质特征

气质是儿童神经反应的特征。气质既是稳定的，又是可变的，在出生后的最初一段时间表现得最充分。

经过观察，可以发现新生儿的睡眠规律、活动水平、是否爱哭、哭声大小等明显的个体差异，婴幼儿表现出的情绪性、活动性不同，对陌生人是接近还是回避，对入托的新环境是否适应，也各有不同。这些在婴幼儿早期已经表现出来的个人特点，就是气质。

气质只表现个人特点，并无好坏之分。

婴幼儿气质特征是儿童个性发展的最原始的基础，其特点具有先天的性质，父母是无法选择的。但在气质基础上，其个性的形成受后天环境、教育条件的影响极大。

可以把婴幼儿主要的气质类型归纳为以下3种。

1. 容易型

他们的行为比较有规律性，容易感到舒适，有安全感，容易适应，一般会对新的刺激产生积极的反应。他们是愉快的儿童。

2. 缓慢型

他们很少表现出强烈的情绪，无论是积极的还是消极的。他们总是缓慢地适应新情境，开始时有点"害羞"和冷淡，但一旦活跃起来，就会适应得很好。

3. 困难型

他们的吃、睡等活动都不规律，属于情绪型的，对新经验往往有强烈的反应，安全感较差。

婴幼儿的气质差异，往往会影响父母对他们的照看方式。被认为"可爱"的婴幼儿往往会接受更多的爱抚，反之，如果父母一开始就发现他们的孩子是属于"困难"类型的，他们也许会以对待"困难"宝宝的方式对待他们。久而久之，这种方式会影响婴幼儿的性格发展，甚至会影响他的智力、情绪特征和社会交往能力。这是父母以及那些经常照看婴幼儿的人员所应当注意的。

（十一）言语的发展

言语是人类特有的机能活动，由于有了言语，人不但能直接感知具体的事物，形成感觉、知觉和表象，而且能间接认识事物的本质和规律，形成抽象逻辑思维，从而使人的认识可能由感性水平上升到理性水平。

言语不是生来就有的，而是后天学会的。

0～1岁为言语的发生期，包括牙牙学语、开始听懂别人话和自己说词的三个阶段。

1～3岁为言语的初步发展期，包括词汇的发展、句式的掌握和口语的表达能力三个阶段。

在婴幼儿掌握语言之前，有一个较长的言语发生的准备阶段，称为前言语阶段。一般都把从婴幼儿出生到第一个具有真正意义的词产生之前的这一时期（0～12个月）划为前言语阶段。在此期间，婴幼儿的言语知觉能力、发音能力和对语言的理解能力逐步发展起来，出现了咿呀学语、非语言性声音与姿态交流等现象，统称为前言语现象或前言语行为。

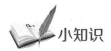 小知识

近20年来对婴幼儿言语知觉的大量研究表明，婴儿在最初的几周内就已经听懂了人类语言所拥有的绝大部分的语音差别；婴儿在出生后一周内就已能区分出人的语声和其他声音，而且这种区分还具有类别性：3～4个月的婴儿已能对辅音进行范畴性知觉，区别出清、浊辅音；10～12个月时，婴儿区分、辨别各种语音的能力已基本成熟，能够辨别出各自母语中的各种因素，并认识到它所代表的意义。婴幼儿的前言语阶段是语言获得过程中的语音敏感期。围绕着语言最外在的实际显现——语音，婴幼儿发展了三方面的能力，即前言语感知能力、前言语发音能力和前言语交际能力。婴幼儿前言语阶段的言语知觉能力分为三种水平：辨音水平（0～4个月）、辨调水平（4～10个月）、辨义水平（10～18个月）。

关于婴幼儿言语发生及其标志问题，目前仍存在激烈争论。欧美心理学家认为，婴幼儿说出第一个与某一事物有特定指代关系的母语中的词标志着言语的发生，时间在出生后9～11个月。我国心理学家认为，婴幼儿最早说出的具有概括性意义的词才是言语发生的标志，时间在11～13个月。综合多种研究材料，我们认为，由于个体间有着较大的差异，婴幼儿言语大多发生在10～14个月。

婴幼儿最早可以在9个月时说出第一个有特定意义的词语，最晚则在出生后16个月时。通过对这第一批词进行生态学研究，发现它们具有很强的场合约定性，即它们只能用来指代很有限的某个特定情景（场合）下发生（或出现）的某一特定事物，还不具备概括性意义，只具备原始的指代性、对应式的象征性和一定的交流意义，就好像是某一特定场合下特定事物的伴随物一样。但是在有些婴幼儿说出的第一批词中，有一些已具

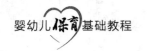

备了概括性意义。可见，在言语发生过程中婴幼儿之间也存在着较大的个体差异。

在言语发生阶段，婴幼儿词语的获得与运用主要体现在以下三个方面：①继续掌握一些场合限制性较强的词；②已掌握的词开始摆脱场合限制性，获得初步的概括意义；③开始直接掌握一些具有概括性和指代性功能的词语。其中，词语的去场合限制性是婴儿真正掌握词语、获得概念的重要途径。其外在表现为，原本只用于特定场合、特定事物的词语，现在迁移、运用到与此事物有关的不同场合。

10~15个月的婴幼儿平均每个月掌握1~3个新词，到15个月时婴幼儿就能说出一批词了，19个月时婴幼儿已能说出约50个词。此后，婴幼儿掌握新词的速度进一步加快，平均每个月掌握25个新词，这就是19~21个月时的"词语爆炸"现象。在此后的2个月内，婴幼儿说出第一批带有一定声调的双词句，从而结束了单词句阶段，进入词的联合和语法生成时期。

双词句比单词句表达的意思更明确，已具备语句的主要基本成分，但是它仍然简略、断续、不完整，有些看起来更像人们打电报时所用的语言，被称为电报句；有些则是由一个常用词作主词，再加上一个指代事物、动作或属性特征的词语，称为主词句，如"那书"、"嘿，气球"、"更多牛奶"等。相应地，双词句的生成规则也有两种：一是中轴开放式联结，即以常用词为中轴，在其前或后联结一个关于事物、动作和属性特征的词，组成主词句；二是范畴对应式联结，即由来自两个不同范畴（种类和性质上不同）却有内在实际意义或特定关系的词联结，从而组成电报句。

大量研究表明，20~30个月是婴幼儿基本掌握语法的关键期。而到36个月时，婴幼儿已基本上掌握了母语的语法规则系统，成为一个颇具表达能力的"谈话者"。

在婴幼儿掌握语法规则的过程中，普遍存在一种过度规则化或规则扩大化的现象，这与婴幼儿自我中心思维的绝对性有关。关于婴幼儿获得语法的内在机制问题，人们提出了不同的假说或理论试图进行解释，如乔姆斯基的转换生成说、麦克温尼的类推生成法等。

（十二）动作能力的发展

婴幼儿出生的第1年是动作能力发展最迅速的时期，其动作发展主要表现在大动作和精细动作两个方面。

婴幼儿动作发展遵循三个发展规律。

第一，从整体动作到分化动作。最初的动作常常是全身的、笼统的、弥漫性的，以后才逐渐形成局部的、准确的、专门化的动作。

第二，从上部动作到下部动作。如果让婴儿俯卧在平台上，他首先出现的动作是抬头，其后才逐步发展到俯撑、翻身、坐、爬、站立、行走。

第三，从大肌肉动作到小肌肉动作。首先是头部、躯体、双臂、双腿的动作，以后才是灵巧的手部小肌肉动作以及准确的视觉动作等。

一般来说，婴幼儿动作的发展有普遍的规律性：3～4个月，婴儿在俯卧位时，头能抬高90度；4个月左右，能从仰卧位翻身到俯卧位；5～6个月时，能从俯卧位翻身到仰卧位；6个月时，能双手支撑在身体前面端坐；7个月时，能双手支撑在身体两侧坐；8～10个月时，开始不用支撑而自由坐；1～1岁半时，能开始行走。

第三节　婴幼儿营养基础知识

一、婴幼儿营养基本概念

0～3岁婴幼儿正处于快速生长发育的阶段，而营养均衡是保证婴幼儿正常生长发育、身心健康的重要因素。婴幼儿营养行为包括择食行为、喂食行为、进食行为三种，适量摄入是安全营养的重要原则。

1. **营养**

营养是生命物体的一种生命活动，是机体摄取食物，经过消化、吸收、代谢和排泄，利用食物中的营养素构建组织器官，调节各种生理功能，维持正常生长、发育的过程。

2. **营养成分**

营养成分指食品中的营养素和有益成分，包括能量、营养素、水分、膳食纤维等。

3. **营养素**

食品中具有特定生理作用，供机体生长、发育、维持机体活动和体质健康以及正常代谢所需的物质称为营养素。缺少这些物质，将导致机体发生不良变化。营养素包括蛋白质、脂肪、碳水化合物、维生素、矿物质和水六大类。

4. **营养行为**

营养行为是指母亲或保育人员喂养婴幼儿的行为方式和婴幼儿自己摄取营养的行为方式。

5. **营养气氛**

儿童的营养环境主要是由家长或保育人员提供的。家长或保育人员的营养观念、喂养行为和儿童本身的进食行为、进食环境、摄食时的情绪及习惯等构成营养气氛。

6. **营养投入**

营养投入是指营养素、营养行为和营养气氛三者共同作用的总和。营养结局是生

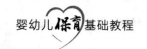
长发育状况和健康水平的总和。

7. 生长发育

生长发育是从受精卵着床到胎儿出生、再到青春期结束进入成人期的全过程。其中，体格的发育叫生长，即"长个、增重"；功能的成熟、能力的获得叫发育，即"长本事"。

8. 儿童营养与成人营养的不同

成人靠新陈代谢维持机体的完整，"维持"和"老化"是成人的主要生命表现；"生长发育"是儿童的主要生命表现，这个过程不仅仅是获取营养素，营养行为和营养气氛对生长发育的影响也很大。

二、婴幼儿营养物质代谢特点和需要

1. 什么是热量

生命现象由持续不断的能量供应而维持，这些能量是由食物中的产热营养素提供的。食物中能产生热量的营养素有蛋白质、脂肪和碳水化合物，它们经过氧化产生热量供身体维持生命、生长发育和运动。人体每时每刻都在消耗能量，热能供给过多时，多余的热量就会变成脂肪储存起来，时间久了，身体就胖起来了。热能不是一种营养素。

人体热能消耗由三个方面组成，即维持生命最低限度需要的基础代谢、食物特殊动力作用和活动劳动所需要的热能。而儿童还有第四方面，即生长发育的需要。

婴幼儿热能的消耗有4种方式：基础代谢、食物特殊动力作用、生长消耗和活动消耗。

2. 热量的单位

营养学中用"千卡"（kcal）做热量的单位。（在提倡使用的热量单位"千焦耳"被广泛理解和接受以前，采用传统的热量单位。1卡路里＝4.19焦耳。）1kcal是1g水由15℃升高1℃所需要的热量。

3. 热量的需要量

热量的需要量是指人口的平均需要量。各年龄组水、热量、营养素需要量不同：新生儿小于1周60kcal/kg/天，渐至120kcal/kg/天；婴儿期为110kcal/kg/天；以后每增加3岁，千克体重能量减少10kcal。

耗能占比：基础代谢，50%～60%（55kcal/kg）；生长发育，25%～30%（30～40kcal/kg）；活动，15～20kcal/kg；食物特殊动力作用，7%～8%；排泄损失，8～11kcal/kg。

三大营养素的供能量：碳水化合物，4kcal/g；脂肪，9kcal/g；蛋白质，4kcal/g。

三大营养素所供能量占总能量的百分比：蛋白质，15%；脂肪，35%；碳水化合物，50%。

三、营养素的基本知识

营养素指维持人类生存的六大类主要营养物质，包括蛋白质、脂肪、碳水化合物、矿物质、维生素、水。

目前已知的人体必需营养素约 41 种，包括 9 种必需氨基酸、2 种必需脂肪酸、糖类和水各 1 种、14 种必需维生素、8 种必需微量元素、6 种矿物质。

婴幼儿必需营养素还有牛磺酸和肉碱两种。

1. **蛋白质**

（1）蛋白质的作用：①蛋白质是细胞的基本构成部分之一，是生命的根源；②构成酶、激素、抗体等生理活性物质；③维持体内环境的稳定。

（2）蛋白质缺乏将造成生长发育迟缓，免疫力低下；严重时可导致酸碱平衡、渗透压平衡失调。蛋白质缺乏所致营养不良严重时会使婴儿有生命危险。

（3）蛋白质主要来源于蛋、奶、瘦肉、鱼、豆制品及小麦、大米、干果、玉米等。

2. **脂肪**

（1）脂肪的生理作用：①储存热能，是体内产热量最高的热源物质，是能量的"金库"；②保温和保护作用；③促进生长发育，是构成组织细胞的主要成分；④溶剂作用，有助于脂溶性维生素的吸收；⑤含有脂肪的膳食一般比较香，口感好，能增加食欲并延缓胃排空时间，维持饱腹感，减轻肠胃负担。

（2）脂肪缺乏将影响大脑发育，引起某些皮肤病（如湿疹）、脂溶性维生素缺乏症及导致婴儿生长迟缓；过量则会引起肥胖，增加心脏和其他器官的负担。

（3）脂肪主要来源于植物油、动物油等。婴儿每日需脂肪 4g/kg。

植物油含的必需脂肪酸较动物脂肪丰富，植物油比动物油脂好，含大量维 C（消化率 95%）；但动物脂肪中，奶油、鱼油消化率高，富含维 A、维 D，这恰是植物油中所缺乏的。

3. **碳水化合物**

（1）碳水化合物的生理作用：供给能量。碳水化合物是人体内的主要供能物质，是热量的"加油站"，神经系统机能活动所需的能量全部由碳水化合物提供；碳水化合物供能占全天总热量需求的 55% ~60%。

（2）缺乏碳水化合物会造成生长发育迟缓或停滞，体重轻；摄入过量则会引起肥胖。

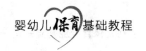

（3）碳水化合物主要来源于谷物类、根茎类食物及食糖。

4. 矿物质

矿物质是人体代谢的"管家"，有维持和调节机体的功能。

人体由60多种元素组成。根据元素在人体内含量的不同，可分为宏量元素和微量元素两大类。凡是占人体总重量0.01%以上的元素，如碳、氢、氧、氮、钙、磷、镁、钠等，称为宏量元素；凡是占人体总重量0.01%以下的元素，如铁、锌、铜、锰、铬、硒、钼、钴、氟等，称为微量元素。容易缺乏的对婴儿生长发育影响较大的矿物质有钙、铁、锌、碘。

（1）钙的生理作用：钙是构成人体骨骼和牙齿的重要组成部分，参与凝血，参与心脏和肌肉的收缩与舒张，完成神经冲动的传导，维持细胞膜的稳定，对多种酶有激活作用。

钙的代谢受维生素D、甲状腺素和降钙素的调节，缺乏维生素D会影响钙的吸收。

钙缺乏会引起骨骼、牙齿发育不正常，可引起佝偻病和手足抽搐。

钙的主要来源：服用奶及奶制品是补钙的最自然、有效途径，且奶及奶制品中钙的吸收率高。食物中钙、磷比例为1∶1时，钙吸收率最高。

0～6个月婴儿，每日需钙400mg；7个月～2岁，为600mg；3～9岁，为800mg。食物中的钙只有10%～30%会被吸收，所以儿童需要补钙。

（2）铁缺乏会引起血红细胞减少，产生缺铁性贫血，使体格和智能发育受到影响。

动物性食物如肝脏、血和瘦肉内含的是血红素铁，含量高，最易被人体吸收；豆类、绿叶蔬菜、蛋中的含铁量也高，但属非血红素铁；乳类最低，但人乳中铁的吸收率高达50%～80%，对婴儿十分有益。

婴儿对铁的需要量比成人多，新生儿从母体中获得的铁只够出生后约4个月生长发育的需要，应及时补充。9岁以前每日需补铁10mg。

铁的主要来源：猪肝、鸡血、蛋黄、牛肉、猪肉、鸡肝、猪肾、大豆。

（3）锌是体内多种酶的组成部分，又是多种酶的激活剂，具有促进细胞分裂、生长的作用，是促进婴儿生长发育的重要元素；锌还与大脑发育和智力有关；锌对人体的味觉功能也起重要作用。1岁以内婴儿每日需3～5mg，1～9岁儿童每日需10mg。

锌缺乏会引起食欲减退、口味异常、生长迟缓，出现矮小症，影响智力发展，还可导致异食癖，如吃土、吃纸等。

锌的主要来源：初乳、海产品、动物内脏、豆类、花生、小米、萝卜、大白菜等。

（4）碘主要用于制造甲状腺素，碘缺乏会引起甲状腺功能不足（地方性甲状腺肿）、小儿发育迟缓、智力低下、呆傻等。1岁以内婴儿每日需40～50mg，1～6岁儿童每日需 70mg。

海产品碘含量高，如紫菜、海带和海盐等。

5. 维生素

维生素是维持人体健康必需的有机化合物。它既不供给热量，也不能作为身体的组成成分，是仅用少量即可发挥代谢功能的有机物质，是生命活动的"动力"。

脂溶性维生素包括维生素 A、维生素 D、维生素 E、维生素 K，水溶性维生素包括 B 族维生素、维生素 C。

（1）维生素 A

生理作用：维持正常的视觉功能，维持皮肤、眼睛、口腔、呼吸道、泌尿生殖道等的正常生理功能，促进生长发育。1 岁以内婴儿每日需 200mg 当量，1～4 岁儿童每日需 300～500mg 当量。

维生素 A 缺乏会引起夜盲、眼干燥症、角膜溃疡、儿童生长发育迟缓；摄入过多导致中毒，表现为四肢疼痛、过度兴奋、生长停滞、脱发、颅内压增高。

维生素 A 主要存在于动物性食品中，肝脏、鱼肝油、蛋黄、奶类含量丰富；而橙色或深绿色蔬果中所含的胡萝卜素，可在人体中转化为维生素 A。

（2）维生素 B_1

维生素 B_1 缺乏会引起食欲差、精神不振、恶心、呕吐、腹胀，严重者可有惊厥、昏迷。1 岁以内婴儿每日需 0.4mg，1～7 岁儿童每日需 0.6～1.0mg。

易溶于水，影响其吸收（溶于菜汤、米汤，米不宜过分淘洗、浸泡）。

维生素 B_1 的主要来源：瘦肉、牛肉、肝脏、粗制谷物食品及豆类、鸡蛋、鱼及一些新鲜蔬菜（如芹菜叶）。

（3）维生素 B_2

维生素 B_2 会引起角膜充血和畏光，口唇干裂、口角炎、舌乳头增大、阴囊或会阴炎和生长发育迟缓等症状。1 岁以内婴儿每日需 0.4mg，1～7 岁儿童每日需 0.6～1.0mg。

维生素 B_2 主要来源：心、肝、肾等动物内脏、蛋、乳类、绿叶蔬菜、全麦、豆类等。

（4）维生素 C

生理作用：促进组织胶原蛋白合成，维持血管、肌肉、骨、牙正常功能，大剂量使用可抵抗感冒，助伤口愈合，提高应激能力；维生素 C 缺乏易患坏血症。1 岁以内婴儿每日需 30mg，1～7 岁儿童每日需 30～45mg。

维生素 C 多存在于新鲜水果、蔬菜和植物叶子中，其性质不稳定，受热易氧化，遇光、加热、速冻、储存等易被破坏。故洗菜及加热时间不宜过长，温度不宜过高，

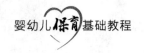

水果应随吃随切。

（5）维生素 D

生理作用：促进钙和磷的吸收和骨骼中钙的沉淀，有利于骨的钙化，促进牙齿和骨骼的生长。

维生素 D 缺乏会引起儿童佝偻病；过量则会导致维生素 D 中毒，症状是厌食、呕吐、腹泻、头痛、嗜睡、多尿、血钙升高等。婴幼儿每天需要 10mg 维生素 D。

维生素 D 主要来源于动物肝脏、鱼肝油、禽蛋类食物；奶中含量不高，但人奶中的钙、磷比例合适，钙的吸收率高。若人工喂养，则需补充维生素 D。

维生素 D 还可以由人体经紫外线照射后生成，故日光浴是生成维生素 D 的经济、可靠来源。但需注意的是，日光浴时紫外线不能穿透玻璃和衣服。

（6）维生素 E

生理作用：抗氧化，可以保护细胞膜的稳定性，具有防止细胞老化及被破坏的作用。

维生素 E 缺乏可引起新生儿、早产儿红细胞溶血性贫血。新生儿尤其是早产儿对维生素 E 需求量大。1 岁以内婴儿每日需 3～4mg，1～3 岁为 4mg。

维生素 E 存在于植物胚芽油中，如花生油、玉米油；绿色蔬菜和豆类中含量也多；人乳中维生素 E 的含量是牛乳的 6 倍多，初乳中的含量为成熟乳的 3 倍，特别适合于早产儿。

6. 水

生理作用：水是维持生命的必需物质，是生命的"源泉"，是营养物质和代谢产物的运输载体，此外还有调节体温的作用。

缺乏与过量都会引起代谢紊乱，导致电解质平衡失调。注意：饭前饭后不宜大量饮水，会稀释消化液，引起消化不良。

婴幼儿供水量 <60ml/kg·d，可导致脱水；婴幼儿脱水达体重 20% 时即有生命危险。当输水量过多时，因肾功不良（尤其是新生儿）易致水中毒。

1 岁以内婴儿需 120～160ml/kg·d，2～3 岁儿童需 100～140ml/kg·d。

四、营养需要、膳食评价与营养行为

合理营养能够促进婴幼儿生长发育，有助于预防急、慢性疾病，促进婴幼儿身心潜能的发展，提高机体应激能力。

营养摄入不足或摄入过多都有害于健康。注意：具体摄入量可参考儿童营养供应量表。

营养状况是评价婴幼儿健康水平的重要组成部分。营养状况评价包括膳食调查结果评价、体格检查结果评价和健康检查。

平衡膳食是指各类食物的平衡和膳食中各种营养素的平衡。合理膳食应遵循热量适宜、营养素均衡、自然、价廉物美的原则。

第四节　婴幼儿教育基础知识

一、婴幼儿教育的意义

我国《三岁前小儿教养大纲（草案）》提出的教养原则是：在婴幼儿的每一项生活内容中都有保健与教育两重任务。基于 0～3 岁婴幼儿身心发展的特点和规律，对他们的教育必须与培养密切配合来进行，这种特殊的教育形式即所称的教养结合，这种教育的方式是在对婴幼儿的生活照料、护理和潜移默化的过程中完成的。教育目的在于从小培养婴幼儿在体、智、德、美各方面得到全面发展，为造就体魄健壮、智力发达、品德优良的社会主义新一代打下良好的基础。

（一）婴幼儿教育的生理基础

大脑是一切心理现象产生和发展的物质基础。婴幼儿时期的大脑发育优于身体发育，已接近、达到成人的成熟水平。

人脑的发展是婴幼儿接受教育的物质基础。

（二）婴幼儿教育的心理基础

人的潜在能力的发展只存在于其生命过程的某一特定时期。只有在此时期施以适宜的教育和训练，才能获得最佳发展，甚至形成某些特殊的能力。心理学家称这种特定时期为个体发展的关键期，又称为"敏感期"。

1. 大脑发展的关键期

0～3 岁良好的教育可以促进婴幼儿大脑的发展。

2. 言语发展的关键期

2 岁左右，婴幼儿学说话的积极性最高。

3. 感觉发展的关键期

3 岁以前是进行感觉教育的关键期。

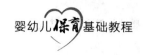

4. 自我意识形成（人格培养）的关键期

3岁左右，婴幼儿神经传导功能迅速而正确，动作开始表现得比较成熟。同时，开始出现了自我意识，逐渐把自己从周围环境中分化出来，在行为上力图摆脱外界的束缚，出现"第一反抗期"。近代科学认为，3岁已经在人生道路上跨进了新的阶段，在体格、神经、心理和智能水平方面都出现了新的特点，人格是否健全在3岁左右就奠定了基础。

5. 保育工作常用到的几个关键期

出生后6个月，是婴幼儿学习咀嚼和吃干食物的关键期；2～3岁是计数能力（口头数数、按物点数、按数点物、说出总数）发展的关键期；2～3岁是学习口头语言的第一个关键期；2.5～3.5岁是教育孩子遵守行为规范的关键期；3岁左右是培养其独立生活能力的关键期。

（三）教育对婴幼儿成长的导向作用

（1）0～3岁婴幼儿的发展需要教育，良好的教育能够促进婴幼儿身心健康地发展。

（2）婴幼儿智力发展的关键在于接受教育的环境。在大脑敏感期接受适宜的刺激，直接影响着婴幼儿智力的发展水平。

（3）教育的职能是帮助婴幼儿发展强健的体魄、健康的心理和健全的人格。

（4）教育的目的是让婴幼儿在快乐中学习、生活、成长。

（四）婴幼儿教育的误区

（1）把早期教育等同于智力开发，过分强调知识灌输，把智力开发等同于读、写、算等技能训练。

（2）用成人的标准来要求，不许犯错。

（3）过早进行专业训练。

科学的早期教育是尊重儿童的教育。

（五）关注婴幼儿教育对提高全民素质和促进社会可持续发展的重大意义

对婴幼儿进行早期教育不仅有利于儿童个体发展，也有利于社会的稳定与发展。

对婴幼儿的早期教育也是提高义务教育效益、消除贫困（包括物质贫困与精神贫困）的社会系统工程中的重要一环。

关注婴幼儿早期教育已成为当今世界各国的共同趋势，发展知识经济，提高民族素质，必然要重视早期教育。

二、婴幼儿教育的特点和内容

（一）婴幼儿教育的特点

（1）通过感官来进行学习：教育的重点是发展婴儿的感觉和运动技能，尽量让婴幼儿自己去看、听、摸、操作，以获得实际经验。对婴幼儿的教育应做到自然化、生活化。

（2）会主动进行学习：婴幼儿用眼、耳主动地听别人说话和接受各种复杂的声音，通过多次接触，逐渐学会分辨；婴幼儿说话是从大人的腔调、表情和动作中来了解语言，并尝试和练习说话的技巧，这些完全是在无意识中进行的，是在接触环境的过程中主动进行学习的。

（3）注意力不易集中：婴幼儿的注意往往是由外界刺激引起的，是不自觉的、无意识的、被动的，带有极大的不稳定性。

（4）需要反复教育，要培养孩子的良好习惯。

（二）教育的内容

1. 动作技能

（1）动作发展是心理发展的源泉或前提：婴幼儿运用已有的动作模式和感知觉对外界刺激作出反应，获得对环境的最初的知识。没有动作，婴幼儿心理就无从发展。

（2）婴幼儿动作是心理发展的外部表现：婴幼儿动作的发展反映着心理的发展，通过动作发展的研究，可以了解婴幼儿心理发展的内容和水平。

（3）婴幼儿动作发展促进了空间认知的发展：手的抓握动作和独立行走等动作的发展可以促进婴幼儿空间认知的发展。运动经验在空间认知发展中具有重要影响。

（4）婴幼儿动作的发展促进了社会交往能力的发展：随着动作能力的发展，婴幼儿与周围人的交往从依赖、被动逐渐向具有主动性转化。动作的发展可以诱导婴幼儿社会交流能力的发展。

婴幼儿动作发展受生物预置程序化的制约，遵循着一定的规律性，表现为：从整体动作向分化动作发展；从不随意动作向随意动作发展；具有一定的方向性和顺序性：①头尾原则，从上到下，即从头部开始向脚部发展；②近远原则，从中心到外周，即从身体的中轴部位向周边部位转移；③大小原则，粗细指向，即从粗的动作向精细的动作发展，从大肌肉动作向小肌肉动作发展。

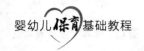

2. 语言表达能力

创设有利于幼儿表达的语言环境，提供语言刺激，鼓励幼儿，使幼儿有话敢说；丰富幼儿的生活经验，使幼儿有话可说；抓住生活中的各种表达机会，使幼儿有话愿说；利用与同伴和父母之间相互交流的机会，促进幼儿语言的发展。

3. 认知能力

婴幼儿时期的认知能力是所有能力、情感、行为习惯发展的基础。

婴幼儿时期主要是感知觉的训练与培养，包括学数数，学习、认识性别，学习前后和上下，学认颜色，要保护婴幼儿的好奇心，鼓励婴幼儿自己发现、解决问题。

4. 社会性行为和情感

社会性行为和情感的培养主要是引导婴幼儿如何在群体中与别人相处，培养婴幼儿健康、稳定的情绪。

3岁之前是社会行为和个人情感培养的最佳时期。需要注意的是，0～3岁婴幼儿情绪不稳定，不能完全理解别人的意图，处理与同伴关系的能力较差。保育人员应理解婴幼儿情绪的变化，尽量让他们在愉快的情绪中获得更多的体验。

5. 人格发展

人格是指一个人在生活中，对待自己、事物及整个环境所表现出来的独特个性，包括个人生活教育、团体生活教育、良好情绪培养和社会价值标准建立等方面的内容。0～3岁是婴幼儿人格发展的最佳时期，大脑已经逐步成熟，功能上已具备感觉、知觉和认知发展的基础。在此阶段应培养孩子的自主意识、爱心、信任感、乐观向上的精神，使其学会尊重与宽容等。

6. 艺术感受能力

婴幼儿的认识具有直觉、行动、具体形象的特点。艺术的存在非常符合婴儿的认识特点和情绪情感的特点。保育人员要为婴幼儿创造一些富有艺术氛围的环境，培养婴幼儿对艺术的关注和兴趣。

三、婴幼儿教育的原则和方法

（一）婴幼儿教育的原则

1. 尊重婴幼儿发展权利的原则

（1）婴幼儿是社会的基本成员，要尊重婴幼儿权利。

（2）要保证每一个婴幼儿接受教育的条件。

（3）婴幼儿教育重点是素质教育和为终身教育打基础。

2. 促进婴幼儿全面和谐发展的原则

加德纳提出了多元智能理论的全新看法，认为人的智能应包括音乐、空间、运动、数学逻辑、语言、人际关系、自我认识7个方面。

（1）音乐能力：辨识声音与韵律表达的能力。

（2）空间能力：认识环境、辨别方向的能力。

（3）运动能力：支配肢体以完成精密作业的能力。

（4）数理能力：数字运算与逻辑思考的能力。

（5）语言能力：说话、阅读、书写的能力。

（6）社交能力：与人交往且和睦相处的能力。

（7）自知能力：认识自己并选择自己生活方向的能力。

科学的教育必须符合婴幼儿身心发展的规律和学习特点，为全面发展创造合理的环境。

3. 以情感体验为主体的原则

婴幼儿通过成人的感情声调、姿态和表情辨别是非和对错，成人需要通过婴幼儿的各种反应去引导他们的情绪和行为，做到以情"冶"情。如通过拥抱、微笑减少婴幼儿的负面情绪，增强其适应环境变化的能力，培养乐观、自信和坚强的性格。

4. 保教并重的教养原则

保教结合是婴幼儿教育的基本原则。教育要与生活相融合，婴幼儿的教育要蕴含在生活的过程之中，培养良好的品格和生活习惯是早期教育的重要任务之一。

身教重于言教，教育者要身体力行，以身作则，用榜样的力量来进行影响和感染。

5. 关注个体差异，促进婴幼儿个性发展的原则

婴幼儿教育应把个性发展放在第一位，要承认和关注婴幼儿的个体差异，避免用整齐划一的标准评价不同的婴幼儿。对婴幼儿阶段性的评价要关注其相对前一阶段发展水平的进步情况，注重保护婴幼儿的自尊心和自信心。

（二）婴幼儿教育的方法

良好的教育环境包括正确的教育观念和教育方法。婴幼儿教育内容和教育方式要符合婴幼儿生理、心理、神经发展规律。

根据不同的年龄阶段，准备适合的玩具、教具，创造必要的教育环境和设施。以婴幼儿的身心健康为出发点，确定不同阶段的教育目标，培养婴幼儿良好的生活习惯。

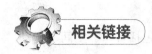

婴儿教育的10种方法

1. 重视婴儿的感受和需求。

2. 尊重婴儿的人格，尊重其生存和发展的权利。

3. 经常训练婴儿的动作技能。

4. 认真回答婴儿提出的每一个问题，满足婴儿的求知欲望。

5. 注意培养婴儿探索外部世界的能力，鼓励其按照自己的意愿和生理心理的成熟度来参与力所能及的事情。

6. 鼓励婴儿与同伴进行交往，培养与人沟通的能力，学会建立良好的人际关系。

7. 培养婴儿独立思考的能力，锻炼自己的想象力和创造力。

8. 经常带婴儿接触社会和自然环境。

9. 培养婴儿早期阅读的兴趣和习惯。

10. 对婴儿提出合理的要求。

第三章　婴幼儿生活照料

　　根据《育婴员国家职业标准》和《理论知识鉴定要素细目表》，从事育婴职业的人员必须经过专业培训，在婴幼儿生活照料方面掌握以下内容：掌握指导母乳喂养及冲调奶粉的方法；准备喂哺工具，正确喂哺婴幼儿；掌握制作、喂食泥糊状食品的知识与方法；掌握选择、搭配、制作固体食物的知识与方法；掌握不同年龄的婴幼儿喝水的知识与方法；掌握为婴幼儿营造适宜的睡眠条件的方法；掌握婴幼儿个人卫生和食具消毒的方法；掌握正确包裹婴幼儿的方法；掌握（训练）给婴幼儿穿、脱衣服的方法；学会使用尿布；学会引导婴幼儿控制两便；掌握婴幼儿三浴锻炼的知识和方法；掌握保持婴儿居室卫生的知识与方法。

　　本章根据《理论知识鉴定要素细目表》要求，对"婴幼儿生活照料"部分的理论知识重点或难点内容进行解释与说明，给出涉及的关键概念、步骤、操作等。

第一节　婴幼儿饮食

一、婴幼儿饮食基本知识

（一）婴幼儿饮食营养学的内容

1. 母亲与胎儿营养

　　目前开展的与母婴营养相关的研究课题显示，母亲营养与胎儿发育有着密切关系。孕妇身体健康状况，将对胎儿的生长发育产生直接的影响。俗话说"十月怀胎"，在短短的 280 天妊娠日中，胎儿生长发育的营养需求都是从母体当中吸取。如果孕妇营养欠佳，妊娠早期会引起胎儿营养缺乏，使胎儿发育不良，而致流产或早产；妊娠中晚期，胎儿大脑迅速形成及胎儿生长极快，若营养不足，可致智力低下，先天不足，出生后也难以补救，出生后婴儿体弱多病。所以，孕期充足的营养是优生的基础。根据胎儿发育的营养需求，孕妇怀孕期间应补充的营养元素主要包括：优质蛋白质、DHA、钙质、叶酸、维生素 A。

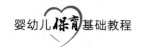

2. 营养与神经功能

在 0 ~ 3 岁婴幼儿整个生长发育期间，中枢神经系统脑组织比其他器官和组织都长得快、发育得早。脑组织绝对量的增加要有必需氨基酸和必需脂肪酸的充分供应，这有赖于合理地安排膳食，按照营养学的要求为婴幼儿设计最佳、最经济的食谱。如果婴幼儿在出生后发生慢性营养不良，将延缓脑的发育与功能，造成智能方面的终身缺陷。

3. 微量元素

人体是由几十种元素组成的，体内的微量元素分为四类：必需微量元素有铁、锌、铜、硒等 14 种；非必需微量元素有 4 种；无害微量元素有铝、肽等 5 种；有害微量元素有铅、汞等 6 种。

研究表明，铁、锌、碘三种微量元素在婴幼儿整个生长发育过程中具有重要作用。

4. 营养投入与营养结局

（1）营养投入

营养投入需要遵循"自然食物，均衡膳食"的原则，它是营养素、营养行为和营养气氛三者的总和。

营养素是供婴幼儿生长发育、维持婴幼儿体力活动和体质健康的各种物质的总称，包括蛋白质、脂肪、碳水化合物、维生素、微量元素、水、纤维素 7 种具有营养作用的物质。

营养行为指成人喂养婴幼儿的行为方式。目前，营养行为与营养结局的关系越来越引起广大家长的关注。例如，长期在不安、喧闹、紧张环境中进食的儿童，攻击性行为偏多；进食速度快、吃大块，单位时间内吃的块数多、咀嚼少，偏爱某种食物等"肥胖样进食"则会导致肥胖；饥饿、半饥饿等所谓"减肥疗法"则会造成生长激素分泌损伤导致生长迟缓，不长个等。

营养气氛（或称营养环境）指由家长提供给婴幼儿的烹调或进餐环境。家长的营养观念、喂养行为和婴幼儿本身的进食行为、进食环境、直接影响婴幼儿的营养结局。随着婴幼儿长大，渐渐懂事，应尽量让婴幼儿亲临、参与购买食物和烹调的全过程。通过这个过程，婴幼儿接受有关食物营养成分、烹调技术、饮食文化的多种教育，同时养成参与家庭劳动，爱惜食物，尊重他人劳动成果的品德教育。家庭进食或集体进食指家庭成员或朋友围桌而坐，充满亲情，愉快交谈，祥和进食。通过这个过程，婴幼儿受到适度摄食、充分咀嚼、细嚼慢咽等正确进食习惯的熏陶；同时，有利于加强人际交流，促进婴幼儿社会性、合作性的养成。

（2）营养结局

营养结局就是生长发育状况和健康水平的总和，这两组指标是衡量和评价对婴儿所进行的全部营养投入是否有效的最直观数据。其中，反映生长发育的指标包括人体测量学的各个参数；反映健康水平的指标包括各种生化和生理参数。

5. 营养密度、强度与婴儿消化道成熟度的关系

食物的营养密度依其性状的不同而不同，固体食物的密度大，液体食物的密度低，泥糊状食物则介于两者之间。婴幼儿的消化道在发育中要经历由不成熟到成熟的过程，与之相适应的食物也是要经历低密度—中密度—高密度的过程，即液体食物—泥糊状食物—固体食物的过程。因此，提供给婴幼儿的食物也要遵循这样一个变化过程。

（二）婴幼儿饮食工作的内容

1. 掌握合理营养、均衡膳食的原则

（1）合理营养

合理营养是指每天都让婴幼儿有规律地按照适当比例摄取生长发育所需要的各种营养素。

（2）均衡膳食

均衡膳食就是更好地发挥各种食物的营养价值和提高各种营养素的生理价值。均衡膳食应遵循品种多样、比例适当、饮食定量、调配得当的原则。

①品种多样。膳食品种多样指既有动物性食物，也有植物性食物。膳食可由谷、豆、肉蛋、蔬菜、水果、油类及糖等各种调味品组成混合食物。任何单一的食物都不能满足婴儿对营养素的需要。

②比例适当。摄入人体内的各种营养素之间存在着相互配合与相互制约的关系，如果摄入的某种营养素超量，机体的正常机能就会受到影响。

③饮食定量。膳食结构的科学合理是指婴幼儿摄取的各类食物都要有一定的量（推荐膳食量），任何一种食物过量都会对婴幼儿的健康不利。

④调配得当。根据我国的国情，婴幼儿的膳食应做到几个搭配：动物性食物与植物性食物搭配；荤素搭配；粗粮与细粮搭配；咸、甜搭配。

2. 科学选择、调配和安排婴幼儿膳食

（1）安排婴幼儿膳食时要考虑的生理特点

根据婴幼儿消化的生理特点建立合理的膳食制度，如不要暴饮暴食，两餐之间不要超过4小时，养成定时定量的生活习惯；尽量吃营养丰富、容易消化的食物，少吃油炸和过硬的刺激性的食物；经常吃含有半粗纤维和果胶的粗粮、薯类和蔬菜、水果等；婴幼儿肾功能较差，汤、菜不宜过咸，防止钠摄入过多而降低血管弹性。

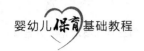

（2）照顾婴儿进食时要把握的心理特点

为避免婴幼儿偏食、厌食现象，要尽量采用婴幼儿普遍感兴趣的食物烹调方式，制作色、香、味、形俱佳的饭菜。例如，胡萝卜和豆制品可采用不同的刀法，制成片、丝、块、卷等形状，配以带馅的面点和营养丰富的美汤，形成色彩鲜明的饭菜，调动婴幼儿的食欲。

（3）编制婴幼儿食谱时要考虑的季节因素

粮食、蔬菜和水果都有生产和上市的季节性，婴幼儿的食欲也会受不同气温的影响，要根据季节的变化来进行调整。春季新鲜蔬菜较多，可选择小萝卜、菠菜、油菜、豆苗等蔬菜，再配上一些豆制品、肉类、蛋类等含蛋白质的食品；夏季气温高、出汗多，应以清淡食品为主，多选择能够补充体内水溶性维生素 B、维生素 C 的食物，特别要注意保持水盐平衡，多吃一些西瓜之类的水果，起到清热降暑的作用；秋季可多选一些肉、蛋、奶等高蛋白、高热能的食物，多吃一些薯类和根茎类的蔬菜和甜薯、胡萝卜等，以补充维生素 A 和碳水化合物；冬季可增加一些含脂肪的食物，以促进维生素 A、维生素 D、维生素 E、维生素 K 的吸收和利用。

（4）安排食物时要考虑的活动因素

不同年龄的婴幼儿有不同的作息时间和不同的活动内容，因此必须结合婴幼儿的活动量大小与热能消耗量的多少来妥善地配置食物，以保证营养平衡，做到供给和消耗的平衡。一般来说，断奶后的婴幼儿逐渐适应各种辅食后，开始每天三餐两点的膳食制度，3 岁以后为每天三餐一点。

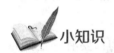小知识

1~3 岁的婴幼儿每天摄入食物参考量

早餐以面点为主，有奶或粥，做到稀干搭配、咸甜搭配，再配以含蛋白质的肉类、蛋类或豆类食物，使早餐的热能达到一天总热能的 31% 左右。

午餐仍以谷类为主，米饭或面食，再配以一荤一素一汤。午餐的热能应达到一天总量热能的 40% 左右。

晚餐以面点为主，配上一个荤素搭配的菜和多种配料的粥，做到稀干搭配。晚餐热能应达到一天总热能的 25% 左右。

1~3 岁的婴幼儿在上午和下午各加一次点心和水果，热能为 5% 左右。

二、婴幼儿乳汁喂养

婴幼儿乳汁喂养有三种方式：母乳喂养、人工喂养和混合喂养。

（一）母乳喂养

1. 母乳的特点

母乳是婴幼儿最理想的食品，是适合 6 个月以内婴幼儿生长发育需要的天然营养品。母乳不仅各种营养素含量高，而且比例搭配适宜，营养价值高于其他代乳品。母乳近乎无菌，有利于婴幼儿的消化和吸收。母乳有卫生、方便、经济等特点，是最好的喂养方式。

2. 母乳喂养对婴幼儿生长发育的好处

（1）母乳能促进婴儿免疫功能成熟，抵抗疾病

母乳中特有的乳铁蛋白能与需铁细菌争铁，从而抑制肠道中依赖铁生存的细菌，防止腹泻。母乳中还含有多种炎性因子，使得母乳喂养的婴幼儿抵抗力强，呼吸道及肠道感染明显低于人工喂养儿。

（2）母乳喂养能增进亲子之间的交流

母亲在哺乳过程中，通过对婴幼儿皮肤的接触、爱抚、目光交流、微笑和语言，可增进母婴的情感交流，有助于乳母和婴幼儿的情绪安定，有益于婴幼儿的智力发育。有研究发现，母乳喂养儿体格发育及智能发育，包括动作、语言、应人、应物等能力均明显优于人工喂养儿。婴幼儿频繁地与母亲皮肤接触，有利于促进心理与社会适应性的发育。

（3）母乳中各种营养供应充足

母乳中的蛋白质以乳清蛋白为主，乳清蛋白易被婴幼儿吸收；母乳中的乳糖在消化道中经微生物作用可以生成乳酸，对婴幼儿的消化道可以起到调节和保护作用；母乳的脂肪颗粒小，含不饱和脂肪酸多，均有利于消化吸收；母乳中钙、磷含量虽然不高，但比例合适，易于吸收，因此母乳喂养儿发生缺钙的情况比人工喂养的少；母乳中还含有丰富的牛磺酸，对婴幼儿脑神经系统发育起着重要作用。

3. 母乳喂养的方法和技巧

（1）母乳成功喂哺的原则

①树立信心。帮助母亲建立愉快的心情，坚持母乳喂养的信心，有利于泌乳反射。

②早接触、早吸吮、早开奶。一般在婴儿出生后 30 分钟内进行母婴皮肤接触，以促进乳汁分泌，尽早哺乳，加强婴儿的吸吮能力，刺激产妇子宫收缩、减少出血，使

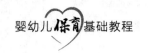

婴儿感受母亲的温暖，减少婴儿来到人间的陌生感。

③按需喂哺。不要规定哺乳时间与次数，婴儿有吃奶的愿望，可以随时喂奶，每侧乳房至少喂5分钟。每次交替喂两侧乳房，每次排空乳房可增加乳汁分泌量。

④增加给婴幼儿喂奶的次数。母乳不够时不要急着给婴幼儿增加奶类食物，要让婴幼儿勤吸乳头，刺激泌乳。

（2）母乳喂养次数和数量的控制

最好选择母亲和婴儿双方精神饱满、愉快时喂奶；母亲把心理感受和体验传递给婴儿，能提高喂养的情绪与质量；理想的喂哺时间最好由婴儿进行自我调节，一般来说，满月时90%的婴儿可以建立起适合自己规律的、基本稳定的喂养习惯和时间。

喂哺持续时间取决于婴幼儿的需求。一般情况下，10~20分钟几乎可以吸空全奶，但每对母婴有个体差异，喂哺时间过长或过短都应加强观察，以便及时纠正存在的问题。

出生后2~7天喂奶次数应频繁些，每1~2小时喂一次，间隔时间不能超过3小时。婴儿每天吃奶的次数和每次吃奶量都不相同。一般一天哺乳8~12次。

（3）判断母乳是否充足

①判断母乳充足的指标：喂奶时伴随婴儿的吸吮动作有"咕噜咕噜"的吞咽声；哺乳时母亲有下乳感，哺乳后乳房会变柔软；婴儿感到满足，表情快乐，反应灵敏，入睡时安静、踏实；婴儿每天换尿布6次左右，大便每天2~4次，呈金黄色糊状；婴儿体重平均每周增加150克左右，满月时要增加600克以上。

②判断母乳不够充足的指标：喂奶时听不到吞咽声；吃奶时间长，常常会放弃乳头大哭不止；喂乳后哭闹不止，睡不踏实，出现觅食反射；婴儿大小便次数减少，量少；婴儿体重增长缓慢或停滞。

（4）母乳喂养的准备工作

乳头准备：母亲在哺乳前应先洗净双手，用毛巾蘸清水擦净乳头及乳晕，保持乳头清洁、干燥。喂哺前，可用湿毛巾敷双侧乳房3~5分钟，以利于奶水通畅。如果有乳头下陷、回缩的情况，可轻轻按压乳晕部位，使乳头逐渐露出乳房表面，然后反复做拉扯乳头的动作，也可使用吸引器进行每日的牵拉吸引练习，使之达到正常的位置以便于婴儿吸吮。

用物准备：母亲应选择吸汗、宽松的衣服，不带托的乳期乳罩，内衬应为柔软、清洁、干燥的棉织品，便于随时吸收溢出的乳汁；擦洗乳房的毛巾、水盆要专用，以免交叉感染；如果乳汁过多，可使用吸奶器将剩余乳汁吸净，防止患乳腺炎。

（5）母乳喂养的正确姿势

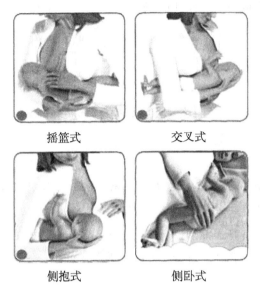

摇篮式　　　　　　　　交叉式

侧抱式　　　　　　　　侧卧式

母乳喂养的正确姿势

①摇篮式。摇篮式是最经典的喂奶姿势。妈妈坐在床上或椅子上（可以将矮凳子放在脚上，将脚垫高），妈妈把手伸到宝宝后背，拖住宝宝的屁股、腰，宝宝的头靠在妈妈的臂弯，宝宝成斜线、头高脚低地贴紧妈妈，宝宝的下颚贴紧妈妈的乳房，对准乳头方向，开始喂奶。注意：宝宝靠近妈妈身体的手要放在妈妈腰部，防止宝宝的手被压不适。

②交叉式。交叉式与摇篮式不同的是，宝宝的头不是靠在妈妈的臂弯，而是将手腕放在宝宝两肩胛之间，大拇指和其余四指分别张开贴放在头部两侧的耳后，同时另一手可帮助宝宝找到乳头。

③侧抱式。妈妈将宝宝夹在胳膊下，用手托起宝宝的肩、颈和头，宝宝面朝妈妈，鼻子到乳房的高度，双脚伸在妈妈的背后，妈妈另一手引导宝宝找到乳头。这个姿势，可以是宝宝躺在床上，妈妈拿把小凳子坐在床边，这样能够保证宝宝的安全。

④侧卧式。妈妈在背后放上枕头支撑身体，侧躺在床上，宝宝面朝妈妈，妈妈用身体上侧的手臂扶住宝宝的头，也可以用小枕头或小毯子将宝宝的头部垫高，让宝宝找到乳头。剖宫产或分娩出现过难产的妈妈，坐着会不舒服，比较适合这个姿势。但是用这个姿势时，要特别的注意，一旦迷迷糊糊睡着，乳房就有可能堵住宝宝的鼻或嘴，造成宝宝窒息。

喂奶姿势要在保证妈妈和宝宝都舒适的情况下进行，如果觉得不舒适，要适当地

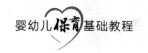

进行调整。不管采用何种姿势喂奶，喂奶结束后都应将宝宝直立起来，轻轻拍背，帮助婴儿排出吞咽时吸入的空气，防止吐奶。

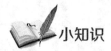小知识

为婴儿拍嗝的方法

1. 俯肩拍嗝法

将小毛巾或纱布铺平在妈妈的左（右）肩上，以免婴儿溢奶时沾到妈妈的衣服。抱直婴儿，一只手托住婴儿的臀部，另一只手托起婴儿的头颈部，使婴儿的头趴在妈妈肩上、下颌靠着妈妈肩膀，然后由托婴儿头的手掌呈空心状由下往上轻轻拍婴儿的背部，或是手掌摊平轻抚背部，直到婴儿打嗝排气为止。

2. 坐腿拍嗝法

将小毛巾或纱布围在婴儿的脖子上，避免婴儿溢奶时沾到衣服，让婴儿坐在妈妈大腿上，一手弧口张开，托住婴儿的下颌及前胸，另一手手掌呈空心状，由下往上轻轻叩击背部，或是手掌摊平轻抚背部，直到婴儿打嗝排气为止。

3. 注意事项

一般拍嗝时间以 5 ~ 10 分钟为宜，若无气体排出，可为婴儿换个姿势，继续拍 5 分钟（具体情况因人而异），若婴儿仍未打嗝，多抱一会儿再将婴儿放回床上，取右侧卧位，防止因溢奶造成婴儿窒息。

（6）正确含接五步骤

①刺激：哺乳时母亲将拇指放在乳房上方，其余四指放于乳房下方，呈"C"形托起乳房，先用乳头贴近并触及婴儿嘴唇。

②张嘴：在婴儿的嘴张大，像打哈欠的样子舌向外伸展的一瞬间，将婴儿进一步贴近乳房。

③含乳：顺势将乳头送入婴儿口中，让婴儿含住乳头和大部分乳晕。

④吸吮：吸吮时面颊鼓起，下嘴唇外翻，能看见吞咽动作或听见吞咽声。

⑤离开：轻按婴儿的嘴唇下方，温柔中止哺乳。

4. 不能母乳喂养的情况

当婴儿经筛查发现患有苯丙酮尿症、半乳糖血症等遗传性代谢疾病时，不宜选择母乳喂养，可选择一些特殊制备的乳制品或非乳类代乳品。

如母亲患有严重的心脏病、心功能不全，严重的肾脏疾病、严重的肝脏疾病、精神病、癫痫病、肺结核、恶性肿瘤等，也不宜选择母乳喂养，因为哺乳会增加母亲的负担，造成病情恶化。另外，哺乳期间有病毒感染者，为了婴儿的安全和健康也不宜喂养母乳。

有部分婴儿或母体即使患病也是可以进行哺乳的，只要应当注意一些有关事项：①婴儿唇腭裂常给喂养母乳带来不便，此种情况可将乳汁挤入小杯内，用汤匙、注射器等喂食。②鹅口疮用制霉菌素可有效治疗，治愈后不影响母乳喂养。③婴儿若出现母乳性黄疸，只要不是病理性的，胆红素＜340mol/L，仍可母乳喂养；一般两个月后自行消失，对婴儿发育无不良影响。④一般性的发热、上呼吸道感染等也不影响哺乳，不宜停止喂奶，以防回奶。

（二）人工喂养

1. 人工哺养的概念

由于多种因素不能进行母乳喂养而使用配方奶粉、牛奶和其他奶制品进行喂养的方式称为人工喂养。

2. 人工喂养的优缺点

优点：人工喂养婴儿的工作可以由别人来分担（比如爸爸、奶奶、爷爷、外公、外婆、育婴员等），减轻妈妈的负担，让婴儿和更多的家人亲密接触；便于掌握喂奶的量，每次婴儿吃了多少毫升的奶显而易见。

缺点：有可能会由于消毒不严格引起婴儿腹泻、胃部不适；需要购买奶粉及很多器具，没有母乳喂养经济；需要掌握一系列调配制奶、消毒等技术，没有母乳喂养那么便利。

代乳品不含有母乳中的不饱和脂肪酸，它的稀薄程度是恒定的，所以人工喂养的婴儿需要通过喝水等其他方式来帮助润肠。人工喂养婴儿要注意过敏现象的发生，由于奶粉或其他代乳品中成分复杂，易成为婴儿的过敏源，喂养时要循序渐进，让婴儿逐步适应。人工喂养的婴儿需补钙，可以通过补充鱼肝油或晒太阳来增加婴儿对钙的吸收。

3. 人工喂养的方法

（1）常用喂养用品的配置

①常备婴幼儿哺乳用品：奶瓶、奶瓶刷、奶瓶夹、奶瓶消毒锅、奶瓶保温桶、奶粉等。

②奶嘴的选择。选择奶嘴时要考虑好以下因素。

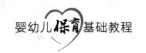

形状：奶嘴的形状有拇指大小的核型和圆筒般的圆形两种，核型奶嘴是妈妈乳头的变形，是根据口腔学的原理而开发的产品；圆形奶嘴与妈妈乳头的模样相仿，容易使婴幼儿产生亲近感，而且大小也正好适合婴幼儿吸吮。

型号：根据新生儿的实际情况，厂家将奶嘴的生产型号分为圆孔的S、M、L号，以及Y形和十字形奶嘴。根据婴幼儿不同的成长阶段和饮食的变化，使用不同大小及形状的奶嘴。一般来说，圆孔小号S号适合还不能控制奶量的新生儿使用；圆孔中号M号适合2~3个月，用S号吸奶费时太长的宝宝，用此奶嘴吸奶和吸妈妈乳房所吸出的奶量及所做的吸吮运动的次数非常接近；圆孔大号L号适合用以上两种奶嘴喂奶时间太长，但量不足、体重轻的宝宝；Y形孔奶嘴适合可以自我控制吸奶量，边喝边玩的宝宝使用；十字孔奶嘴适合吸饮果汁、米粉或其他粗颗粒饮品，也可以用来吃奶。

质地：目前市场上的奶嘴基本上可以分为硅胶和乳胶两种，硅胶奶嘴是由高质量的硅胶制成，可抵御温度变化，表面光滑，透明无味，这些都是硅胶奶嘴的重要特性；乳胶奶嘴由天然乳胶制成，颜色呈黄色，弹性比较好，抵抗拉扯力强，但是在抗热和抗湿方面较弱，一经消毒会变得黏糊糊。相比之下，硅胶奶嘴具有较强的抗热和抗湿性能，更接近母亲的乳头，软硬适中，且可促进宝宝唾液分泌，帮助上下颚、脸部肌肉的发育，孩子比较容易接受。

③奶瓶的选择。选择奶瓶时要考虑以下因素。

质地。目前较常用的有塑料奶瓶和玻璃奶瓶。塑料奶瓶很轻，且不易破碎，但是可能会在消毒时受到损伤或被检出环境激素。玻璃奶瓶则能避免环境激素的影响，而且几乎能永久性使用，其缺点是较重且容易破碎。现在，也有许多避免了环境激素又弥补了玻璃奶瓶缺点的PP（聚丙烯）、PES（聚酯酸）、PEN（聚酯酞）等塑料奶瓶相继上市，只要保证消毒的时间，就能安全地避免环境激素。

大小。以婴幼儿一次能喝的奶粉量为标准，奶瓶可以分为小型、中型、大型等。市场上出售的小型奶瓶容量为120~150ml，中型为240~260ml，大型为300~320ml。新生儿喂奶粉的次数多而量少，一般需要准备6个120~150ml小型奶；出生3~4个月以后，喂奶粉的量逐渐增多，需要准备4~6个240~260ml的中型奶瓶；随着婴幼儿的成长，喝奶粉的量更多，需要准备2个超过300ml的大型奶瓶。

（2）冲调牛奶的方法

①配方奶粉：将烧开后冷却到40℃~50℃的水倒入消过毒的奶瓶使之达到合适的刻度，并将奶瓶拿到与眼睛平行的高度进行检查，用奶粉桶里专用的小勺按正确的量舀起奶粉放入奶瓶，把胶盖和胶垫圈装到奶瓶上旋紧，使奶瓶密闭，再摇动奶瓶使奶

粉与水充分混合。

②新鲜牛奶：在没有配方奶粉供应的地方可选择牛奶喂养。满月前的新生儿喂牛奶时要稀释，1 周以内的婴儿奶、水比例宜为 2∶1（两份牛奶加 1 份水）；以后可按 3∶1 或 4∶1 的比例配制，出生 4～6 周时牛奶可不再加水，所需水分可在两次喂奶之间另喂。只要婴儿能够消化吸收，大小便正常，就可以使用纯牛奶。但要注意，牛奶要煮沸（一煮沸即离火），以消毒杀菌，使牛奶中的蛋白质变性，更易于婴儿消化吸收。同时，应加适量的糖，100 毫升牛奶加 5～8 克（约半汤勺），目的是使牛奶的热能增加。

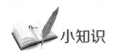 小知识

冲泡配方奶的误区

吃了劣质奶粉，宝宝会变成"大头娃娃"，吃了含有三聚氰胺的婴幼儿奶粉，可能会导致宝宝患上肾结石。可是你是否知道，即使选用优质无毒的婴幼儿奶粉，而由于你的一些不正确、不经意的小错误，也会对宝宝造成伤害？！让我们一起来看看为宝宝冲奶粉时存在的六大误区吧！

误区 1：矿泉水比自来水干净安全，用矿泉水冲奶，宝宝喝了更安全。

专家忠告：冲配方奶粉我们提倡用自来水，矿泉水冲奶易致婴儿便秘。

误区 2：奶粉想放多少放多少，浓些更有营养。

专家忠告：奶粉浓度过高，婴幼儿饮用后，会使血管壁压力增加。婴幼儿的毛细血管很嫩弱，因此容易引起婴幼儿脑部血管破裂，导致出血。如经常给婴幼儿喝过浓奶粉，出血多了会影响婴幼儿智力发育。奶粉冲得太稀也不行，这会导致蛋白质含量不足，从而引起营养不良。

误区 3：开水可以杀菌，越热的水冲调奶粉越好。

专家忠告：用水温很高的开水冲调奶粉，会使奶粉中的乳清蛋白产生凝块，影响孩子的消化吸收。另一方面，某些对热不稳定的维生素也会被破坏，特别是有的奶粉中添加的免疫活性物，会被全部破坏。因此，冲调奶粉应用温水，避免其中营养物质的损失。通常冲奶的水最适宜的温度是 40℃～50℃，不能用较烫的水冲了之后再等它冷却。

误区 4：听说一种新奶粉不错，今天给宝宝试试吧，怎么一吃就拉肚子，赶紧换回原奶粉。

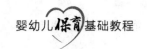

专家忠告：在换奶粉的初期，必须两种奶粉混合吃，无论是由一种牌子换到另一种牌子，还是由一个阶段换到另一个阶段（即使牌子相同），都应混合吃，这个过程叫作转奶，是必不可少的。

误区5：冲调婴儿奶粉的时候，先倒好奶粉再加水。

专家忠告：如先加奶粉后加水，仍加到原定刻度，奶就加浓了；而先加水后加奶粉，会涨出一些，但浓度合宜。

误区6：晚上把冲调好的奶粉放在温奶器中，等到宝宝晚上要吃奶时再拿出来，方便省事。

专家忠告：充好的奶粉在未吃的情况下，常温存放不能超过2小时（暖奶器里的温度一定是超过常温的），若放在冰箱冷藏，则不能超过24小时。

（3）正确喂哺的步骤

①冲好奶后，将奶瓶倒置，检查奶的流速，以每秒钟流出2～3滴为宜。

②倒几滴在手腕内侧上，检查奶的温度，以微温为宜。

③将瓶盖松开少许，当婴儿吸奶时，空气可进入瓶里，奶瓶不会瘪。

④在安静的环境中抱起婴儿斜靠在自己臂弯中，将奶头轻触婴儿嘴角，当婴儿张嘴时将奶头放入婴儿口中，使其深深含住奶嘴。

⑤喂奶时，应将奶瓶倾斜，使奶嘴部分充满奶液，以防婴儿吸入过多空气导致溢奶，每次喂哺时间在15分钟左右。

⑥喂完奶后将婴儿抱直，伏在成人肩上，成人手掌弓起呈杯状，以适当的力度由背中部往上拍，帮助婴儿打嗝，将胃中气体排出，防止吐奶。

（4）正确清洁奶具

①清洗：用奶瓶刷充分刷洗奶瓶内、瓶颈和螺旋处，奶嘴也要细心清洗干净，清洗时注意检查奶嘴的完好性，如有破损及时更换。

②消毒：准备一个不锈钢的专用煮锅，里面装满冷水，水的深度要能完全覆盖所有已经清洗过的奶具。如果是玻璃的奶瓶，可与冷水一起放入锅中，等水烧开5～10分钟后再放入奶嘴、瓶盖等塑胶制品，盖上锅盖再煮3～5分钟后关火，等水稍凉后，用消毒过的奶瓶夹取出奶嘴、瓶盖，待干了之后再套回奶瓶上备用。若是塑胶的奶瓶，则要等水烧开之后，再将奶瓶、奶嘴、奶瓶盖一起放入锅中消毒，约煮3～5分钟即可，最后以消毒过的奶瓶夹夹起所有的奶具，并置于干净通风处倒扣沥干。

如有蒸汽锅可将清洗过的奶具放入锅中自动消毒，完成后将奶瓶倒扣沥干，放置通风、干净处盖上纱布或盖子备用。

（三）混合喂养

1. 混合喂养的概念

当母乳不能满足婴儿需要时，增加一些代乳品的喂养方式称为混合喂养。

对于 6 个月以下，特别是 0~4 个月的婴幼儿，混合喂养比完全不吃母乳的人工喂养要好。虽然母乳不足，也仍应坚持按时给婴幼儿喂奶，让婴幼儿吸空乳汁，这样有利于刺激乳汁的分泌。

混合喂养用以补充或替代母乳的食品与人工喂养相同，6 个月内以乳类为主，保证优质蛋白质的供给，6 个月后除乳类外可补充豆类和谷类食品。

2. 混合喂养的方法

（1）坚持母乳优先的原则，要先吃母乳，每天按时坚持母乳喂养，每天不少于 3 次，哺乳时间为 10~20 分钟；每次要吸空两侧乳房，再增加配方奶粉补充。

（2）母亲因上班不能及时喂哺婴儿时，要把乳汁及时挤出，挤到带盖的消毒瓶内并进行冷藏，喂前要隔水加热。

（3）喂牛奶时要少加糖，婴儿喜甜后会拒食母乳。

（4）最好用小匙、小杯或滴管给婴儿喂奶，保留婴儿对吸吮乳头的好感。

（5）牛奶、牛奶粉都是较好的代乳品。羊奶缺少叶酸，喂羊奶时要注意补充叶酸（辅食中要加菜泥）。

（6）不适合做代乳品的有甜炼乳、糕干粉、乳儿糕等，因为以米、面和糖为主要成分的食品缺乏优质蛋白质。

三、婴幼儿辅食添加

（一）添加辅食的时间掌握

从出生后 4~6 个月就应该有计划地为婴儿添加辅食，以满足婴儿对热能和各种营养素的需求。4 个月前增加辅食对婴幼儿生长并无益处，相反还容易增加胃肠道感染及食物过敏的危险，但也不宜迟于 6 个月，以免婴幼儿营养不良。另外，因婴幼儿个体差异，开始添加辅食并没有一个严格的时间规定。一般有下列情形时可以开始添加辅食：婴幼儿体重已达到出生时的 2 倍；婴幼儿在吃完约 250ml 奶后不到 4 小时又饿了；婴幼儿可以坐起来了；婴幼儿在 24 小时内能吃完 1000ml 或以上的奶；婴幼儿月龄达 6 个月。

添加辅食并不需要终止哺乳。

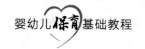

（二）婴幼儿食物的种类

1. 粮食类

粮食包括粗粮和细粮，主要提供碳水化合物、少量植物蛋白质、膳食纤维及 B 族维生素。其中，粗粮中的燕麦片、荞麦面、玉米面、小米等含纤维素较多。碳水化合物提供的热能应达到每天总热能的 50%，所以粮食被称为主食。粮食供应充足，可以保证蛋白质的充分吸收和利用。

2. 蔬菜、水果类

包括鲜果类、根茎类和叶菜类。蔬菜可分为深、浅两种颜色，浅色菜属碱性食物，主要提供胡萝卜素、膳食纤维及各种维生素；深色菜含有钙、铁等矿物质，但钙的吸收率较低。食用蔬菜应做到深、浅搭配。

3. 动物性食物及豆类

动物性食物包括鱼、肉、禽、蛋等。动物性食物主要提供优质蛋白质、脂肪、铁、锌、维生素等主要营养素，属于酸性食物。这类食物不含膳食纤维及维生素 C，且含钙量低。

豆类及豆制品所含蛋白质含量高、质量好，其营养价值接近于动物性蛋白质，是最好的植物蛋白。豆类所含的脂肪以大豆为最高，可达 18%，因而可作食用油的原料，其他豆类含脂肪较少。豆类还含有丰富的糖和 B 族维生素，富含钙、磷、铁、钾、镁等无机盐，是膳食中难得的高钾、高镁、低钠食品。

4. 奶类及奶制品

奶类及奶制品易消化吸收，主要提供优质蛋白质和丰富的钙及维生素。

5. 食油、食糖及盐

前两者单纯提供热能，无其他营养素，饮食时必须有，但不能太多。脂肪、甜食摄入过多易产生肥胖。盐的供给量（包括酱油等的含盐量）以 1~2 岁婴幼儿 0.8~1.5克/日，2~6 岁的婴幼儿 2.5~3.5 克/日较为合适。

婴儿的食物品种要多，可使食物之中的各种营养素相互补充，每天至少选择 10 种以上食物。

（三）添加辅食的原则

1. 从少到多，从稀到稠，从细到粗

如蛋黄可以从 1/4 个开始，逐渐增加到 1/2 个，以后再增加到 1 个。同样，先喂米汤，再喂稀粥、稠粥到烂饭。蔬菜则先喂菜泥，再喂碎菜。

2. 习惯一种后再添加另一种

新食物要一样一样地添加，每一种食物需要试吃 4~5 天，试吃期间无厌食、过敏、腹泻等情况，则可再试另一种食物。这样除了能了解婴幼儿是否能耐受这种食物外也能确定何种食物会引起过敏。

3. 在婴幼儿健康时添加

婴幼儿患病时食欲常减退，消化能力也有所下降，此时添加新食物，常使婴幼儿不能适应。

4. 辅食不可替代乳类

有的妈妈认为婴幼儿既然已经可以吃辅食了，从 6 个月就开始减少婴幼儿对母乳或其他代乳类的摄入，这是错误的。这时婴幼儿仍应以母乳或牛奶为主食，辅食只能作为一种补充食品，否则会影响健康成长。

5. 当婴幼儿熟悉一种食物后仍要保持进食的频率

如当婴幼儿习惯蛋黄后又添加了菜泥和鱼泥，但蛋黄仍要经常吃。

6. 辅食的味道要清淡

婴幼儿不宜食用过量糖、盐和化学添加剂，婴幼儿饮食一般不主张使用味精。

7. 要坚持试喂

当婴幼儿开始吃一种新食物时，会本能地用舌头将食物推出或恶心，这并不表示婴幼儿不喜欢吃，而只是他自身的一种保护动作，因此，只要经常坚持喂，待婴幼儿熟悉后就会接受。

8. 要用小匙喂

因为添加辅食的同时，也是在训练婴幼儿用匙、吞咽和咀嚼的能力。尤其是纯米粉类，不应与奶粉调配后放在奶瓶中让婴幼儿吸吮，而应用小匙喂食。小匙应适合婴幼儿口形，并采用比较浅、平的小匙。

（四）添加辅食的顺序

辅食添加顺序见表 3-1。

表 3-1　　　　　　　　　辅食添加顺序

月龄	添加的辅食	主要供给的营养素
4~6	米糊、婴儿米粉、烂粥等	能量（用匙喂）
	蛋黄、鱼泥、动物血	蛋白质、铁、钙和各种维生素
	菜泥、水果泥	各种维生素、矿物质和纤维素

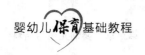

月龄	添加的辅食	主要供给的营养素
7~9	粥、烂面条、面包、烤馒头片、饼干	能量（训练咀嚼功能）
	鱼、全蛋、肝泥、肉末、豆制品	蛋白质，铁、锌等矿物质和维生素
	菜泥、水果泥	各种维生素、矿物质和纤维素
10~12	厚粥、软饭、挂面、馒头、面包	能量
	鱼、全蛋、碎肉、碎肝、豆制品、油	蛋白质，铁、锌等矿物质和维生素
	碎菜、水果	各种维生素、矿物质和纤维素

（五）辅食的制作

1. 泥糊状食物

（1）添加泥糊状食物的重要性

①生长发育潜能的最大限度发挥有赖于不同食物阶段充分的营养供应，婴幼儿出生后4~6个月应开始有计划地为其添加泥糊状食物，以满足其生长发育对热能和各种营养素的需要。

②吸吮、吞咽是婴幼儿天生就会的生理功能，但咀嚼功能发育需要适时地生理刺激，在换乳期及时添加泥糊状食物是促进咀嚼功能发育的适宜刺激。延迟添加或不添加泥糊状食物，会造成婴幼儿咀嚼功能低下，不能摄取更多的营养，致使营养不良。

③泥糊状食物扩大了婴儿味觉感受的范围，可以为断奶和养成不挑食、不偏食、不拒食等良好习惯和均衡膳食打下基础。

④咀嚼功能发育完善对婴儿语言能力的发育有直接的影响。如果换乳期泥糊状食物添加不及时或不科学，会对婴幼儿语言发育、认知能力和智商发展产生障碍。

（2）几种泥糊状食物的制作方法

①蛋黄泥：将鸡蛋放入冷水中煮，水开后煮5分钟，取出蛋黄，直接用少量水或米汤或熟牛奶把蛋黄捣成泥状，用小勺喂食。

②蛋黄粥：将2匙大米洗净，加水120毫升，浸泡1~2小时，用微火煮40~50分钟，再把适量蛋黄捣碎后加入粥锅内，再煮10分钟左右即可食用，适用于5个月左右的婴儿喂养。

③肝泥：将肝清洗干净，把肝横剖开，用刀刮出红色泥状物，加上少量酒和葱段、姜块，隔水蒸熟，取出压碎，加入菜泥、土豆泥、胡萝卜泥或豆腐，一起喂婴幼儿。

④菜汤和菜泥：将蔬菜（菠菜、白菜或莴苣叶）洗净切碎加适量的盐和水煮沸15

分钟左右，上层清的就是菜汤；将菜捣成泥状，将粗纤维渣去除就是菜泥，可直接喂食。

2. 固体食物

（1）添加固体食物的可能性和重要性

①婴幼儿6个月以后，其口腔唾液淀粉酶的分泌功能日益完善，神经系统和肌肉控制等能力发育也较为成熟，而且舌头的排解反应消失，可以掌握吞咽动作，消化能力增强，已能吃一些固体食物。

②在乳牙萌出逐渐增多时添加固体食物，可以训练婴幼儿的咀嚼动作和咀嚼能力，刺激唾液分泌，促进牙齿生长。

③婴幼儿从吸吮乳汁到用碗、勺吃半流质食物，直到咀嚼固体食物，食物形式和饮食行为都在发生变化，这对提高婴幼儿食欲大有益处。

④由靠成人喂食过渡到学会自己吃饭，为婴幼儿提供掌握吃饭本领的机会，同时有利于养成良好的用餐习惯。

（2）婴儿添加固体食物的原则

从少到多，从稀到稠，从细到粗。

（3）婴儿固体食物的选择

包括谷类、肉类、鱼类、蛋类、蔬菜等多种食物。

（4）制作1~3岁婴儿固体食物的原则

膳食应以"软"、"烂"为主；菜和面点以"碎小"、"精巧"为主；烹制方法应采用"煨"、"煮"、"炖"的方式；食物由单项制作改为混合制作，以获得全面合理的营养。

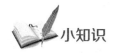小知识

烹制婴幼儿食物的方法和要求

婴幼儿在从以摄取乳制品为主向正常膳食的转化过程中，因受咀嚼功能和肠胃吸收功能的特殊性限制，与成人膳食有较大区别。婴幼儿膳食要有一定的科学性、规范性。

1. 选料

烹制食物时挑选原料要考虑易煮烂、易咀嚼、易消化、易溶解、营养分布广泛的品种。

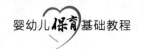

2. 清洗

清洗时应尽量减少营养素的流失。淘米时宜用冷水漂洗，切勿用力搓洗；煮粥时不加碱，不去米汤；发酵面团时，尽量采用鲜酵母，以降低面粉中的植酸，有利于钙和铁的吸收；洗涤叶类菜时要以浸泡、漂洗为主，减少搓揉的力度，一般是先洗后切，减少水溶性维生素的流失；对鱼、虾等水产品类要充分漂洗，最大限度降低腥味。

3. 食物切配

食物切配要考虑婴幼儿口型小的特点，尽量切小、切细、切碎；对刚会吃正常饮食的婴幼儿可切成末，制成菜泥、肉茸；3 岁以下婴幼儿吃水产品时要去骨去刺，最好不吃整豆、玉米粒、花生等，防止异物吸入；婴幼儿尽量不吃醋腌制品和咸菜。

4. 烹调

烹调方法以炒、煮、蒸、焖、烩、煨等为主，炸、煎、烤尽量不用或少用。例如，荤菜上浆挂糊，保持食物鲜嫩及减少营养素的损失；急火快炒蔬菜，可保留维生素 C 的 60% ~70%，胡萝卜素的 76% ~94%；肉菜合炒，肉中的谷胱甘肽可保护蔬菜中的维生素 C 减少氧化，促进胡萝卜素的吸收。

（5）适合 3 岁前婴儿食用的固体食物的种类

蛋黄、米粥、菜末、水果丁、鱼糜等。

（六）辅食的喂食

1. 喂食方法

（1）准备少量的食物。

（2）用微笑的表情和鼓励的话语和婴幼儿交流，让婴幼儿愉悦进食。

（3）婴幼儿稳定地坐在专门的婴儿椅或是成人的大腿上。

（4）用婴幼儿专用勺子把少量的食物放在婴幼儿嘴唇之间，不要将勺子用力往婴幼儿嘴里塞。

（5）每喂一勺，应给婴幼儿留下足够的咀嚼和吞咽时间。

（6）把头转开、闭上嘴巴或移开身子，是婴幼儿吃饱了的表现。

2. 帮助婴幼儿接受新食物的技巧

（1）增加的新食物的量要少，要在婴儿精神良好或饥饿时喂食。

（2）把新增食物同婴儿熟悉的食物搭配在一起吃。

（3）把一种新食物烹调制成多种菜肴或婴幼儿喜欢食用的某类食物，如饺子、包子等。

（4）调整新食物的色、香、味、形，诱发食欲，保持婴幼儿对食物的兴趣。

（5）在喂食过程中，成人可以边谈论新食物边咀嚼新食物，作出兴致很高的表情，刺激婴幼儿的食欲。

3. 培养婴幼儿良好的进餐习惯

（1）保证婴幼儿有规律地进餐。婴幼儿一天的进餐次数和时间要有规律，每到吃饭时间，就应喂食，但不必强迫，吃得好时应给予表扬，养成婴幼儿定时进餐的习惯。

（2）培养婴幼儿良好的卫生习惯。饭前洗手、洗脸、围上围嘴，桌面干净，就餐地点固定，就餐时不和其逗笑，不让其哭闹，不分散其注意力。

（3）训练婴幼儿使用餐具。让婴幼儿自己握水杯喝水、喝奶，自己用手拿饼干吃，训练正确的握匙姿势和用匙盛饭方法。

（4）避免婴幼儿挑食、偏食。米饭、面食、蔬菜、鱼、肉、水果都能吃，鼓励婴幼儿多咀嚼，每餐都要干、稀搭配。

（七）婴幼儿饮食注意事项

在饭前不要让婴儿吃零食；不宜吃汤泡饭；不要用水果代替蔬菜；膳食尽量清淡，不要过油、过生、过硬、过咸、过浓。

第二节　婴幼儿饮水

一、婴幼儿饮水的基本知识

（一）水在人生命中的地位

水是生命的源泉，是人体第一需要的营养素，具有极为重要的生理功能。它可以调节体温，促进体内新陈代谢，人体的消化、吸收和排泄都离不开水。

（二）人体内水的含量与人年龄的关系

水是细胞的主要成分，年龄越小，体内的脂肪组织越少，水分的比例越大。新生儿体液总量占体重的80%，1个月~1岁的婴儿体液总量占其体重的70%，2~14岁儿童体液总量占其体重的65%。

（三）健康婴儿每天正常对水的需要量

健康婴儿每天水的消耗为体重的10%~15%。1岁左右的婴儿每天总需水量为

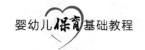

1150～1300ml，2岁左右的婴儿每天总需水量为1350～1500ml，4岁左右儿童每天总需水量为1600～1800ml。

（四）婴幼儿理想饮用水的标准

喝水是生存的需要，婴幼儿理想的"水源"应该是符合卫生要求、充足、廉价的白开水。饮料里面含有大量的糖分和较多的电解质，喝下去会长时间滞留，对胃部产生不良刺激，可造成婴幼儿腹泻，并增加患龋齿的危险性。过量饮用饮料还可影响其他营养成分的摄入，最终导致婴儿生长发育迟滞。因此，婴幼儿理想的饮用水应以白开水为主。

（五）适宜婴幼儿喝的白开水的温度

为婴幼儿准备温度适宜的温白开水，温度为35℃～40℃。

（六）为婴幼儿自制辅助汤料饮料的种类

婴幼儿饮水以白开水为主，可以辅助一些自制饮料，如绿豆汤、酸梅汤、果汁、菜水等。但是"汤"和"汁"都不能代替白开水。

二、给婴儿喂水方法的种类

游戏喂水法、模仿喂水法、奖励喂水法、观察喂水法、随机喂水法都是常用的给婴儿喂水的方法。

（一）游戏喂水法

4个月以后的婴儿已经有萌牙的先兆，牙床发痒是正常的生理现象，可以用奶瓶刺激婴儿的牙床进行左右里外摩擦，同时与婴儿做表情和语言的沟通。

（二）模仿喂水法

1岁内的婴儿，可采取大人喝一口、婴儿喝一口的方法来提高婴儿喝水的兴趣。

（三）奖励喂水法

1岁半左右的婴幼儿，可以采取与家人做游戏的方式，把喝水当作一种奖励。

（四）观察喂水法

看一看，婴儿的舌苔厚、眼屎多与缺水有关；闻一闻，婴儿的小便有异味、大便过干、过臭与缺水有关；动一动，让婴儿多运动，适当消耗体力之后再喂水。

（五）随机喂水法

喂水要少而勤，不一定按"顿"喂。

三、识别婴幼儿脱水的方法

（一）婴幼儿脱水的知识和识别方法

1. 决定婴幼儿需要水量的因素

婴幼儿所需要的水量，决定于体内新陈代谢和机体对热量的需要。婴幼儿机体的每一生命过程都需要水：如果体内缺水，婴幼儿就会口渴；而体内水分过多，则会引起水肿。

2. 影响婴幼儿饮水量的其他因素

健康婴儿饮水量的多少，是由机体对水的需要量决定的。但在某些特殊的情况下，水的需要量就会增加。如天气炎热时婴儿出汗过多、发高烧吃退烧药后大汗淋漓、饮食过咸等。

3. 婴幼儿脱水的识别

一旦小儿出现脱水，常表现为口渴、体重减轻、精神萎靡、皮肤弹性减退、前囟门和眼眶下陷、口唇等黏膜干燥、腹部凹陷、脉搏增快、血压下降和尿量减少。另外，某些夏季出生的新生儿在出生后的最初几天内突发高热（热度可达39℃~40℃），也可能是摄食水分不足或者是乳液中蛋白质过高（喂奶粉或牛奶的婴儿多见）所造成的"脱水热"。

（二）脱水的概念

脱水是指液体总量尤其是细胞外液量的减少，由水分摄入不足而丧失量过多引起。脱水时尚有钠、钾和其他电解质的丢失。

（三）评定婴幼儿脱水的标准

1. 婴儿轻度脱水的症状表现

婴儿轻度脱水时失水量约为体重的5%（50ml/kg）。患儿精神稍差，略有烦躁不安，皮肤干燥，弹性尚可；眼窝和前囟稍有凹陷，哭时有泪；口唇略干，尿量稍减少。

2. 婴儿中度脱水的症状表现

婴儿中度脱水时失水量为体重的5%~10%（50~100ml/kg）。患儿精神萎靡，表

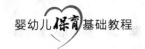

情淡漠，昏睡甚至昏迷；皮肤发灰或有花纹，干燥，弹性极差；眼窝和前囟深陷，两眼凝视，哭时无泪；口唇过度干燥，因水容量极度减少而出现休克症状，如心音低钝、脉细速、血压下降、四肢厥冷；尿量极少或无尿。

3. 婴儿重度脱水的症状表现

婴儿重度脱水时失水量约为体重的10%以上（100～200ml/kg）。患儿呈重病容，精神极度萎靡，表情淡漠，昏睡甚至昏迷；皮肤发灰或有花纹，干燥，弹性极差；眼窝和前囟深陷，两眼凝视，哭时无泪；口唇过度干燥，因水容量极度减少而出现休克症状，如心音低钝、脉细速、血压下降、四肢厥冷；尿量极少或无尿。

四、婴幼儿饮水的注意事项

（1）不要只喝矿泉水，尽量少喝或不喝饮料，不喝冰水。

（2）用杯子或勺子喂水时应注意婴儿情绪，避免在哭和笑时进行。

（3）新生儿不能喂过甜的水，以免加快肠蠕动的速度或产生抑制作用。

（4）不要把"渴"当"饥"、"水少火旺"，如果吃得多、喝得少，会导致婴儿生病。

（5）根据婴幼儿水的需要量增加饮水量，培养婴幼儿科学饮水的习惯。

（6）饭前不要给婴幼儿喂水，以免影响食欲，稀释胃液不利于食物消化。

（7）婴幼儿还不能完全自主控制排尿，睡前不要给婴幼儿喂水，以免尿床影响睡眠。

（8）发现脱水现象及时送医院进行诊断，不要轻易自己处理。

第三节　睡眠、二便与三浴

一、婴幼儿睡眠

（一）婴幼儿睡眠基础知识

1. 睡眠的功能

睡眠是大脑皮层以及皮下中枢广泛处于抑制过程的一种生理状态，在睡眠时各器官组织减少代谢活动，重新储存能量和物质，以便继续生命活动。研究发现，脑细胞的发育完善过程主要是在睡眠中进行，因此睡眠有助于婴幼儿的脑发育，有助于记忆力的增强。而且，睡眠时生长激素达到分泌高峰，因此充分的睡眠能够促进婴幼儿身高的增长。

2. 不同年龄的婴儿睡眠次数的掌握

2~6个月婴幼儿每日睡 3~4 次；7~12 个月婴幼儿每日睡 2~3 次；1~3 岁婴幼儿每日睡 1~2 次。

3. 不同年龄婴幼儿睡眠时间的掌握

新生儿每日睡眠时间可达 16~20 小时；2~6 个月婴幼儿睡 14~18 个小时；7~12 个月婴幼儿每日睡 13~15 个小时；1~3 岁婴幼儿每日睡 12~13 个小时。

（二）影响婴幼儿睡眠的因素及应对策略

1. 睡前精神过度兴奋

如婴幼儿玩耍时间过长，十分疲劳，或曾受惊吓，情绪焦虑、恐惧、精神紧张等，会导致大脑皮层过度兴奋，不易受到抑制，致使不易入睡，多哭闹，甚至做噩梦，不能好好睡眠。一般在入睡前不要安排活动，以免婴幼儿过分兴奋，可以用音乐、故事等引导婴幼儿平静进入睡眠。

2. 身体不适

穿过厚、过紧的衣服，或盖过厚的被子，会妨碍婴幼儿自由活动、翻身。室内过热过冷也会使婴幼儿感到身体不适，影响睡眠。一般要让婴幼儿穿着贴身的棉质睡衣，被子保暖即可，室温控制在 20℃~23℃。

3. 睡前进食

腹胀难受会刺激大脑，出现睡眠不安；如果晚饭吃得太少，饥饿感也会影响睡眠。如果婴幼儿饮食正常，食欲不减，不需要在夜间加餐。

4. 睡眠姿势不适

睡眠姿势一般可随婴幼儿自由选择，但以仰卧稍右侧为佳。如姿势不舒服，手脚受压时间过长，或胸部受压，呼吸不畅，也可使婴幼儿醒来哭闹。发现这些情况时，可轻轻调整姿势，恢复睡眠。

5. 膀胱胀欲排尿

睡前必须让婴幼儿小便一次，排空膀胱。1 岁以后婴幼儿膀胱容量增大，睡眠时可不唤起小便。睡前不要给婴幼儿喝太多的水。

6. 睡眠环境改变，生活规律破坏

如住房迁移、卧室改动、抚育人变换或外出等，婴幼儿平时生活规律发生变动，均可使睡眠发生障碍。周围环境和生活节奏改变常常是扰乱婴幼儿睡眠的因素，要引起足够的重视。

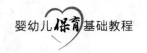

7. 疾病影响

婴幼儿患病引起发热、鼻塞、呼吸不畅、腹泻等都可引起婴幼儿睡眠时哭闹不安，睡眠时打鼾的婴幼儿可发生睡眠呼吸暂停综合征，也常使婴幼儿睡不安宁。

（三）营造适宜婴幼儿睡眠的条件

（1）卧室的环境要安静；室内的灯光暗一些，窗帘的颜色不宜过深；开窗通风，保证室内的空气新鲜。

（2）为婴儿选择一个适宜的床。床的软硬度应适中，最好是木板床，以保证婴儿脊柱的正常发育。

（3）睡前将婴儿的脸、脚和臀部洗干净，并用清水或淡茶水漱口。排一次尿，换上宽松、柔软的睡衣。

（4）注意婴幼儿的睡姿、脸色，注意被子是否捂住口鼻造成窒息，避免意外的发生。对容易惊哭、尿床和体弱的婴幼儿应加强观察，适时给予照料。如在体弱、多汗的婴幼儿背部垫上汗巾，等出汗后及时更换。

（四）判断婴儿睡眠充足的标准

（1）清晨自动醒来，精神状态良好。

（2）精力充沛，活泼好动，食欲正常。

（3）体重、身高能够按正常的生长速率增长。

（五）护理婴儿睡眠的注意事项

1. 合理安排睡眠

按婴幼儿的月龄，合理安排婴幼儿睡眠的时间和次数（见表3-2）。

表3-2　　　　　　　　不同年龄婴幼儿的睡眠次数和时间

年龄	白天睡眠（次数）	每次时间（小时）	夜间睡眠（小时）	合计（小时）
初生	每日16~20个睡眠周期，每个周期0.5~1个小时			20
1~3个月	4	1.5~2	10	18~20
4~6个月	3~4	1.5~2	10	16~18
7~9个月	3	2	10	15~16
10~12个月	2~3	2	10	14~15
1~3岁	1~2	1.5	10	12~13

2. 规律睡眠

养成和保持早睡早起的习惯。按时入睡，醒即起床；掌握好白天和夜间的睡眠时间，合理安排日间小睡，不要任其自然，想睡到什么时候就什么时候，或睡醒后不起床，在床上玩，或该睡觉时不睡。起床时可通过把尿、放音乐等方式将婴幼儿唤醒。经过一段时间后，婴幼儿会定时自然醒来。

3. 预防和纠正不良的睡眠习惯

让婴幼儿在床上自然入睡，不应使用摇、拍、抱等方式哄婴幼儿入睡。注意预防和纠正吃手、咬被角等不良的睡眠习惯。

二、婴幼儿二便

(一) 婴幼儿大小便的特点

1 岁以内的婴儿还不能把排泄大小便的生理现象与自己的内部感觉结合起来，所以不能有效地控制大小便。3 岁左右的婴幼儿能够有意识地控制肠道和膀胱肌肉，排泄大小便的控制能力逐步增强，这是婴幼儿生理逐步成熟的一个明显标志。婴幼儿粪便的次数和性质常反映着胃肠道的生理与病理状态，所以观察粪便非常重要。

1. 婴幼儿大便

（1）胎便

新生儿多数在出生 24 小时内排胎便，胎便呈墨绿色，略带黏液。它是由脱落的上皮细胞、浓缩的消化液及胎儿期吞入的羊水组成的，一般 2～3 日排尽。

（2）母乳喂养婴幼儿的粪便

未加辅食的母乳喂养儿的大便呈黄色或金黄色，呈软膏样，均匀一致，没有臭味，有时会出现稀薄，微带绿色，每天排便 2～4 次；加辅食后大便次数可减少；1 周岁后大便次数即可减至一天一次。

（3）人工喂养婴幼儿的粪便

人工喂养儿的大便颜色土黄，略干，质较硬，略有酸臭味，有时便内易见酪蛋白凝块，每天大便 1～2 次，个别的隔天一次。

2. 婴幼儿小便

（1）正常尿量

新生儿大多数出生后 24 小时内排尿。出生后头几天因摄入少，每天排尿 4～5 次，随着哺乳摄入量的增多，尿量增多，出生后 4～8 天平均约为 200ml，满月后可达 250～450ml，满 2 岁时可达 700～750ml。尿量的多少取决于摄取水分的多少和周围气温的

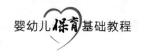

高低。

（2）排尿次数

一般是吃乳次数的 3 倍，1 天约 15 次，随着月龄的增加逐步减少。大致出生后 1 个月时 1 天约 24 次，3~6 个月时约 20 次，6~12 个月时为 15~16 次，1~2 岁时约 12 次，2~3 岁时约 10 次。

（3）排尿颜色与气味

出生后几天内，新生儿的尿量都很少，呈浓黄色，显得浑浊，表明含有蛋白质。1 个月后，尿液为淡黄色，无味。如果婴幼儿水分摄取得少，或天热流汗多，会出现尿量减少、尿色发黄的现象。另外，如果服用了含有维生素 B_2 的药剂，也会致使尿色发黄。在冬天时，有的婴幼儿小便发白，可能是因为尿中草酸钙和磷酸钙的结晶含量特别多，平时多喝些水就可以了。

（二）辨别婴幼儿大小便异常的方法

1. 识别婴幼儿小便异常

（1）小便次数较多，每次尿量少，小便时哭闹疼痛，提示可能尿道有炎症。

（2）小便金黄色或橘黄色，可能受维生素 B_2、黄连素、痢特灵等药物的影响。

（3）小便啤酒色或尿色发红，为血尿，多见于肾炎。1 岁以内的婴儿较为少见。

（4）小便棕黄色或浓茶色，摇晃时黄色沾在便盆上，泡沫也发黄，多见于黄疸型肝炎。

（5）小便乳白混浊，如加热后变清则为正常现象，加热后变得更混浊则不正常。

（6）小便放置片刻有白色沉淀，如果孩子一切正常，尿检查除盐类结晶外无其他异常，则不属病态，多喝水，少吃蔬菜、水果等含无机盐多的食物，沉淀即可消失。

2. 观察婴幼儿大便异常

若粪便臭味加浓，表示蛋白质过多；泡沫多的粪便，表示碳水化合物消化不良，发酵发酸；粪便外观呈奶油状，多为脂肪消化不良；如大便呈绿色，可能受凉或饥饿；如大便呈灰白色，多为肠道阻塞；如大便呈黑色，则为肠道上部出血或因服用铁剂等药物所致，要加以鉴别；如大便中带有血丝，多由于大便干燥、肛门破裂、直肠息肉等所致；若是脓血便，则可考虑肠道感染或细菌性痢疾。

3. 处理婴幼儿便秘和腹泻的方法

（1）婴幼儿便秘的表现

便秘表现为排便次数减少，粪便坚硬。排便次数减少是指每三四天才有一次大便，坚硬是指排便时引起疼痛或不适。如果排便很费力并引起不适，应该去医院看医生，不要擅自给婴儿服用泻药。

（2）婴幼儿便秘的原因

有的是由吃得少或是经常呕吐，胃里面的食物减少造成的；有的是吃一段时间的母乳后加牛奶，受其中钙质影响造成的；有的是由喝水太少造成的。

（3）婴幼儿便秘的预防

按规定给婴儿喝足水，可用白菜、胡萝卜、菠菜煮水；喝一点米汤；在饮水或吃辅助食物时加一些李子汁效果会更好；饮食中要保持足够的水分，按照每千克体重摄入110~120ml的水分来安排饮食；多给婴儿吃新鲜水果、蔬菜、全麦面包、粗粮，在食品中加上一些碳水化合物、根类和绿色蔬菜可以防止便秘。如果婴儿由于体验过排便疼痛或不适应，憋着不愿意排便，应帮助婴儿养成定时排便的好习惯。生病发烧的婴儿，病愈后会有几天便秘，属于正常现象：一是进食太少，排出的废物不多；二是由于发热，出汗引起水分大量丧失，身体吸收粪便中的水分造成大便干燥。这种便秘无须治疗，只要能够吃正常的食物就会恢复正常。

婴儿发生腹泻后，如果正在进行母乳喂养，可以继续喂下去，母乳喂养可以自然消除腹泻；如果是采用牛奶喂养，则应将牛奶作半倍的稀释，即以同样的水加入通常量一半的奶粉；如果腹泻严重，要喝口服补液，喝稀粥、米汤、温开水，防止婴儿失去水分过多。要给腹泻的婴儿继续吃东西，食物可以帮助停止腹泻。最理想的食物是温和、好消化的饭菜，如奶样的食品，煮苹果、稀粥、蔬菜末、土豆末、瘦肉、鸡蛋等。开始时，吃正常量的1/3~1/2，第二天吃正常量的1/2~2/3，第三天吃正常量。

（三）婴幼儿大小便的照料方法

1. 合理使用一次性纸尿裤

一次性纸尿裤具有大小便不渗漏、吸水性强等优点，因而使用起来比较方便，但使用时有一些应注意的问题：一是使用时间不易长，否则会造成婴儿随意排尿的习惯；二是换的次数要多，否则尿液和汗液会刺激皮肤，使婴儿臀部发红、表皮破损，继发尿布皮炎；三是一次性纸尿裤的裤裆比较宽厚，会使婴幼儿的髋关节活动受到限制，影响动作，最好白天使用一般尿布，晚上使用一次性纸尿裤；四是纸尿裤要选择合适的尺码，不能过大或过小。

2. 尿布的选择和使用

尿布应选择柔软、透气性好、浅颜色的纯棉布类，撕成75cm见方大小，煮沸10分钟晒干后再用。使用时叠成三角形或长方形。婴幼儿最初的几个月，因为膀胱容量小，会经常尿湿尿布（一天要换10~15次尿布），所以应该给婴幼儿准备30~40块尿布。使用过的尿布，必须烫洗后再使用，并定期煮沸消毒。

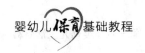

3. 更换尿裤（尿布）的方法

换新尿布时要注意室内温度，动作迅速、熟练，以免婴幼儿感冒。成人需要清洁双手，做好准备，把毯子、尿布等放在伸手可及的地方。要注意舒适、安全，可以把柔软、温暖、防水的垫子放在床上或地板上为婴幼儿换尿布，防止婴幼儿翻滚和扭动。为1岁左右的婴幼儿换尿布，可以准备一些玩具或图书来分散其注意力。

具体做法：一只手抬起婴幼儿的双脚，用湿毛巾从前向后直接把臀部擦洗干净，换去脏的尿布，再擦上护臀膏，换上干净尿布，尿布上缘一定不要覆盖脐部。一次性纸尿裤应紧贴婴幼儿的腰部和腿部，夹在两腿中间。注意男女婴不同的生理结构，给予不同的护理。对于男婴，注意清洗阴囊背面、外生殖器和两者的结合部，男婴的尿布前部容易尿湿，所以前部应垫得厚一些；对于女婴，阴唇内侧容易积留大便，应轻轻将其撑开、擦净，擦拭时，要从前向后擦，女婴的背后容易被尿湿，所以背后应垫得厚一些。

（四）培养婴幼儿良好的大小便习惯

（1）婴幼儿2~3个月大时，成人就可采取一定的姿势，发"嘘嘘"声把尿，发"嗯嗯"声把大便，帮助婴幼儿慢慢形成条件反射；9个月大的婴幼儿可培养坐盆排便，成人扶着婴幼儿用"嗯嗯"声促使其排便，排完即起，坐盆时间不超过5分钟；1岁以后能表示大小便需求，听见"嗯嗯"声就知道朝便盆方向走去，并能坐在便盆上；19个月以后要学习控制大小便；2岁以后培养婴幼儿主动如厕。

（2）运用婴幼儿喜欢模仿的特点，由成人作出示范动作或凭经验抓准婴幼儿"二便"的间隔时间，提前几分钟进行提醒。

（3）使用专为婴幼儿设计的便盆并将其放在固定的地方，便盆要干净，大小合适，坐盆时不要让婴幼儿玩玩具或吃东西。

（4）养成定时排便的习惯，大便最好在早餐前进行，逐步培养婴幼儿一天一次大便的习惯。排尿一般在睡前、醒后，喂食前后，出门前后，不能太勤，如果间隔时间太短，会造成婴幼儿尿频。

（5）排便后，成人帮助婴幼儿擦净屁股，教婴幼儿洗净小手，养成良好的卫生习惯。

三、婴幼儿"三浴"

（一）"三浴"的基本概念

"三浴"包括水浴、空气浴、日光浴。三浴锻炼是婴幼儿保健最基本的方法，具有方便、实用、简单、易操作等特点，科学的三浴可以刺激皮肤，调整内脏的功能，增强婴幼儿的抵抗力。

（二）"三浴"的科学依据

（1）皮肤是人体感觉痛、温、触、压等刺激的感受器，除具备感觉功能外还有防御、排泄、调节体温和吸收功能，其制造维生素 D 的功能更是其他器官不可替代的。婴幼儿期皮肤薄嫩，适应外界能力差，需要加强锻炼，使之适应生长快、新陈代谢旺盛的身体特点。

（2）婴幼儿皮肤内血管丰富，有大量的神经末梢可以感知外界的各种刺激，应多带婴幼儿进行户外活动，利用空气、阳光和水进行"三浴"锻炼，增强其皮肤的抵抗力，使之适应自然环境的变化，减少疾病的发生。

（3）"三浴"可使婴幼儿在与空气、阳光的接触中增强呼吸道黏膜、皮肤及神经系统对寒冷刺激的适应能力。加上一定量的运动和游戏，可达到增加婴幼儿肺活量、促进血液循环、增进食欲、锻炼神经肌肉的协调性、改善体温调节的功能等目的。

（4）"三浴"可以提高婴幼儿神经和血管系统反应的灵敏度，增强体温调节功能，以适应气温变化，增强对寒冷的适应性。同时还可以增强皮肤的呼吸作用，从新鲜空气中吸入较多的氧气，抑制一些细菌的生长，防止感冒。

（三）三浴

1. 水浴

（1）水浴对婴幼儿的益处

水浴是通过温和的水的机械作用对身体进行刺激，达到锻炼的目的。水浴锻炼的好处是通过冷水刺激使皮肤血管收缩，锻炼血管收缩功能及体温中枢的调节功能，增强呼吸系统的功能。用温水擦身刺激比较温和，对体弱婴儿也可以采用。

（2）水浴的方法

①延时洗澡：1 岁以内的婴儿在正常的洗澡时间内可以延长 5 分钟左右，洗澡水温控制在38℃左右，延时不再继续加热水。

②冷水浴：水温保持在28℃左右，室内温度20℃～22℃，每次3～5分钟，洗完后立即用毛巾将婴幼儿包好，擦干并进行身体按摩，促进其血液循环，以防生病。

③游泳：夏季在室外游泳是三浴集于一体的最佳形式。

2. 日光浴

（1）日光浴对婴幼儿的益处

日光中的红外线可使人的血管扩张，血液循环加快，新陈代谢增强。紫外线有杀

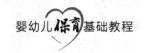

菌的作用，而且可以使皮肤内的 7 - 脱氢胆固醇转化为维生素 D，促进婴儿肌体内钙、磷代谢，预防和治疗佝偻病。经常接受日光照射的婴儿还可以减少情感障碍。

（2）日光浴的方法

①在暖和无风的日子里进行。

②婴幼儿要裸露皮肤，但要避免强烈阳光直射头部，要带上遮阳帽。

③夏天要防止阳光直射伤害眼睛，最好能选择树荫下。

④婴幼儿日光浴的时间：夏天适宜在 9：00～11：00 和 15：00～17：00 进行，日光浴时间以 3～15 分钟为宜；冬天可进行 5～10 分钟的日光浴。

3. 空气浴

（1）空气浴对婴幼儿的益处

利用空气进行锻炼可以不受地区、季节和物质条件的限制，简便易行而灵活。增加婴幼儿户外活动要到空气新鲜的环境和绿化较好的地方，利用气温与人体体温之间的差异形成刺激，反复作用后引起身体的适应。寒冷的空气可以使交感神经更趋于活跃，促进新陈代谢，增加呼吸系统的抗病能力。

（2）空气浴的方法

①空气浴适宜在气温 25℃ 以上的环境下，5～20 分钟不等。

②可根据婴幼儿不同的年龄和自身的状况进行。

③增强户外活动就是一种空气浴，但要到空气新鲜、环境绿化好的地方去。

第四节　婴幼儿卫生

婴幼儿卫生包括婴幼儿居室卫生、四具的消毒和个人卫生。

一、居室卫生

（一）保持婴幼儿居室良好卫生的意义

（1）给婴幼儿创造一个健康、快乐的环境，是对居室环境的基本要求。

（2）婴幼儿对外界环境刺激的适应性较低，对生活环境的有害物质比较敏感，家庭生活环境对婴幼儿身心健康的影响很大。

（3）空气清新可防感染。婴幼儿长期生活在空气污浊的环境中，会影响呼吸道的功能，降低身体抵抗力，甚至影响生长发育。

（二）保持居室卫生的方法

（1）经常通风。每天开窗通风 15～30 分钟，保持室内空气流通；外界温度越低，通风效果越好；冬季应避免门窗紧闭，坚持定时通风换气。

（2）注意绿化。在室内栽种一些绿色植物，可以调节空气温、湿度，灭毒杀菌，植物的叶子能够截留对人体有害的飘尘和细菌等颗粒物，起到净化空气的作用。

（3）定期扫除。尘土是病菌落脚的地点，是病菌的载体，室内空气清洁度与尘土的多少有密切关系；应使用湿布来清洁婴幼儿的居室，避免扬尘。

（4）保持适宜的温度和湿度。居室的温度、湿度过高或过低都会对婴儿健康产生不良影响；冬季居室的温度以 18℃～21℃ 为宜，夏季以 25℃ 为宜，相对湿度不高于70%。

（5）装修后的新居要充分通风、彻底干燥后再让婴儿入住（一般需要 3 个月左右）；居住后也应注意通风，采用室内绿化等措施，使污染降到最低限度。

（6）居室内最好不使用地毯，因为地毯不易清洗，容易藏纳污垢，是致病源和过敏源；另外，也不利于婴幼儿练习行走。

二、四具的消毒

婴幼儿四具包括婴幼儿使用的卧具、餐具、玩具和家具。

（一）卧具的清理方法

每周清洗及晾晒被褥一次；夏天每天擦洗席子；拆洗床上用品时，不随意抖动，防止污物漂开、落下；如果是被大小便污染过的被褥，应当先清除污物后再清洗，清洗时用温水浸泡，再使用适量肥皂清洗，过水漂清；每天用清洁的湿布擦拭婴儿床。

（二）餐具、奶具的消毒方法

1. 奶瓶的消毒方法

奶瓶在沸水中煮 10 分钟后取出，或放在微波炉中，用最高温加热 2 分钟，取出后放置在消毒碗柜中，盖上干净纱布备用。

2. 奶嘴的消毒方法

奶嘴在沸水中煮 3 分钟后取出，或放在微波炉中，用最高温加热 2 分钟，取出后放置在消毒碗柜中，盖上干净纱布备用。

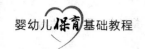

3. 碗筷的消毒方法

一般用流动自来水洗净。如果是消毒伤寒或细菌性痢疾患者的碗筷，则应煮沸 10 ~ 15 分钟，用清水洗净后再煮 5 分钟；如果是病毒性肝炎病患者的碗筷，则应煮沸 20 ~ 30 分钟，洗净后再煮 5 分钟。

（三）玩具的消毒方法

婴幼儿玩具必须是经国家有关部门检验合格的玩具，要定期对婴幼儿的玩具进行清洗和晾晒。

（四）家具的消毒方法

婴幼儿的手、口动作较多，自我控制能力较差，所以在婴幼儿活动范围内的家具每天都需要进行消毒和清洗。可以用干净的湿布擦拭灰尘，使用经国家有关部门检验合格的家具消毒剂进行消毒。

三、个人卫生

（一）保证婴幼儿个人卫生的作用

皮肤具有保护身体不受病毒入侵的屏障作用，还有调节体温、感受刺激、排泄废物等一系列重要功能。搞好婴幼儿个人卫生是保证婴幼儿皮肤正常功能的重要措施。

皮肤排出的汗液、皮脂及皮肤本身脱落的上皮细胞和周围环境中的尘土形成的污垢，是细菌生长繁殖的温床，还能堵塞毛孔，影响皮肤的排泄作用。

要经常为婴儿盥洗、清洁个人卫生，逐步培养婴儿良好的卫生习惯。

（二）婴幼儿个人卫生的清洁范围

脐带处理、乳痂处理、洗手、洗脸、指甲的修剪、牙齿的清洁、洗头、洗澡等。

（三）婴幼儿个人卫生的清洁方法

1. 脐带处理

新生儿的脐带残端宜保持清洁、干燥，残端未脱落前每日可用碘酒消毒，脱落后仍应保持局部干燥。如果脱落，上半身和下半身可分开洗或贴上保护贴洗澡，避免弄湿脐部。

2. 乳痂处理

新生儿头部皮脂腺分泌较旺盛，如不经常清洗，皮脂粘上空气中的尘土，会在头顶结成一层又黑又厚的痂皮，叫乳痂。已形成的乳痂可用熬熟后凉凉的食用植物油焖

24 小时，再用棉棒轻轻擦拭，不要硬揭，以免损伤皮肤引起感染。

3. **洗手**

较小的婴幼儿洗手时，可用大团的棉花擦婴幼儿的手指，把小指头轻轻地分开，擦净里面的污垢。

较大的婴幼儿洗手时，先把衣袖卷起，然后淋湿双手，擦点肥皂或洗手液，帮其轻轻揉搓，最后冲洗干净。

4. **洗脸**

（1）眼的清洁

用手拧干一支浸在温开水中的消毒棉签，由眼的内侧向外擦拭，然后换一支棉签擦拭另一只眼睛，最后用干净的柔软毛巾或纸巾擦干。

（2）耳的清洁

用拧干的小毛巾擦洗耳朵，注意只擦耳郭和耳朵背面（千万不要去擦耳朵孔里面），每只耳朵用一支干净的棉签拭干，同样不要用棉签擦拭耳朵孔里面。

（3）鼻腔的清洁

天气干燥或室内比较干燥时，有的婴幼儿会因鼻痂堵塞鼻腔而哭闹不安，此时可用消毒棉签饱蘸香油或温水后，滴一滴在婴幼儿鼻腔中，以软化鼻痂使鼻痂排出，有时也可以用温湿棉签轻轻拭卷婴幼儿鼻腔，把鼻痂卷出，棉签切不可过于深入。

5. **指甲的修剪**

新生儿因为指甲还没有完全长成，所以除非过长导致抓破皮肤，一般不需要修剪。满月后就该替婴幼儿剪指甲了。修剪时要注意：使用婴幼儿专用的指甲剪，否则容易使婴幼儿感染成人的疾病；为了安全起见，应该在婴幼儿入睡以后替他们修剪指甲；不要剪得太短太贴肉，指甲边缘要剪得圆滑，不能留有尖角，以免损伤皮肤引起感染；及时清除剪下的指甲屑，以免掉落在婴幼儿衣服上或身上，弄伤他们的皮肤。

6. **牙齿的清洁**

婴幼儿只有一两颗门牙的时候，可以用婴幼儿牙刷套在手指上，深入婴幼儿的口腔清洁牙齿。到婴幼儿 2 岁左右，可以给他们买专用牙刷让他们自己刷牙。

7. **洗头**

洗头时不要脱去婴幼儿的衣服，使婴幼儿仰卧在成人的左前臂上，左手扶住婴幼儿的头，左右拇指和中指从枕后把婴幼儿的两只耳朵的耳郭（耳朵软的地方）压在耳朵眼上，前臂托住婴幼儿的背和腰，用自己的肘臂弯和腰部夹住婴幼儿的下肢。右手用小毛巾把婴幼儿的头发淋湿，将少量婴幼儿洗发水倒在手心并揉出泡沫，涂抹在头发上，轻轻揉搓后用清水冲净，最后用干毛巾吸干头发，并用棉签擦拭耳朵孔（注意

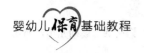

不要探入太深）。

8. 洗澡

（1）温度要求

室内温度保持在28℃左右，洗澡水温度应在38℃~42℃。

（2）频率和时间

夏天要天天洗，冬天每星期洗2~3次。

洗澡时间不宜安排在进餐前后。饥饿时洗澡可诱发婴幼儿低血糖，饭后洗澡前身表皮血管被温水刺激而扩张，较多血液流向体表，脑部和腹部血液相应减少，轻者会影响婴幼儿的消化吸收，重者会发生晕厥。

（3）方法

先脱去婴儿的衣服，试好水温后将婴儿轻轻放进水中，把沐浴露倒在手中，均匀地涂抹在婴儿身上，从上到下，从前到后，为婴儿清洗，然后用清水洗净，不必每次都使用沐浴露，以减少对皮肤的刺激。

洗的顺序：先洗面部，用一块专用小毛巾沾湿，从眼角内侧向外轻拭双眼、嘴、鼻、眼皮、耳后，用左手扶住婴儿头部，用右手顺序洗颈部、前胸、腹部、左右上肢、背部、左右下肢、外阴、臀部，尤其要注意清洗皮肤皱褶处。7~8个月的婴儿可以坐了，可充分享受玩水的乐趣，与此同时进行冲洗。1岁左右的婴儿能主动伸手伸脚进行配合。

洗完后迅速用准备好的浴巾包裹婴儿，以免受凉。先把头发擦干，然后从上身到下身轻轻拍打，吸干水分，不要用力揩擦，以免损伤皮肤。在皮肤皱褶处抹些爽身粉，保持皮肤干燥。冬季气候干燥，洗澡后可在婴幼儿的面部、手、足等处涂抹润肤露。洗澡时要亲切地注视婴儿眼睛，用语言与婴儿沟通，动作要轻柔，让婴儿感到高兴、安全、舒适和愉快。

四、婴幼儿卫生的注意事项

（1）因为婴儿体温调节中枢尚未发育成熟，体温变化易受外界环境的影响，所以要选择能够使新生儿保持正常体温，又耗氧代谢最低的生活环境。适宜的生活环境有利于婴儿的健康成长。在日常生活中，要尽量消除危害婴儿健康的危险因素。

（2）选择婴儿用具要考虑适合其年龄特点。例如，婴儿最好能够睡木板床，有利于婴儿在床上练习抬头、翻身、爬行、站立和行走。

（3）正确选择和购买消毒剂。要购买国家（省级）卫生部门批准，带有卫消字的腐蚀性小的消毒用品。最好是现用现买，避免存放时间过长；消毒液不要放在温度较高或阳光直射的地方。

第四章　婴幼儿保健与护理

根据《育婴员国家职业标准》和《理论知识鉴定要素细目表》，从事育婴职业的人员必须经过专业培训，在婴幼儿日常生活保健与护理方面掌握以下内容：掌握0~3岁婴幼儿日常生活保健与护理的知识；掌握测量婴幼儿体重、身长的方法；了解婴幼儿接受预防接种的程序与要求；给患病婴幼儿正确喂药、量体温并进行简易护理；了解铅进入婴幼儿体内的途径；识别意外伤害的危险因素，掌握婴幼儿意外伤害的预防与处理方法。

本章根据《理论知识鉴定要素细目表》要求，对"婴幼儿日常生活保健与护理"部分的理论知识重点或难点内容进行解释与说明，给出涉及的关键概念、步骤、操作等。

第一节　婴幼儿生长发育监测

一、婴幼儿测量概述

婴幼儿生长发育是指与时间有关的体格变化，这种变化可以测量，可用数字来表达。婴幼儿测量学是评价儿童生长发育水平最基本的手段，主要是用测量和观察的方法来描述儿童的体质特征。最重要和常用的指标是身高和体重。此外，代表长度的还有坐高、手长、足长、上肢长、下肢长、大腿长、小腿长等；代表宽度的有肩宽、骨盆宽、胸廓横径、胸廓前后径等；代表围度的有头围、胸围、臀围、大腿围、小腿围、腰围、腹围等；代表营养状况的有皮褶厚度。

（一）婴幼儿测量的内容

监测婴幼儿生长发育指标的常用参数是体重和身长。体重是衡量体格生长的重要指标，其代表身体各器官、系统与体液重量的总和，也是评价婴幼儿营养状况最容易获得的灵敏指标。身长代表头、脊柱和下肢长度的总和。2岁以内的婴幼儿因站

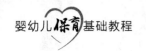

立位测量不易准确，一般采用卧位测量，故称身长。身体质量指数即 BMI = 体重（千克）/身高（米）的平方，单位为 kg/m²。世界卫生组织（WHO）在 2006 年最新婴幼儿生长发育标准中首次引入 BMI 指标，是对婴幼儿发育理念的一大进步。以往是孤立地使用身长及体重来判定婴幼儿是否发育健康，经常使体重较重但实际很健康的婴幼儿（如"小姚明"式的婴幼儿，虽然很重但因为身高也较高，所以是很健康的宝宝，而不能简单地用体重来判定）被误认为肥胖。BMI 为评估体重与身高比例提供了工具，对于监控婴幼儿的肥胖症非常有效。这是评估婴幼儿健康的一个重大革新。

（二）婴幼儿生长监测的间隔时间

半岁以内的婴幼儿可以每月称一次体重，3 个月量一次身长，半岁以后可以隔半年称体重、量身长，对每一次测量的结果都要做记录。

（三）婴幼儿体重、身高正常增长的基本标准

婴幼儿出生时平均体重为 3000 克；满月时体重应增加 800 ~ 1000 克，3 个月时体重是出生时的 2 倍；1 岁时的体重应增长为出生时的 3 倍，2 岁时体重增长为出生时的 4 倍；2 岁后到 7 ~ 8 岁，体重每年增长值不足 2 千克。一般 1 岁以内的婴幼儿体重可按下列公式粗略估算（出生体重按平均 3kg 算）。

1 ~ 6 个月：体重（kg）= 3 + 0.7 × 月龄；

7 ~ 12 个月：体重（kg）= 7.2 + 0.4 × （月龄 - 6）= 4.8 + 0.4 × 月龄；

2 ~ 12 岁：体重（kg）= 8 + 2 × 年龄。

体重作为衡量婴幼儿生长发育和营养状况的指标，也是医学上计算婴幼儿用药量的根据。正常情况下，同年龄、同性别婴幼儿的体重存在着个体差异，一般波动不超过 10%。若体重不足，低于标准 15% 以上，应考虑营养不良或其他消耗性慢性病；若体重超过同年龄、同身高婴幼儿正常标准的 20%，可考虑小儿肥胖症。测量体重应在晨起空腹排尿后进行。

婴幼儿出生时身长平均为 50cm，1 ~ 6 个月内增长 16 ~ 17cm，平均每月增长 2.5cm，1 岁时身长平均为 75cm；第二年平均增长 10cm，约为 85cm，以后每年递增 5 ~ 7.5cm。身长是反映骨骼发育的重要指标之一，受遗传、内分泌、营养、运动、疾病等影响，明显的身长异常是疾病的表现，如身长低于同年龄、同性别正常儿的 30% 以上，要考虑侏儒症、营养不良等。一般来说，身高受营养的短期影响不显著，但与长期营养状况关系密切。

（四）婴幼儿体重、身长的测量用具与测评方法选择

2岁以下的婴幼儿，因骨骼发育刚刚开始，身体非常柔软，身长的测量应采用卧姿测量方法，体重的测量可根据其发育阶段的不同而选用卧姿或坐姿或站姿方法进行测量，常用的测评方式见表4-1。

表4-1　　　　　　　　　　　　　婴幼儿生长监测常用测评方式

测评方式	测评用具	优点	不足	应用场合
简易测评	皮尺+家用体重秤	可随时测量	①皮尺测量的准确性差（通常存在2~5cm的误差）；②家用体重秤测量不方便，需至少2次以上的测量进行加减后得到宝宝的体重值，测量过程存在安全隐患；③对测量结果无法进行及时准确的分析与评价，仅满足了家长对于宝宝身长和体重的好奇心，没有实际的健康呵护作用	家庭
改进型简易测评	皮尺+普通婴儿秤	①可随时测量；②婴儿秤测量体重的精度较高	①皮尺测量的准确性差；②普通婴儿秤有明显的测量盲区，即普通婴儿秤因体积大小的限制，对宝宝无法坐稳或站立但身长又较长时（通常4~7个月的宝宝身长为70cm左右时，普通婴儿秤不能容纳平躺着的宝宝）难以测量而产生的测量盲区；③没有与实时测量配合的标准分析工具，一般无BMI指标分析	家庭
专业测评	体重测量及身长测量专用设备	①测量的精度高；②可对测量的结果进行及时、准确的分析	①必须抱着宝宝去医院，且测评的时间间断很长（按照医院规定需要隔两三个月甚至半年才能到医院检测一次），根本无法及时地发现宝宝的生长发育问题；②没有BMI指标的分析；③所使用的设备体积庞大，无法在广大家庭中使用	医院

续　表

测评方式	测评用具	优点	不足	应用场合
全新型专业测评	多功能母婴秤	①使用方便，精度高（与医院专用设备的精度一致），量程大；②测量过程安全舒适；③可对测量结果进行科学精确的分析，新加入对 BMI 指标的分析和生长发育曲线的使用，可及时了解婴幼儿的生长发育健康状况	价格偏高，对低收入家庭有一定的压力	家庭

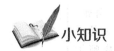 小知识

世界卫生组织（WHO）宝宝生长发育曲线图

1. 女婴幼儿

（1）身长与月龄对应图（见图4-1）

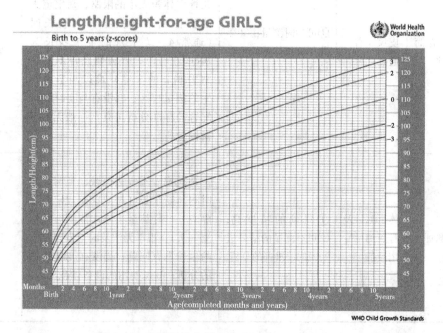

图4-1　女婴幼儿身长与月龄对应图（0~5岁）

（2）体重与月龄对应图（见图 4 - 2）

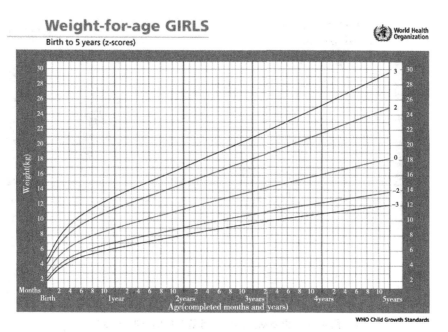

图 4 - 2　女婴幼儿体重与月龄对应图（0～5 岁）

2. 男婴幼儿

（1）身长与月龄对应图（见图 4 - 3）

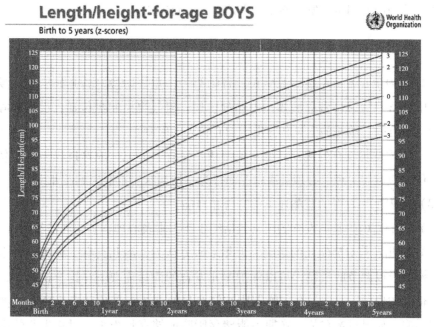

图 4 - 3　男婴幼儿身长与月龄对应图（0～5 岁）

（2）体重与月龄对应图（见图4-4）

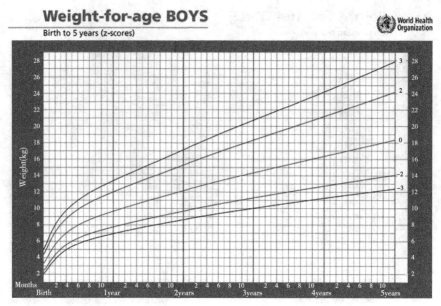

图4-4 男婴幼儿体重与月龄对应图（0～5岁）

二、发育监测相关知识

婴幼儿的生长发育可分为两个阶段：从受精卵着床到胎儿娩出为宫内生长发育阶段；从胎儿娩出起到生长发育终止为宫外生长发育阶段。

（一）宫内生长发育阶段及规律

（1）宫内生长发育是婴幼儿生长发育的第一个重要阶段，胎儿处于羊水浸泡的恒温液体中，营养物为高营养液体，由胎盘传递；氧气也由胎盘传递，没有肺呼吸。由于宫内空间有限，胎儿的生长和体重增加有较大的限制。

（2）宫内生长发育的规律：生长速率快，发育、分化、成熟过程易受损伤，营养物需求量大，母体生理、心理健康状况和行为、情绪状态都会影响胎儿发育。

（3）宫内生长发育的监测还不够完善和准确。

（4）影响宫内生长期发育的因素包括纯生物因素及心理、行为和情绪因素。

（5）胎儿发育对婴幼儿的影响。近年来研究认为，胎儿具有一种可通过生理过程或行为模式予以调节的机制，可以保护胎儿发育的能量需要。在这个机制中，脂肪储存起着很大的作用。其中，孕中晚期脂肪储存量的多少对新生儿出生体重的高低有着巨大的影响。如果母亲在孕中晚期不能储存脂肪或储存量极少，对新生儿的出生体重将会产生严重的影响。

（二）宫外生长发育阶段及规律

1. 婴幼儿出生第一个月的生长发育规律

婴幼儿出生后第一个月内体重变化包括三种情况：减重、不变和增重。无论母乳喂养或是人工喂养，只要喂养方法得当，质和量适宜，婴幼儿出生后第一周体重增重的比例就较高，而不适宜的喂养将产生不良的结果，造成营养不良或肥胖。

2. 0~7 岁婴幼儿生长发育监测速率

学龄前儿童生长发育监测：婴幼儿出生时一次，新生儿每周一次，1 岁内每月一次，1~2 岁每 3 个月一次，3 岁以后每半年一次。

3. 影响宫外生长发育的主要因素

遗传潜力和环境因素是影响宫外生长发育的主要因素。

（1）环境因素对宫外生长发育的影响是极其重要的、可以充分调控的、有时甚至是决定性的。能够影响生长发育的环境因素包括均衡膳食、自然食物、充分睡眠、适度运动、愉快心情。

（2）儿童生长发育是前后连续的，前一阶段生长发育结果影响后一阶段的生长发育；每一阶段生长发育都与其生长潜力和环境对其的影响有关。

（3）必须从小注意供应婴幼儿的均衡营养，保证充分睡眠，预防和减少疾病，加强户外活动，充分利用机体生长高速率期的潜能，有力地促进婴幼儿的生长发育和提高婴幼儿的健康水平。

三、生长发育监测工作内容

（一）准确测量身高、身长的方法

身高必须准确测量，否则就无法可靠地评价尤其是不能正确计算两次测量时间间隔中婴幼儿的生长速度。测量不正确而引起 3~4cm 的误差是非常多见的。采用精确的测量技术和测量工具可以把最小误差控制在 3mm 之内，因此，测量儿童身高需要有精确的测量工具和标准的姿势。

2 岁以下婴幼儿，由于站立困难而采用卧姿位测量身长。用标准的量床或携带式量板，婴幼儿脱去鞋、袜、帽，仅穿单裤仰卧于量床底板中线上，一人用手固定婴幼儿头部，使头顶紧密接触头板；另一人站在婴幼儿右侧，左手握住两膝，使两下肢并拢紧贴量床，右手移动足板使其紧贴双脚足跟，读足板处所示数字。测量时手法要非常

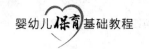

熟练、快速，要注意婴幼儿头部不能歪斜，双腿不能离开量板，足底与量板呈直角，否则就会出现测量误差。

2 岁以上婴幼儿测立位身高。用立式身高计或固定于墙壁上的立尺。测前脱去鞋、袜、帽，令婴幼儿背靠身高计立柱或墙壁，脚后跟、臀部及两肩同立柱或墙壁接触，取立正姿势，两眼平视，两手自然下垂，足跟靠拢，脚尖分开约 45°。测量者将头板轻轻滑下，待板底接触头顶时读数。一般身高出现误差多因站立姿势不符合标准，或因未脱鞋袜，或由于是上下午测量时间不同，一般上午要比下午高 1~2cm。一天内身高的变化是晨起最高，傍晚最低，这是因为一天的活动和体重的压迫，使椎间盘变薄，足弓变浅，脊柱弯曲度增加。

（二）婴幼儿身高的评判——标准差法和百分位法

判断婴幼儿的身高是否正常，首先要将其身高与相同年龄、相同性别的正常健康婴幼儿的身高进行比较。而这个正常的身高被称为标准身高，它是从大数量有代表性的健康婴幼儿的体格测量中计算出来的数字。一般用标准差法和百分位法来评判婴幼儿的生长水平。

（1）标准差法

标准差法是用平均值和标准差作为评价"标准"，凡是身高在平均值加减 1 个标准差范围内的均属于中等，在平均值加 1~2 个标准差范围内的为中上，超过 2 个标准差以上者为上等，属于身材高大；低于平均值减 2 个标准差以下的为下等，属于身材矮小。

（2）百分位法

百分位法是将 100 个人的身高按从小到大的顺序排列，排在第 25 至第 75 位属于中等，在第 75 位至第 97 位为中上等，在第 97 位以上者为上等，在第 25 位至第 3 位为中下等，在第 3 位以下为下等属于身材矮小。

值得注意的是，用上述标准值只能判断一个婴幼儿身高在人群所处的位置，要确定是否属于异常，还需要考虑家族因素的影响。

注意事项：监测婴幼儿生长发育需要将定期测查得到的同项指标的变化加以比较。

第二节　预防接种

一、预防接种概述

（一）预防接种与计划免疫

预防接种是通过注射或口服药物使婴幼儿获得对一些疾病的特殊抵抗力。

计划免疫是指根据某些传染病的发生规律，将有关疫苗按科学的免疫程序有计划地给人群接种，使人体获得对这些传染病的免疫力，从而达到控制、消灭传染源的目的。

预防接种与计划免疫是免疫预防的两个发展阶段，两者都通过人工免疫的手段来预防和控制所针对的传染病，但计划免疫的范畴远远超过预防接种。预防接种是计划免疫的初级阶段和一个重要的组成部分，计划免疫则是预防接种的发展和完善。长期的实践表明，若要消灭某种传染病，必须制定切实可行的免疫规划和免疫策略，提高接种质量，加强传染病的监测和控制暴发、流行的措施。因此，计划免疫所包括的内容更为广泛、更为明确。

我国计划免疫工作的主要内容是"种五苗防七病"，"五苗"是卡介苗、脊灰疫苗、百白破三联疫苗、麻疹疫苗和乙肝疫苗，"七病"主要是结核病、脊髓灰质炎、百日咳、白喉、破伤风、麻疹和乙型肝炎。1992年国家把乙肝疫苗纳入计划免疫范畴；部分省、市、自治区还把流行性乙型脑炎、流行性脑脊髓膜炎和流行性腮腺炎等传染病的预防纳入计划免疫管理。

（二）计划免疫程序

免疫程序是指为使机体获得稳定的免疫力，选用适当的疫苗，安排在适当的时间进行免疫接种。主要内容包括接种疫苗的种类及接种的先后次序与要求，分为儿童基础免疫和成人或特殊职业人群、特殊地区需要接种疫苗的程序。本书只简略介绍儿童基础免疫程序。

（1）出生24小时内，接种卡介苗和第一针乙肝疫苗。

（2）1月月龄，接种第二针乙肝疫苗。

（3）2月月龄，接种（服）第一次脊髓灰质炎疫苗。

（4）3月月龄，接种第二次脊髓灰质炎疫苗和第一次百白破疫苗。

（5）4月月龄，接种第三次脊髓灰质炎疫苗和第二次百白破疫苗。

（6）5月月龄，接种第三次百白破。

（7）6月月龄，接种第三针乙肝疫苗。

（8）8月月龄，接种麻疹疫苗。

（9）1.5~2岁，进行百白破加强接种。

（10）4岁，复服脊髓灰质炎疫苗。

（11）6岁，复种卡介苗、麻疹疫苗、乙肝疫苗，加强接种白破二联疫苗。

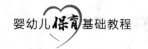

（三）扩大的国家免疫规划方案

2007 年国家扩大了计划免疫免费提供的疫苗种类，在原有的"五苗七病"基础上增加了 15 种传染病，疫苗新增了甲型肝炎疫苗、乙脑疫苗、流脑多糖疫苗、风疹疫苗、腮腺炎疫苗、钩体病疫苗、流行性出血热疫苗和炭疽疫苗。

相关疫苗接种种类及接种细则分别见表 4 – 2 和表 4 – 3。

表 4 – 2　　　　　　　　　　　　计划类疫苗接种种类及接种细则

疫苗种类	接种对象月（年）龄	接种次数	预防疾病种类
卡介苗	出生时	1	肺结核
乙肝疫苗	0、1、6 月龄	3	乙型肝炎
脊髓灰质炎疫苗	2、3、4 月龄，4 周岁	4	脊髓灰质炎
百白破疫苗	3、4、5 月龄和 8 ~ 24 月龄	4	百日咳、白喉、破伤风
白破疫苗	6 岁和 16 岁	2	白喉、破伤风
麻疹疫苗	8 个月	1	麻疹
麻腮风疫苗	18 ~ 24 月龄和 4 岁	2	麻疹、风疹、腮腺炎
乙脑疫苗	8 月龄，2 周岁	2	流行性乙型脑炎
A 群流脑疫苗	6 ~ 18 月龄	2	流行性脑脊髓膜炎
A + C 群流脑疫苗	3 周岁、6 周岁	2	流行性脑脊髓膜炎
甲肝疫苗	18 月龄和 2 岁	2	甲型肝炎

表 4 – 3　　　　　　　　　　　　计划外疫苗接种种类及接种细则

疫苗种类	接种对象与接种剂次	预防疾病种类
小儿肺炎球菌结合疫苗（小儿肺炎疫苗）	3 ~ 6 月龄婴儿推荐接种 4 剂，7 ~ 11 月龄接种 3 剂，12 ~ 33 月龄幼儿推荐接种 2 剂，24 月龄 ~ 5 岁儿童接种 1 剂	肺炎球菌引起的肺炎、脑膜炎、败血症、中耳炎等肺炎球菌疾病
水痘疫苗	1 ~ 12 岁儿童接种 1 剂，13 岁及以上人群接种 2 剂	水痘
流感疫苗	从未接种过流感疫苗，或前一年仅接种了 1 剂流感疫苗的 6 月龄 ~ 8 岁儿童，建议接种 2 剂，间隔 ≥ 4 周；以后每年接种 1 剂即可；其他人群每年仅需接种 1 剂。推荐接种时间为 9 ~ 11 月	流行性感冒

续　表

疫苗种类	接种对象与接种剂次	预防疾病种类
b 型流感嗜血杆菌疫苗	2~6 月龄儿童接种 3 剂，7~12 月龄儿童接种 2 剂，1~5 岁儿童接种 1 剂	b 型流感嗜血杆菌疾病
狂犬病疫苗	于犬类动物咬伤或抓伤后当天、3、7、14 和 28 天共接种 5 剂	狂犬病
肺炎球菌多糖疫苗	2 岁以上高危人群（如 65 岁以上老年人、慢性疾病患者等）接种 1 剂	肺炎球菌引起的肺炎、脑膜炎、败血症、中耳炎等肺炎球菌疾病

二、相关知识及工作内容

（1）提高婴幼儿免疫水平必须进行预防接种。为提高婴幼儿免疫水平，保护婴幼儿免受疾病传染，必须按照严格的接种程序进行预防接种。

（2）过多地注射疫苗会使免疫力降低。如果过多地注射疫苗，反而会使免疫力降低，甚至无法产生免疫力，出现"免疫麻痹"。

（3）少数婴幼儿在接种疫苗后的反应。各种疫苗都是用病菌、病毒或它们产生的毒素制成的，经过杀灭和减毒处理，仍有一定的毒性，接种可引起一些反应。有的属于异体蛋白质，会引起过敏反应，轻则出现皮疹，重则发生休克。人体接触异性蛋白质的次数越多，越处在敏感状态，越容易发生过敏反应。

（4）大多数婴幼儿在接种疫苗后的反应。大多数婴幼儿在接种疫苗后不会引起严重的反应，每个婴幼儿的体质不同，在进行预防接种后会出现轻重不同的反应，主要表现为局部反应、全身反应或发生过敏反应。

三、注意事项

预防接种虽然能增强人体的免疫力，有效地预防传染病的发生，但预防接种用的是生物制品，是用微生物或用微生物的代谢产物制成的，这些物质对人体来说是异性蛋白质。由于个体差异，人体对这些生物制品的反应也不相同。有的个体，在接种疫苗后，可引起某些组织或器官发生不良反应。因此，为了防止由于人体差异而导致的异常反应，对预防接种规定了一些禁忌证。

（一）疫苗接种前注意事项

（1）为了保证安全，减少反应，在给婴幼儿进行预防接种前必须全面观察婴幼儿

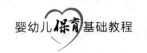

的身体健康状况。如果婴幼儿身体不适，暂时不要进行接种。待婴幼儿身体恢复后，再主动与保健部门联系补种疫苗。

（2）婴幼儿在空腹饥饿时不宜打预防针，以免发生低血糖等严重反应。

（3）打针前要做好婴幼儿的思想工作，消除婴幼儿的紧张心理。

（4）婴幼儿有以下情况时，均不宜注射防疫针：①对于过敏体质的小儿，如患荨麻疹、支气管哮喘症，有严重的药物过敏史等，接种疫苗后，有可能发生严重过敏反应。②对有免疫缺陷的孩子，如先天性免疫缺陷病，接种疫苗后，会导致严重后果。③当孩子与某种传染病的患儿有过密切接触时，正处于该种传染病的潜伏期内，暂不接种疫苗，待潜伏期过后，可以进行补种疫苗。④对于患有各种急性病的孩子，如流行性感冒、急性肠炎、小儿肠炎等，接种疫苗可能使原来的疾病加重，还可能使疫苗反应加重，故应暂时停止接种。预防接种必须在孩子身体好的时候进行，或待孩子病愈后再进行补种。⑤对患有结核病、心脏病、肾病等慢性疾病的孩子，在没有完全恢复健康前，也暂时不做预防接种；遇有低热或者高热者，应先查明原因，积极治疗，退烧后再补种。⑥正在接受免疫抑制剂如激素治疗，或需要放疗治疗的孩子不能接种疫苗，因为此时孩子的免疫功能差。

（5）有些孩子不宜接种某种疫苗，如当孩子患有湿疹、化脓性皮肤病和丙种球蛋白缺乏症时，不能接种牛痘，否则会引起湿疹痘和全身性牛痘；有癫痫史、抽风史者不能接种百日咳菌苗、流脑菌苗和乙脑疫苗，因为这类疫苗可能引起抽风，易使旧病复发；与结核病人有过密切接触或结核菌素试验强阳性的孩子，不可以接种卡介苗；对青霉素过敏的孩子，不能接种乙脑疫苗等。

（二）疫苗接种后注意事项

（1）接种完毕，应在接种场所观察 15～30 分钟，无反应再离开医院。孩子打过防疫针以后要避免剧烈活动，对孩子要细心照料，注意观察，如孩子有轻微发热反应，一般 1～2 天就会好的。

（2）服脊灰糖丸后，半小时内不宜进食热食及哺乳。

（3）接种疫苗后，少数儿童接种后局部会出现红肿、疼痛、发痒或有低热，一般不需特殊处理，如反应加重，应立即请医生诊治。有些疫苗接种后还会出现轻度硬结，可采用热敷的方法加快消散，用温度适宜的干净毛巾，每天热敷 3～5 次，每次 15～20 分钟。

（4）接种卡介苗后 3～4 星期，接种处会出现红肿，逐渐形成一个小脓疱，并自行溃破，流出一些分泌物，以后溃破处结成痂皮后自行脱落，留有一小疤痕，这是接种卡介苗后的正常反应，不必惊慌。

（5）打针当天不能给婴幼儿洗澡，要多喝水。如果漏打，应在医生指导下进行补种。

（6）极少数儿童接种后可能出现高热、接种手臂红肿、发热、全身性皮疹等过敏反应以及其他情况，应及时向医务人员咨询，采取相应的措施。

第三节 常见疾病护理

一、婴幼儿疾病相关知识

（一）婴幼儿有病早发现、早治疗

1. 婴幼儿哭泣的原因

婴幼儿感到不适的最主要反应是啼哭，在排除饥饿、拉尿等因素后，应仔细检查婴幼儿的全身：先从头到颈、躯干、四肢，稍用力抚摸一遍，再查看后背、颈下、腋下、大腿根等部位。如果手触到某个部位，婴幼儿会加剧哭闹或把成人的手拨开，拒绝擦、按、摸等。反复几次，即可发现病症的部位。

2. 婴幼儿的日常表现与疾病的关系

要善于从婴幼儿日常生活表现中发现异常。如果口齿不如同龄儿童那样清晰，应观察是否因舌系带过短影响了发音；婴幼儿对周围环境中突然出现的较大声响反应淡漠，应考虑是否有听力异常；婴幼儿经常看东西时歪头或靠得很近，应考虑是否有斜视或视力异常等。

3. 患儿的精神状态是反映病情的重要指标

一般来讲，如果婴幼儿面色红润，眼睛有神，正常玩耍，食欲好，说明病情不重；如婴幼儿面色发白，眼睛无神，哭声无力或异常，不吃奶，烦躁不安或嗜睡，频繁呕吐或腹泻等，都表明病情较重，应及时到医院就诊。

（二）给患病婴幼儿喂药时的注意事项

喂药时要态度温和，充满爱心，让婴幼儿感到亲切，比较容易接受。

如果药味儿较苦，可将药溶在少量甜水中，将盛有药液的小勺伸入婴幼儿口中，用勺底压住舌面，待其咽下药液再撤出勺子，接着再喂点甜水；给婴幼儿喂药要严格遵照医生要求的药量和间隔时间，因为药物必须达到一定水平的血液浓度后才能有效。

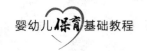

使用滴管喂药时，把婴幼儿抱在肘窝中，使其头部微抬高一些，把需要喂的药吸到滴管中，然后把滴管插入婴幼儿口中，轻轻挤压橡皮囊。吃药时不要让婴幼儿平躺，以免造成婴幼儿吞咽困难。

特别要注意的是，一定要给喂药工具清毒。

（三）带婴幼儿就医的注意事项

婴幼儿出现异常情况不要盲目处理，需要迅速去医院进行诊治；婴幼儿容易患的疾病以常见病为主，最好的办法是就近就医；出现疑难病症，需要到权威医院就诊时，应事先了解有关专家或专业门诊的时间和就诊情况；看病时，要向医生说明婴幼儿就诊的原因，包括主要症状和发病时间，叙述病情时一定要实事求是，切不可随意夸大病情；下次就诊时应带全上次患病过程的就诊记录。

在医生进行过必要的检查后，对疾病做出诊断并开出处方时，要将婴幼儿有某些药物的过敏史及时告诉医生，避免取药后不能服用。

（四）正确使用体温表

试表前要检查体温计有无破损，甩表时不能触及硬物，否则容易破碎；应在吃饭、喝水、运动出汗等情况后休息半小时再测体温；婴幼儿哭闹时应设法让其停止啼哭，保证在安静状态下测体温；试表前，检查体温计是否已将水银柱甩至35℃以下，5分钟后取出读数；取出体温计，转动温度表，直到可见到一条粗线为止，从水银柱上读取所指数字；体温计使用完毕用酒精棉擦拭备用。

（五）处理婴幼儿发热的方法

婴幼儿的衣服不能穿得太多，要保证室内空气清新，经常开窗保持空气流通。如果婴幼儿的体温超过38.5℃，可以采取物理降温和药物降温措施同时使用；若低于38.5℃，可用物理降温予以实时监测。物理降温常用的方法是用温水不间断地擦拭身体降温，并且每隔10分钟量一次体温。注意：用温水降温后，一定要擦干皮肤。

（六）患病婴幼儿的饮食

如果医生没有提出特别的要求，可以给婴幼儿吃各种他喜欢吃的东西；如果婴幼儿没有食欲，不要勉强；婴幼儿生病期间，饮水是最重要的；在恢复期，婴幼儿食欲会有所增加，能补偿生病造成的营养缺乏，体重也会很快恢复。

（七）婴幼儿常见病护理的注意事项

婴幼儿容易患的疾病以常见病为主，如呼吸道感染、腹泻等，最好的办法是就近就医。如果大医院距离较远，会增加路上的劳顿，加之医院病人较多，就诊等候时间长，会增加交叉感染的机会。

二、婴幼儿常见病防治和护理的知识和方法

婴幼儿疾病可分为若干种，如营养性疾病、呼吸系统疾病、消化系统疾病、循环系统疾病、泌尿生殖系统疾病、血液系统疾病、神经系统疾病、结缔组织疾病、内分泌及遗传代谢性疾病、运动系统疾病、眼部疾病、耳鼻咽喉疾病、口腔疾病、皮肤疾病、行为和心理疾病等。本书只介绍最常见的几种婴幼儿疾病。

（一）婴幼儿常见营养性疾病

婴幼儿营养性疾病是指因体内各种营养素过多或过少，或不平衡引起机体营养过剩或营养缺乏以及营养代谢异常的一类疾病。

学习婴幼儿常见营养性疾病的目的，是通过健康教育、喂养指导和药物治疗等干预措施，对患有营养性疾病的婴幼儿进行管理，及时矫正其营养偏离，促进婴幼儿身心健康成长。

1. **营养不良**

（1）评估及分类

营养不良分别以体重/年龄、身长（身高）/年龄和体重/身长（身高）为评估指标，采用标准差法进行评估和分类，测量值低于中位数减 2 个标准差为低体重，表明婴幼儿生长迟缓或消瘦。

（2）查找病因

早产、低出生体重儿或小于胎龄儿；喂养不当，如乳类摄入量不足、未适时或适当地进行食物转换、偏食和挑食等；反复呼吸道感染和腹泻，消化道畸形，内分泌、遗传代谢性疾病及影响生长发育的其他慢性疾病。

（3）干预

对此类婴幼儿要进行喂养指导。采取喂养咨询和膳食调查分析，根据病因、评估分类和膳食分析结果，指导家长为婴幼儿提供满足其恢复正常生长需要的膳食，使能量摄入逐渐达到推荐摄入量的 85% 以上，蛋白质和矿物质、维生素摄入达到推荐摄入量的 80% 以上。

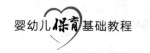

（4）预防

指导早产/低出生体重儿采用特殊喂养方法，定期评估，积极治疗可矫治的严重先天畸形。及时分析病史，询问婴幼儿生长发育不良的原因，针对原因进行个体化指导；对存在喂养或进食行为问题的婴幼儿，指导家长合理喂养和行为矫治，使婴幼儿体格生长恢复正常速度。对于反复患消化道、呼吸道感染及影响生长发育的慢性疾病婴幼儿应及时治疗。

2. 营养性缺铁性贫血

（1）评估指标

①血红蛋白（Hb）降低：6月龄~6岁<110g/L。海拔高度对Hb值有影响，海拔每升高1000米，Hb上升约4%。

②外周血红细胞呈小细胞低色素性改变：平均红细胞容积（MCV）<80fl，平均红细胞血红蛋白含量（MCH）<27pg，平均红细胞血红蛋白浓度（MCHC）<310g/L。

③有条件的机构可进行铁代谢等进一步检查，以明确诊断。

贫血程度判断：Hb值90~109g/L为轻度，60~89g/L为中度，小于60g/L为重度。

（2）查找病因

①早产、双胎或多胎、胎儿失血和妊娠期母亲贫血，导致先天铁储备不足。

②未及时添加富含铁的食物，导致铁摄入量不足。

③不合理的饮食搭配和胃肠疾病，影响铁的吸收。

④生长发育过快，对铁的需要量增大。

⑤长期慢性失血，导致铁丢失过多。

（3）干预

①铁剂治疗：贫血婴幼儿可通过口服补充铁剂进行治疗。按元素铁计算补铁剂量，即每日补充元素铁1~2mg/kg，餐间服用，分2~3次口服，每日总剂量不超过30mg；可同时口服维生素C以促进铁吸收。

②一般治疗：合理喂养，给予含铁丰富的食物；也可补充叶酸、维生素B_{12}等微量营养素；预防感染性疾病。

③病因治疗：根据可能的病因和基础疾病采取相应的措施。

（4）预防

孕妇应加强营养，摄入富含铁的食物。从妊娠第3个月开始，按元素铁60mg/d口服补铁，必要时可延续至产后；增加婴幼儿铁储备。早产/低出生体重儿应从4周龄开始补铁，剂量为每日2mg/kg元素铁，直至1周岁。纯母乳喂养或以母乳喂养为主的足月儿从 4 月龄开始补铁，剂量为每日 1mg/kg 元素铁；人工喂养婴幼儿应采用铁强化配方奶。婴幼儿注意食物的均衡和营养，多提供富含铁的食物，鼓励进食蔬菜和水果，促进肠道铁吸收，纠正婴幼儿厌食和偏食等不良习惯。在寄生虫感染的高发地区，应在防治贫血的同时进行驱虫治疗。

3. 维生素缺乏症

婴幼儿饮食是被动饮食，如果饮食不合理，膳食不平衡，很容易造成维生素缺乏症，尤其是潜在性缺乏。

（1）维生素 A 缺乏症

主要表现为角膜干燥、软化、夜盲及全身皮肤干燥、脱屑。患上麻疹时维生素 A 消耗过多，容易并发此症。可服用维生素 A 加以预防和治疗。

（2）维生素 B 缺乏症

维生素 B_1 缺乏会引起脚气病，婴幼儿会出现吐奶、腹泻、声音沙哑、心脏肥大、精神淡漠、嗜睡等现象；维生素 B_2 缺乏会引起口角炎、皮炎；维生素 B_6 缺乏会发生痉挛；维生素 B_{12} 缺乏则发生贫血或精神、神经异常。预防 B 族维生素缺乏，除供给相应的维生素，经常食用新鲜蔬菜、蛋类、肉类食物外，米面加工不要过精过细外，还要适当供给粗糙米面类食物。

（3）维生素 C 缺乏症

婴幼儿缺乏维生素 C，会出现牙龈肿胀、出血，手脚关节水肿、疼痛、麻痹、假性瘫痪等，供给维生素 C 或多吃含维生素 C 较多的水果、蔬菜能有效预防。

4. 维生素过多症

这里的维生素主要指脂溶性维生素，如维生素 A、维生素 D、维生素 K，因其能在体内蓄积，过多时就可导致中毒。

（1）维生素 A 过多症

大量服用维生素 A，数小时就会出现颅内压增高症，表现为头痛、呕吐、嗜睡、复视等，一般 1～2 天后症状消失。长期过量服用维生素 A，会表现为食欲不振、手脚肿胀、脱毛、肝肿大等慢性症状。婴幼儿维生素 A 中毒量个体差异较大，婴幼儿日剂量超过 90mg（30 万单位）就会发生急性中毒。常见的原因是误服或口服鱼肝油剂量过大。若发现维生素 A 过多症，应立即停止服用，症状就会逐渐消失。

（2）维生素 D 过多症

长期过量服用维生素 D，就会发生中毒。主要症状是血中钙质增高、食欲不振、体重停止增长、喝水多、便秘，从 X 光片上可见骨端有大量的钙质沉积现象。一旦发生维生素 D 中毒，应立即停服维生素 D 剂和钙剂，避免日光照射，纠正脱水酸中毒。

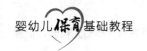

预防佝偻病时，避免大剂量肌注维生素 D；治疗佝偻病时，应尽量避免大剂量突击治疗；防止孩子误服。

5. 佝偻病

佝偻病是一种婴幼儿常见的营养缺乏性疾病，由于维生素 D 不足，引起体内钙、磷代谢紊乱和骨骼发育异常，严重影响婴幼儿健康。3 岁以下婴幼儿为防治对象，人工喂养的婴幼儿，尤其是胎龄较小的早产儿较容易发病。

（1）病因

日照不足，缺乏维生素 D，使钙、磷的吸收和利用受到影响；儿童生长快，需要维生素 D 量增加，引发骨骼发育障碍。

（2）症状

一般症状（没有骨骼上的变化）多发生于佝偻病早期：睡眠不安，夜间常惊醒哭吵；多汗，与气候冷暖关系不大，因头部多汗发痒，患儿在枕头上蹭痒，致枕部头发脱落，称枕秃；运动功能发育迟缓，出牙迟。

骨骼改变（激期）。佝偻病进一步发展就会在骨骼上出现改变：方颅，颅骨呈方形，显得头大脸小；前囟晚闭，1 岁半尚未闭合；串珠肋，肋骨上距胸骨几厘米处，有钝圆形的隆起，前胸靠下的几根肋骨比较明显。隆起自上到下呈一串珠子样，故称串珠肋；鸡胸，胸骨向前突出，胸廓变窄；下肢弯曲，小儿会站、走以后，下肢可出现弯曲，呈"O"形或"X"形，影响步态；脊柱后凸或侧弯。

动作发育迟缓，由于肌肉、韧带松弛，坐、站、走均较正常小儿迟缓。

大脑皮质兴奋性降低，条件反射形成迟缓，语言发展较晚。

（3）预防

①多在户外活动，接受阳光中紫外线的照射。

②提倡母乳喂养，并及时添加蛋黄、肝等辅食，从中获得一部分维生素 D。

③北方因冬季寒冷漫长，小儿出生后两周可开始服用鱼肝油。

诊断佝偻病主要依据病史（出生及发病季节，有无缺乏日照和服用维生素 D 史）、症状、体征，其中以体征为主要诊断指标，并按指标的主次、多少和严重程度进行综合判定。

提倡对生后 4 个月内的婴幼儿进行母乳喂养，从 4～6 个月开始及时添加泥糊状食品，补充富有维生素 D、钙、磷及蛋白质等的营养物质，如蛋黄（100 克含维生素 D250 单位）、肝类、鱼类、鱼子类等。人工喂养的婴幼儿，尽量食用配方奶或维生素 AD 强化奶。

一般食物及牛奶中所含的钙是能够满足身体需要的，但是必须有足够的维生素 D，钙才能被吸收。所以为了预防佝偻病，婴儿从出生后 2~3 周就要开始补充维生素 D，早产儿和多胞胎儿出生时体内储钙不足，应从出生后 2 周开始补充钙和维生素 D。

注意：维生素 D 的补充量每日宜为 400 国际单位。

6. 单纯性肥胖症

（1）病因

脂肪或糖类摄入过多，营养过剩，而又缺乏适宜的体育锻炼，使摄入的热量超过消耗量，剩余的热量转化成脂肪堆积在体内引起肥胖。

（2）单纯性肥胖症的表现

全身脂肪组织过度增加、堆积；有氧能力和运动能力下降；行为偏差表现为过度进食、偏食、挑食、过度偏嗜高热量食物；不喜欢体力活动，喜静坐式生活方式，人际交流少。

（3）单纯性肥胖症的危害

单纯性肥胖症对婴幼儿心血管、呼吸功能将产生长期慢性（有时是不可逆）的损伤，迟滞婴幼儿的有氧能力发育，提前动用心肺储备功能，降低体制和健康水平，阻碍心理行为发展，压抑潜能发育。除此之外，还会造成婴幼儿难以克服的心理行为损伤，使婴幼儿的自尊心、自信心受到严重损伤，压抑婴幼儿潜能发育，对婴幼儿的性格塑造、气质培养、习惯养成造成破坏性的负面影响。

婴幼儿单纯性肥胖症是成人期肥胖和心脑血管疾病、糖尿病、代谢综合征的重要危险因素。

（4）对脂肪组织进行测量的方法

建议使用身高和体重法进行测量。超过标准体重 10% 为超重，20%~30% 称为轻度肥胖，超过 40% 为过度肥胖。

（5）单纯性肥胖症的预防

单纯性肥胖症一般通过控制饮食和增加运动进行预防。

①加强以运动为主的锻炼：以行为矫正为关键技术，将饮食调整和健康教育贯穿始终，以家庭为单位，以日常生活为控制场所；由家长、医务人员共同设计综合方案。

②控制饮食的措施：强调母乳喂养，人工喂养时要按婴幼儿实际需要进行适度喂养，3 个月内避免喂固体食物，4 个月时合理地添加辅食；1 岁以内维持正常体重，避免摄入过量热能，多吃水果蔬菜、粗粮制品；指导家长科学合理地安排膳食，养成婴幼儿良好的生活习惯和进食习惯。例如，多食芹菜、萝卜、黄瓜、西红柿等含纤维素或非精细加工的食物，少食或不食巧克力、冰淇淋等高热量、高脂肪食物；少食或不食油炸食物、西式快餐或甜食。口渴时尽量喝白开水。纠正婴幼儿不良的饮食习惯，

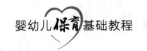

如经常吃零食，睡前吃东西等，进食速度不要过快，吃饭时要细嚼慢咽、小口进食，吃饭时间不要过长，家长也不要把喂食作为奖励或惩罚的手段。

注意事项：保证婴幼儿正常生长发育的营养需要；运动要循序渐进，不要操之过急；忌服任何减肥食品、减肥药品和减肥饮品。

（二）婴幼儿常见其他疾病

1. 湿疹

湿疹是婴幼儿的一种常见病，多在婴儿出生后 6 个月左右时发生，随着年龄的增长和免疫力的增强将逐渐好转。

（1）发生湿疹的原因

大多数是婴幼儿已有先天性敏感体质，再遇到敏感物质刺激诱发而成。容易引起婴幼儿敏感的刺激物大多是食物，也包括化学物。母乳可以帮助预防湿疹。

（2）湿疹的主要表现

湿疹的表现主要是瘙痒，形态有多种，如红肿、脱皮、破损，发疹部位常见于下巴、关节屈位凹陷处。湿疹对婴幼儿的健康影响很大，除了积极的治疗外，家庭护理也很重要。

（3）湿疹的预防与护理

得了湿疹以后，总的护理原则是：找出原因，对症治疗，合理喂养，精心护理。

一般说来，先要观察有没有食物过敏，特别是牛奶、母乳或鸡蛋白等动物蛋白的过敏；其次，母亲吃鱼、虾、蟹、鸡等，也可通过母乳传给婴幼儿，在吃这些动物性食品后，应观察婴幼儿的皮肤病是否加重，如果与上述情况有关，应改变喂养方法，如母乳过敏则改用牛奶，牛奶过敏则改用母乳，或在喂奶期间母亲不吃鱼、虾、蟹等食物。与此同时要及时治疗婴幼儿的消化不良、大便秘结和腹泻等。易过敏物质还包括粉尘、洗洁精、肥皂、洗发水等，婴儿洗浴宜选用专用品。

婴幼儿的皮肤比较柔嫩，抵抗力较差，婴幼儿衣服宜用纯棉制品，宽松透气，保持皮肤干燥；得了湿疹，要保持局部清洁，避免感染；渗水结痂时，不要用热水肥皂擦洗，免得渗液越来越多，结痂越来越厚，应该用植物油轻轻涂擦，不要强行把痂皮剥下。

常用的内用药有苯海拉明糖浆、复合维生素 B、维生素 C 等，有继发感染时还要加用抗生素。

外用药要视皮肤病变状态而定，出水糜烂或红肿时，用2%硼酸水液或0.1雷佛奴水溶液湿敷，渗液与糜烂消失后，外用皮质类固醇激素制剂，如湿疹霜、祛湿油、肤轻松霜等。

婴幼儿湿疹发作期间不要进行预防接种，也不要接触其他病人。

2. 水痘

（1）病因

水痘是由水痘—带状疱疹病毒初次感染引起的急性传染病，传染率很高，从婴儿到成人都可能感染；一般1岁以下较为少见，3～4岁是水痘的高危期，以发热及成批出现周身性红色斑丘疹、疱疹、痂疹为特征；冬、春两季多发，其传染力强，接触或飞沫均可传染；易感儿发病率可达95%以上，学龄前儿童多见；临床以皮肤黏膜分批出现斑丘疹、水疱和结痂，而且各期皮疹同时存在为特点。该病为自限性疾病，病后可获得终身免疫，也可在多年后感染复发而出现带状疱疹。

（2）主要表现

婴幼儿受传染后病毒会潜伏两个星期才发病，通常第一天长出点状小粒，慢慢变成水泡，有的伴有发烧症状。水痘分期分批地长出，此起彼伏，为期8～10天，最后就会结痂，基本上不会留下疤痕。

（3）水痘的预防和护理

水痘不是必须得的病，注射疫苗有良好的预防效果，有关事项应向当地卫生防疫部门进行咨询。

水痘可引发脑炎、肠胃炎等并发症（较少见）。如有病毒潜伏在体内神经系统末稍，在遇到大病或不良环境时发作，会出现带状疱疹。

如若婴幼儿患水痘，应多休息、多喝水，食物宜清淡，保持肠胃通畅，保持皮肤清洁健康，勤洗澡、勤换衣服，剪短指甲，引导婴幼儿不要用手搔抓；抓破后会留下疤痕，影响容貌，还可能引起溃疡或细菌感染。不要外出，以免传染给别人。

注意事项：不要涂抹肤轻松类外用药膏；如果水痘继发感染，要及时去医院治疗。

3. 腹痛

婴幼儿腹痛是相当常见的疾病。如疼痛剧烈，婴幼儿哭闹不止，过一会儿又完好如初，可能是得了肠道痉挛，痉挛解除，疼痛即刻缓解。

所谓肠痉挛，就是肠道上的平滑肌强烈收缩引起的疼痛。疼痛多在肚脐周围，有时伴有恶心、呕吐。腹痛常突然发作，持续大约10分钟，时痛时止，但此时孩子腹部柔软，不胀，摸不到包块，甚至痛处也不固定。小肠痉挛多是一些诱发因素引起的，如患儿对牛奶或某些食物过敏，暴饮暴食，大量冷饮，消化不良，肠蛔虫钻动等，这些诱因刺激肠壁上的迷走神经，由于迷走神经兴奋，引起肠壁平滑肌痉挛性收缩，肠蠕动增强，腹痛发作。经过一段时间缓解后，可重复发作，故腹痛呈阵发性或间歇性发作。

对小儿肠痉挛的治疗主要以解痉止痛为主，同时要查明诱因。可用热水袋进行热敷，对胃肠道痉挛引起的胃肠绞痛，特别是因受寒、饭食过多引起的胃部胀痛有效，能够缓解胃肠痉挛，减轻疼痛。经医生诊断后可服解痉药颠茄片，严重者注射阿托品。有肠蛔虫者驱虫；对牛奶过敏者，改用豆浆代乳品；有消化不良者，减少饭量，吃消食山楂片。

引起婴幼儿腹痛的原因很多，如肠虫症、急性阑尾炎、肠套叠都可引起疼痛。鉴于婴幼儿腹痛病因比较复杂，婴幼儿又缺乏一定的表达能力，所以不要以疼痛的程度来推测病情，更不要盲目动手按揉腹部，最好的办法是立即送医院就医。

4. 呕吐

新生儿呕吐的原因是多种多样的。首先要搞清楚引起呕吐的原因，针对不同的原因进行不同的处理。最多见的是由于喂养不当而出现的漾奶或呕吐，对此要用科学方法喂养和加强护理。

用奶瓶喂奶时要注意奶头眼不要过大，防止吸奶过急、过冲；喂奶次数不要过多，喂奶量也不宜过大；喂奶前不要让婴幼儿过于哭闹，不要使婴幼儿吸吮带眼的假奶头；喂奶时要使奶瓶中的奶水充满奶头，这样可以防止婴幼儿胃内吸入过多的空气而导致呕吐。

喂奶后不要过早地翻动婴幼儿，最好把婴幼儿竖抱起来，轻轻拍打背部，打出几个"饱嗝"再放回床上，或将他的床头抬高一些，形成侧位睡姿，以防呕吐时发生窒息或引起吸入性肺炎。

生理性呕吐一般会随着婴幼儿月龄的增长和胃肠功能的逐渐完善而慢慢好转。如果婴幼儿出生后24小时就开始呕吐，或吃后就吐，量较多，甚至呈喷射状，除呕吐外伴有其他异常的体征症状，这往往是因生病引起的呕吐（病理性呕吐），应及早送到医院进行治疗。

5. 夜惊

婴幼儿夜惊时会出现抽搐、尖叫、在床上翻来滚去或跑着大声喊叫、瞪眼等情状。

婴幼儿夜惊的护理：发生夜惊后可以将婴幼儿抱在怀里，轻轻地抚慰，可用冷手帕擦脸，让婴幼儿尽快清醒过来，使之得到必要的安慰；帮助婴幼儿调整睡眠时间，养成按时作息的习惯，以获得充分的休息。

夜惊有时也是婴幼儿神经系统异常的一种表现，如果婴幼儿夜惊比较频繁，可以请医生进行检查，服用一些药物来缓解症状。

6. 鼻出血

当婴幼儿鼻子出血时，可指导婴幼儿低头止血，以免发生意外。因为鼻出血多发生在鼻腔前方，如果抬头，血就会流到鼻腔后方、口腔、气管甚至肺部，轻者可能引起气管炎、肺炎，重者可导致气管堵塞，呼吸困难，甚至危及生命。如果把血都咽下去，还可能会引起胃部不适或疼痛。同时，医生也无法估计出血量，不利于治疗。所以，当婴幼儿出血时，应用手指捏住婴幼儿鼻翼两侧，4～8分钟即可止血。

如果经常出血，并伴有其他症状，如发热、鼻塞，要及时到医院检查，排除患血液性疾病的可能。

7. 急性上呼吸道感染

急性上呼吸道感染简称上感，是小儿最常见的疾病，主要指鼻、鼻咽和咽部的急性感染，大多是由病毒引起的，如合胞病毒、流感病毒、副流感病毒、腺病毒、鼻病毒、柯萨奇病毒等，也可继发细菌感染。婴幼儿时期，由于上呼吸道的解剖生理和免疫特点，易患呼吸道感染，若患有维生素D缺乏性佝偻病、营养不良、贫血等病，或环境因素及护理不当，则往往容易诱发急性上呼吸道感染。

（1）临床表现

婴幼儿局部症状不显著而全身症状重，年长儿症状较轻。轻症主要是鼻咽部症状，出现流涕、鼻塞、喷嚏、咽部不适、轻咳与不同程度的发热，重者畏寒、高热、头痛、乏力。婴幼儿可伴有呕吐、腹泻、腹痛、烦躁，甚至高热惊厥。体检可见咽部充血，扁桃体肿大，颌下淋巴结肿大、触痛。部分患儿出现不同形态皮疹。

（2）护理措施

婴幼儿感冒有发烧咳嗽时，应以服用清热解毒、止咳化痰的中药为主；如果还合并了细菌感染，可以在医生指导下服用抗生素。吃药后高烧不退，可采取物理降温的方法，用冷手帕冷敷颈部两侧、大腿根部、双腋窝部，或用温水洗澡、头枕凉水袋等。护理中还要注意观察婴幼儿的精神、面色、呼吸次数、体温变化。

休息环境要安静、舒适，注意保持室内空气新鲜，上、下午开窗通风各一次，每次15分钟；避免对流风；湿度和温度适宜，防止过热和过分干燥，以利于炎症的吸收，减少继发性感染；让婴幼儿减少活动，注意休息。发热时应卧床休息，多饮开水，加速排泄；保持鼻咽部通畅，及时清除分泌物；保持鼻孔周围皮肤清洁，用油类涂抹鼻翼部的黏膜及鼻下皮肤，以减少分泌物的刺激；保持口腔清洁，防止口腔炎、溃疡的发生，每天用生理盐水漱口1～2次，经常喂些温开水，以清洁口腔；克服鼻塞或用口呼吸引起的口腔黏膜干燥，必要时可以涂点香油在口唇上。

饮食以流食、半流食为好，如果用奶瓶吃奶易呛咳，可以用小勺喂；婴幼儿食欲

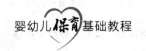

不好或呕吐，可以适当增加喂奶的次数，每次量少一点；菜汁和蔬菜水含维生素和矿物质，对疾病恢复有好处。

8. 腮腺炎

腮腺位于两侧面颊近耳垂处，腮腺肿大以耳垂为中心，可以一侧或两侧。最常见的为感染引起的腮腺炎，多见于细菌性和病毒性。细菌性腮腺炎主要表现为发热、腮腺局部红、肿、热、痛，白细胞计数增多，病变进入化脓期，挤压腮腺可见脓液自导管口流出。病毒性腮腺炎是最常见的流行性腮腺炎，此外，还可见其他病毒感染引起的腮腺炎。流行性腮腺炎是由腮腺病毒感染引起的呼吸道传染病。

腮腺炎主要发生在冬季、春季。开始发病时出现头疼、发热、呕吐等症状，1~2天后出现腮腺肿胀。流行性腮腺炎容易并发脑膜炎，一般在腮腺肿胀一周左右出现症状，表现为高热、头痛、呕吐、颈部强直等，还可并发肾炎、胰腺炎。

腮腺炎的护理主要是合理安排患儿的生活，减少并发症的发生。注意休息，直到腮腺肿大完全消失为止。要掌握婴儿体温、呼吸的变化，如果出现高烧、烦躁等，应及时去医院治疗；因为患病婴儿吞咽困难，所以最好吃流质或半流质的食物，并要注意营养，以利于身体恢复健康；不要吃酸、辣等刺激性的食品，以免使腮腺分泌物增多，肿痛加剧。保持口腔清洁，每天用盐水或复方硼酸液漱口，清除口腔内的食物残渣，防止发生继发性感染；在医生指导下服药，可以将清热解毒、止痛消肿的中药涂敷在外部肿胀处，也可把紫金锭、金黄散等用醋或浓茶水调成糊状后外敷。

注意事项：根据患病婴幼儿的具体情况确定，如果情形严重马上送医院治疗。

9. 高热惊厥

小儿惊厥俗称抽风，是小儿最常见的急症之一。主要表现为全身或局部的肌肉发生自己不能控制的收缩，同时可有意识障碍。引起小儿惊厥的原因很多，比较常见的是感染了细菌、病毒，如上感、肺炎、百日咳、伤寒、痢疾等。这些疾病除可使小儿中毒而发生惊厥外，还因为其会引发高烧而引起惊厥，称热惊厥。这种惊厥多在发烧时发生，时间较短，惊厥停止人便清醒，热退惊厥便停止，也可反复发作，一发烧便产生惊厥。这种惊厥多发生在6岁以内小儿。

当婴幼儿发生高热惊厥时，家长和育婴师要保持镇静，应迅速将婴幼儿抱到床上，使之平卧，解开衣扣、衣领、裤带，采用物理方法降温。对39℃以上高热的婴幼儿，可用75%的酒精加一半水，用纱布蘸着擦颈部、腋下、大腿根部及四肢等处，帮助降温。

用手指掐人中穴（人中穴位于鼻唇沟上1/3与2/3交界处），将患儿头偏向一侧，以免痰液吸入气管引起窒息；用裹布的筷子或小木片塞在患儿的上下牙之间，以免咬伤舌头并保障通气。

婴幼儿抽风时，不能喂水，进食，以免误入气管发生窒息，引起肺炎。家庭处理的同时最好先就近治疗，注射镇静剂及退烧针控制抽风，否则会引起脑缺氧，造成脑水肿，影响智力发展甚至死亡。

当体温在38℃以下时，一般不需处理。处理发热时，严禁吃退热片、阿司匹林和APC等退热药品。此类药品服用不当可引起婴儿贫血、便血、吐血、肚脐出血甚至脑内出血。

注意事项：体温下降后去除降温措施。每隔2小时喂5～10毫升白开水或白糖水，一般24小时内就可退热。婴幼儿高烧后易发生便秘，可用肥皂条沾水塞入肛门，不能乱服泻药。

10. 秋季腹泻

秋季腹泻多数由轮状病毒感染所致，多发于每年的9～11月，发病高峰在秋季，故名婴儿秋季腹泻。因为婴幼儿胃肠功能较弱，胃液及消化液相对较少，胃肠道的抵抗力差，所以很容易感染此类病毒。

秋季腹泻的初期症状会出现感冒、呕吐的现象，后出现腹泻的情况。症状为大便次数多、量多、水分多，黄色水样或蛋花样便，带少量黏液，无腥臭味。

预防是关键，但如果得了秋季腹泻，做好护理也是特别重要的。

腹泻患者因大便稀且次数多，水分的流失特别严重，所以预防脱水特别重要。要做好补水工作，可以在孩子的饮用水中加点儿盐，或从药店买口服补液盐喝。

腹泻的患者饮食要清淡，不要吃油腻的食物增加肠胃的负担；可以给孩子吃容易消化的小米粥、面食等。母乳的孩子适当延长母乳喂养的间隔时间。

可用暖水袋在孩子的脐部和臀部热敷，以缓解孩子的疼痛感。不要用卫生纸大力擦孩子的屁股，可用温水清洗后抹护臀霜。

出现脱水症状，要及时就医。

11. 百日咳

百日咳是一种由百日咳杆菌引起的呼吸道疾病，多流行于冬、春季。

（1）主要症状

百日咳的特征为阵发性痉挛性咳嗽，伴有特殊的吸气吼声，病程较长，可达数周甚至3个月左右，因此具有百日咳之称。

（2）预防与护理

①发现百日咳病儿，要及时隔离4～6周。在集体儿童单位发现病儿，应将居室消毒通风；在家中最好让孩子单独居住一个房间或一个角落；防止不良刺激，如风、烟、

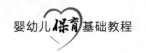

劳累、精神紧张等。

②病儿居室要保持空气新鲜，但又要防止感受风寒，衣被勤洗晒，保持清洁。发病后，病儿要注意休息，保证睡眠，对夜间咳嗽影响睡眠的孩子，可酌情给予镇静药。

③注意饮食调节，要保证每天热量、液体量、维生素等营养素的供给。特别是咳嗽呕吐影响进食的病儿，食物要求干、软、易消化。做到少量多餐，随时补充。忌食生冷、辛辣、肥甘等食品。

④及时排痰，防止呼吸暂停。可以给予一些能稀释痰液的药物，以便痰液咳出，但咳嗽反应重及小婴儿不宜应用，严重的痰涎阻塞，要用吸痰器将分泌物吸出。

12. 哮喘

婴幼儿哮喘是下呼吸道疾病的常见症状，哮喘是由于细支气管的炎症，黏膜充血、水肿、黏液分泌增加、黏液栓塞使气道狭窄所致，婴幼儿排痰困难，因此在患下呼吸道疾病时，咳嗽与喘息常同时存在。

大多数婴幼儿喘息的发作和呼吸道病毒性感染相关，最常见的病毒有鼻病毒、冠状病毒、呼吸道合胞病毒、流感病毒以及副流感病毒等。另外，遗传因素、尘螨、真菌、花粉等室内外过敏源，空气污染、烟雾、精神因素等也可诱发哮喘。

哮喘患儿的护理：

（1）忌与冷空气接触，冷空气可刺激呼吸道黏膜，致气管痉挛，诱发哮喘，因此要尽量避免与强冷空气接触；

（2）忌上呼吸道感染，冬季预防上呼吸道感染是减少哮喘复发的关键；

（3）避免室内吸烟和喷杀虫剂；

（4）忌接触过敏源，哮喘患儿慎穿动物毛衣，慎食虾蟹海鲜，忌与花粉接触；

（5）忌剧烈活动和情绪激动。

13. 轻度肺炎

肺炎是小儿最常见的一种呼吸道疾病，四季均易发生，3岁以内的婴幼儿在冬、春季节易患肺炎。如治疗不彻底，易反复发作，引起多种重症并发症，影响孩子发育。肺炎表现为发热、咳嗽、气促、呼吸困难，也有不发热而咳喘重者。小儿肺炎有典型症状，也有不典型的，新生儿肺炎尤其不典型。由细菌和病毒引起的肺炎最为多见。

婴幼儿患轻度肺炎，除了积极配合医生的治疗外，精心护理也至关重要。

（1）居室要保持安静，以利于婴幼儿充分休息。良好的休息可以减少患儿体内能量的消耗，保护心肺功能和减少并发症的发生。

（2）让婴幼儿枕高一点的枕头或呈半躺半坐姿势，经常翻身拍背或交换体位有利于减轻患儿肺部淤血。恢复期可适当参加户外活动，以促进肺部炎症的吸收。

（3）营养与喂养。患儿因在患病过程中发热等消耗增加，消化功能受到影响，所以应多吃易消化而富有营养的食品，保证足够的营养供给。如果出现呼吸困难，边吃边喘，可少量多餐，不要让食物呛入气管。咳嗽时应暂停喂食，以免引起窒息，同时应多喝水，以助痰液稀释。

护理期间要密切观察病情的变化，患儿出现气急、口唇青紫等异常表现时应及时送医进一步治疗。

14. 尿布疹

尿布疹是指在新生儿的肛门附近、臀部、会阴部等处皮肤发红，有散在的斑丘疹或疱疹，又称尿布皮炎、新生儿红臀。

（1）病因

尿布疹由婴幼儿尿布更换不勤或洗涤不干净，长时间接触、刺激婴儿皮肤或尿布质地较硬，发生局部摩擦而引起。继发细菌或真菌感染后会加重。

（2）临床表现

在尿布部位发生边界清楚的大片红斑、丘疹或糜烂渗液，甚至继发细菌或念珠菌感染。严重者，特别是营养不良的慢性腹泻婴幼儿，可发生皮肤溃疡。

（3）护理

针对不同原因引起的尿布疹对症治疗与护理。粪便引起的尿布疹，皮肤会红一整片，好像烧坏了的皮肤。可购买保护皮肤的药膏或尿布疹药膏，涂抹在患处。真菌引起的尿布疹，先会出现病毒引起的尿布疹症状，然后出现稀疏的红点，在发红的皮肤上散布红点。细菌引起的尿布疹，皮肤会变红，破损，有细小的溃疡。由真菌和细菌引起的尿布疹需要医生给予合适的含有抗生素或抗癣的药膏。

平时注意婴幼儿屁股的清洁，大小便后及时换尿布，不要给大小便产生粪毒的时间。

第四节　预防铅中毒

一、铅中毒的概念与相关知识

1. 铅的来源

（1）大气中铅的来源

大气中的铅有自然来源和非自然来源。自然环境中的铅可通过地壳侵蚀、火山爆

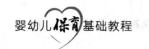

发、深林山火等自然现象的释放而进入大气环境中；非自然来源的铅主要是指来自工业和交通等方面的铅排放。

（2）环境媒介中的铅

土壤是自然界中铅的最大储存库，室内铅尘也是儿童铅暴露的重要来源之一。

（3）水中的铅

一般情况下水中的铅不至于成为儿童铅暴露的主要来源，在早晨起来第一次打开水龙头放出的水中往往含铅量较高，热水龙头放出的水含铅量往往较冷水龙头高。

（4）食物中的铅

食物中的铅可能来自几个方面：大气中的铅直接沉积到谷物和蔬菜中；室内铅尘污染厨房中的食物；用含铅釉器皿储存食物造成污染；铅质焊锡制作的食品罐头对食物的污染等。其中，铅污染罐头食品的危害最大。

2. 儿童铅暴露的主要原因

含铅油漆为目前儿童铅暴露的最主要原因，住在铅污染房内的儿童，其血铅水平明显高于居住于无铅污染住房内的儿童；儿童玩具和学习用品的含铅量普遍较高，足以引起铅中毒。

3. 铅在人体内的吸收和分布

铅经过肠道、呼吸道、皮肤进入人体，肠道吸收是铅吸收的主要途径。铅通过主动转动和被动扩散两种方式由小肠吸收进入血液。铅和钙、铁及锌等在肠道吸收过程中享用同一部位的转运蛋白，提高膳食中钙、铁和锌的含量可有效降低铅在肠道的吸收。空气中的铅经呼吸道吸入肺内，再通过肺泡——毛细血管单位吸收进入血液。铅极少经皮肤吸收。

体内铅的分布可分为血液中的铅和骨组织中的铅。参与血液循环的铅99%以上存在于红细胞内，有1%以下存在于血浆中。骨组织容纳了占体内总铅量90%以上的铅。骨铅的积蓄始于胎儿时期，以后随着年龄的增长而逐渐增多，骨铅的积蓄可持续约50年。其他组织中的铅少量分布在肝、肾、脾、脑、肌肉等器官中，脑组织是铅重要的靶器官。

铅在体内血液和组织中的半衰期为25～35天。骨骼中铅的半衰期随年龄不同而不一，约为10年。

4. 儿童铅代谢的特点

（1）吸收多

无论是经呼吸道还是经消化道，儿童均较成人吸收较多的铅。消化道是儿童吸收铅的主要途径。第一，铅的吸收率儿童高达42%～53%；第二，儿童有较多的手—口动作；第三，儿童单位体重摄入食物较成人明显多，通过食物途径摄入的铅量也相对较多；第四，儿童胃排空较成人快，铅的吸收率会大幅度增加；第五，呼吸道吸入较大颗粒，多吞入消化道。

儿童之所以从呼吸道吸入较成人多的铅，有以下几方面原因：铅多积聚在离地面1m左右的大气中，而距地面75～100cm处正好是儿童的呼吸带；儿童对氧的需求量大，故单位体重的吸气量远较成人大；铅在儿童的呼吸道中的吸收率较成人高，是成人的1.6～2.7倍。

（2）排泄少

儿童铅的排泄率仅有66%左右，而仍有约1/3的铅留在体内。1岁左右的幼儿每天的排铅量仅相当于成人的1/17。

（3）储存池的铅流动性大

儿童储存池中的铅流动性较大，较容易向血液和软组织中移动，因而内源性铅暴露的概率和程度均较高。

二、预防儿童铅中毒的重要性

铅是多系统、多亲和性毒物，主要是嗜胎盘和嗜神经毒物。对婴幼儿生长发育、心理行为发育、智力发育、潜能发展会产生不可逆的损伤并保留终身。铅污染已不再是职业污染，而是生活中常见的一种污染源和危险因素。

铅中毒可造成儿童贫血、缺钙、缺锌、免疫力低下、记忆力减退、注意力不集中、多动、易激怒等。儿童铅中毒不容忽视，儿童铅中毒要从孕前就开始预防，幼儿铅中毒可受母体的影响，母体血铅含量高易造成儿童铅中毒。研究表明，只要孕妇体内含有铅，就会影响胎儿，因为胎儿同母体相联系的胎盘对血中的铅没有一点屏蔽作用，孕妇吸收的铅90%会通过胎盘传输给胎儿，导致胎儿先天性铅中毒。

三、血铅标准

国际血铅诊断标准：≥100微克/升，为铅中毒。

（1）正常血铅水平：Ⅰ级，血铅<99微克/升，相对安全。

（2）轻微铅中毒：Ⅱ级，血铅100～199微克/升，血红素代谢受影响，神经传导速度下降。

（3）轻度铅中毒：Ⅲ级，血铅200～499微克/升，铁、锌、钙代谢受影响，出现缺钙、缺锌、血红蛋白合成障碍，可有免疫力低下、学习困难、注意力不集中、智商水平下降或体格生长迟缓等症状。

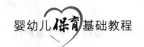

（4）中度铅中毒：Ⅳ级，血铅 500～699 微克/升，可出现性格多变、易激怒、多动症、攻击性行为、运动失调、视力和听力下降、不明原因腹痛、贫血和心律失常等中毒症状。

（5）重度铅中毒：Ⅴ级，血铅≥700 微克/升，可导致肾功能损害、铅性脑病（头痛、惊厥、昏迷等）甚至死亡。

四、预防铅中毒的工作内容

1. 观察婴幼儿铅中毒的症状

（1）一般状况：面色黄白、生长迟缓、体重不增、便秘、腹泻或便秘与腹泻交替、腹痛、恶心、呕吐、贫血（多为小细胞缺铁性贫血）。

（2）喂养和进食方面：胃纳低、拒食、偏食、挑食、异食，喂养困难。

（3）神经精神方面：头疼、头晕、情绪不稳定、烦躁不安、攻击行为、行为偏差、嗜睡、运动失调、多动、注意力短暂、认知能力下降、学龄儿学习成绩下降、人际交流困难有障碍等。

（4）免疫功能低下、反复呼吸道感染。

2. 治疗铅中毒的方案

根据"零血铅"战略，原则上血铅不为零者均应进行清除血铅的干预。

（1）非药物驱铅

对血铅水平 1～3 级或小于 1 级但血铅不为零者，提倡使用金属硫蛋白制品（MT），此为体内正常组成部分，具有去除金属毒物、清除自由基、调节微量元素等多项生理功能，无毒副作用。服用方便、自然，每天 1～3 支，30 天为一个疗程。根据治疗反应，再决定继续治疗与否。

（2）药物驱铅

3 级血铅水平以上者需采用药物驱铅，对不宜使用药物驱铅的儿童可使用非药物驱铅。

3. 预防铅中毒的措施

（1）经常给婴幼儿洗手：一次洗手可以消除 90%～95% 附着在手上的铅，从而避免从消化道摄入。特别要养成饭前洗手的习惯。

（2）清洗用具：凡是婴幼儿可以放入口中的玩具、文具或易接触的家具，均应定期擦洗除铅。

（3）家庭定期扫除：用水和湿抹布清洗室内物品，去除铅尘；食物和餐具要加护罩，遮挡铅尘；平时经常开窗通风。

（4）不要带婴幼儿去街边玩耍或长期停留，避免吸入汽车尾气或铅尘。

（5）营养协助：少让婴幼儿吃含铅食品，多吃含钙食品、含铁食品和含锌食品。要定时进餐，空腹时铅的肠道吸收率可成倍增加。

由于铅几乎无处不在，并且绝大部分铅是从消化道进入血液中的，铅在血液中的半衰期为 3～5 周，从理论上讲，一个孩子停止接触铅 1 个月后，血铅水平会降至原有水平的一半，2 个月后降至原来的 25%，因此，关键是要把住"铅从口入"这一关。

第五节　婴幼儿意外伤害的预防与处理

婴幼儿意外伤害是指突然发生的各种事件或事故对婴幼儿所造成的损伤，包括各种物理、化学和生物因素造成的损伤。国际疾病分类（ICD—10）将其单独列为一类，其中包括交通事故、溺水、气管异物、窒息、中毒、烧（烫）伤、跌落、动物咬伤、自杀或他杀等。婴幼儿意外伤害已经成为我国及世界 0～14 岁儿童的第一位死因。全世界每年有 100 多万个 14 岁以下的儿童死于意外伤害，中国意外伤害占儿童死因总数的 26.1%，而且这个数字还在每年快速增加。让儿童"远离意外伤害"刻不容缓。婴幼儿保育人员有必要了解预防儿童意外伤害方面的知识。

一、意外伤害的危险因素

婴幼儿经常发生的意外伤害有交通事故、中毒、跌落伤、外伤、器官异物、烧烫伤、溺水、中毒、触电等。城市以车祸为主，农村以溺水为主；南方以溺水、窒息、车祸居多，北方则以窒息、中毒、车祸较多。

成人要加强安全意识，消除环境中的一切不安全因素，一旦发生意外伤害，要沉着、冷静并及时处理，减少婴幼儿的痛苦。

创造相对安全的环境和提高儿童驾驭环境的能力是预防意外伤害的两大重要因素。

二、婴幼儿意外伤害的处理

1. 外伤

（1）表皮擦伤

如果伤口小而浅或仅擦伤表皮，可用凉开水洗净周围皮肤，再用凉开水冲洗伤口。如有泥沙等污物，应彻底冲洗干净。如冲洗不掉，可用针拨出，以免污物留在皮肤里。清洁伤口后，用 75% 酒精由里到外消毒伤口周围的皮肤，伤口表面涂碘酒等，如伤口

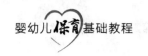

有少量出血，可用消毒纱布止血后再上药，不用包扎，避免沾水，让其自然干燥。

（2）婴幼儿肌腱和软组织损伤的处理方法

软组织和肌腱损伤时若无皮肤破损，可以在局部冷敷，使受伤部位血管收缩，减少出血，敷1小时左右即可。24小时后如局部仍有红肿、疼痛，可改用热敷，也可用七厘散等中成药，用水调匀后敷在受伤部位。如局部疼痛严重，或有其他异常情况，应及时去医院诊治。

（3）婴幼儿一般出血的处理方法

如伤口浅，出血量少，可用消毒纱布或干净手绢紧紧压住出血部位，止血后用创可贴粘合，也可止血后仅涂碘酒，待其自愈。如果出血量多，首先急救止血并尽快送医院。如果创面不大，但伤口较深，应及时去医院处理。

加压包扎止血法：用消毒纱布盖在伤口上，再用绷带缠紧。

（4）婴幼儿严重出血的救助方法

如果婴幼儿发生意外事故，出现严重出血，应立即采取以下急救措施：用一块干净的布，压在伤口边缘上，一直压到凝血为止；如有断骨露在外边，或是伤口内有异物，如玻璃碴等，只能压迫周围部位，而不能压迫正上方；把婴幼儿平放在地面上，抬高受伤的肢体，这样既可以使流向受伤部位的血液减少，又能使血液迅速流向大脑、心脏和肾等重要器官，以防休克；如果有需要缝合的伤口，马上与医院取得联系；如果出血位置是无法压迫的部位，如腹股沟区等，可先让婴幼儿躺下，用拳头或手掌跟部把出血的血管压向对侧的骨头方向。

2. 器官异物

器官异物的处理包括眼内异物、外耳道异物、鼻腔异物、咽部异物、食道异物、气管支气管异物。

（1）眼内异物

眼内常见的异物有沙子、尘土、小飞虫等，当这些异物进入眼内后，会刺激婴幼儿眼泪分泌，可指导其微闭眼睛，待异物被眼泪冲出；切勿用手或手绢揉擦。

巩膜表面的异物，若眼泪冲不出来，可用眼药水或白开水冲洗，也可用干净的手绢角或消毒棉签轻轻擦去；藏在结膜内的异物，要翻开眼皮擦去；嵌入角膜的异物，应及时去医院取出，延误时间，日后会影响视力。

处理眼内异物时可用翻转下眼皮的方法：翻下眼皮时，让婴幼儿往上看，用食指压住下眼皮，再向下扒开。

（2）外耳道异物

常见的外耳道异物有小石块、纽扣、豆类、草棍及小虫等。植物性异物遇水膨胀后可引起外耳道炎；动物性异物在耳内爬动可引起剧烈疼痛。小虫入耳后，可在耳内滴入酒精或油类，把小虫杀死，再到医院取出；或将打开的手电筒置于耳边，昆虫可能向亮处爬出。体积小的植物性异物，可用手将耳郭向后上方提起，使婴幼儿头歪向异物侧，单脚跳，这样异物有可能掉出来。

（3）鼻腔异物

异物如果是纸片、棉花，可用镊子取出；小的异物，成人可用手紧按住无异物的鼻孔，指导婴幼儿用力做擤鼻涕的动作，把异物擤出；也可用棉花或纸捻刺激鼻黏膜，使婴幼儿打喷嚏，将异物喷出。如果上述方法无效，应去医院取出。

（4）咽部异物

婴幼儿咽部异物以鱼刺较多见，常嵌入婴幼儿扁桃腺或其附近，引起疼痛，吞咽时加剧。家庭中一般用喝醋法软化鱼刺，或吞咽饭团、馒头等，企图把鱼刺咽下去。这两种方法都不可取，出现这类情况应及时送婴幼儿去医院处理。

（5）食道异物

婴幼儿常将纽扣、硬币、玩具零件等放入口内玩耍不小心吞咽，较小而光滑或球形的异物，多能通过消化道由肛门排出，可吃些芹菜、韭菜等富含纤维的食物，增进肠蠕动，促使异物随大便排出。较大、较长或尖锐的异物，切勿自行处理，要及时去医院。

（6）气管、支气管异物

异物如被吸入气管则称为气管异物。患儿吸入异物后会立即发生剧烈呛咳，顿时面红耳赤，并有憋气、呼吸不畅等症状。随后，若异物自己附于气管壁，症状可暂时缓解；若吸入的异物轻而光滑，如西瓜子等，则常随呼吸气流在气管内上下活动，这种情况下，在症状缓解期后，患儿仍不时发生咳嗽。通常气管异物种类以花生、瓜子、豆类等较多见，也有鱼刺、骨片或塑料笔帽等。

如异物被吸入支气管则称为支气管异物。异物一般进入右侧支气管。早期异物经过气管时可出现与气管异物一样的表现，而当异物进入支气管后，咳嗽可略减轻。若异物为植物性异物，则常有发热、咳嗽、痰多等症状。若双肺支气管均有异物堵塞，则有明显的憋气或呼吸不畅感。

婴幼儿由于牙齿发育不完善，不能将花生、瓜子、豆类等物嚼碎，且婴幼儿咽喉反射不健全，因此容易将异物吸入气道而形成气管、支气管异物；另外，婴幼儿吃饭时哭闹或嬉笑也可将食物吸入气道；还有的婴幼儿喜欢口中含物，可当啼哭或跌倒时，会将口中异物吸入气道，形成气管、支气管异物。

异物进入气管后，引起呛咳，成人常会给婴儿拍背，这是不恰当的处理。正确的

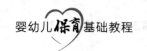

方法一是让患儿俯卧在两腿间，头低脚高，然后用手掌适当用力在患儿的两肩胛骨间拍击 4 次；二是从身后将其抱住，双手握拳放在他腹部正中顶端（即胸骨剑突下），然后突然向上用力，使一股气流猛然从气管中冲出，将异物排出。

婴幼儿气管、支气管异物最关键还是预防。婴幼儿不要养成在口中含物的坏习惯，不要吃那些不易嚼碎的食物，如花生、豆类等；吃饭时不要哭闹、奔跑或嬉笑；进餐前要细心观察饭桌周围有没有危险物品；在婴幼儿进食时避免逗笑、责备和恐吓，婴幼儿躺下后不再给他饼干、糖果等零食。

气管、支气管异物是危及生命的急症。一旦发生应立即送往医院，同时保持直立体位，不要平卧，有条件者给予吸氧。在医院内可通过支气管镜等将异物取出

3. 误服药物

发现误服药物，正确的处理原则是迅速排出，减少吸收，及时解毒，对症治疗。

如果误服的是一般性药物，如毒副作用很小的维生素、止咳糖浆等，可让婴幼儿多饮凉开水，以使药物尽快稀释并及时排出。

如果误服的药物剂量过大又有毒性，应立即用手指或其他工具刺激舌根催吐，然后再喝大量茶水、肥皂水反复呕吐、洗胃。催吐和洗胃后可喝几杯牛奶、豆浆或 3～5 枚生鸡蛋清，用以保护婴儿的食道和胃不被烧烂，起到养胃解毒的作用。

如果误服的是腐蚀性的药物，如碘酒类，发现后要分秒必争，马上喝米汤、面汤等含淀粉的液体；若是来苏消毒液，可喝蛋清、牛奶、面粉糊，以保护胃黏膜；若为强酸，应立即服肥皂水、生蛋清，以保护胃黏膜；若为强碱，应立即服用食醋、橘汁、柠檬水等，然后立即送医院进行治疗。

误服了有毒性的药物，在采取急救措施后，可取绿豆 100 克、甘草 20 克，煎煮 30 分钟后服汤以解余毒。

另外，在送医院急救时，应将误服的药物或药瓶带上，以使医生及时了解情况，采取措施。

4. 触电

婴幼儿经验不足，常因玩弄电源发生触电事故。在夏、秋季节，天气炎热潮湿，风雨较多，有时会因为触碰了倒塌电线杆上的电线而致触电。小儿发生触电时，应立即抢救。

（1）切断电源

救护者需冷静分析现场情况，选择一个安全的方法，既能尽快使触电婴幼儿脱离电流，又保证自己不遭电击。可采取穿上胶底鞋、踩在干木板上等防护措施，如果电闸离得很远或一时找不到，可用干燥的木棍、竹竿等绝缘工具，把触电者身上的电线

挑开。

如果通过人体的电流很小，触电的时间也短，脱离电源以后孩子只感到心慌、头晕、四肢发麻，这时候，要让他休息 1～2 小时，并有人在旁守护，观察呼吸、心跳情况，一般不至于发生生命危险；皮肤灼伤处敷消炎膏以防感染。

（2）现场急救

对呼吸、心跳停止的触电者，应立即做口对口吹气和胸外心脏按压，不可中断，直到送进医院；注意保护烧伤的创面，用干净的纱布、被单等覆盖创面，待医生做进一步处理。

5. 烫伤

在生活中，很容易发生烫伤意外，尤其是婴幼儿。婴幼儿皮肤薄嫩，烫伤的程度要比成人严重得多，轻则留疤，重则可能危及生命。

（1）婴幼儿轻度烫伤的救助方法

如果是皮肤表面的烫伤，皮肤会红肿刺痛，若做好紧急处理，不会留下任何伤痕。先用冷水冲洗烫伤部位 20 分钟左右，使皮肤冷却，可缓解疼痛，减弱红肿程度，防止形成水泡。如果水泡已经形成，不要弄破，也不要往患处涂任何药膏或药水，可在上面置一块清洁、无绒毛的纱布，然后用抗生素药膏涂抹，以免受到感染。

（2）婴幼儿中度烫伤的救助方法

中度烫伤时皮肤不仅红肿还会起水泡，皮肤破裂溃烂，现出真皮并渗出血及其他液体。这种程度的烫伤非常疼痛，有时会因为伤势太严重而感觉不到疼痛，如果直接用清水冲洗反而会加重伤势，这时应将烫伤部位放入盛有冰水的盆中，使用流动自来水进行冷却，20～30 分钟后即可舒缓疼痛，并可防止皮肤深层组织受到破坏。

（3）婴幼儿重度烫伤的救助方法

重度烫伤深及皮下组织，皮肤会变干硬、变白，甚至呈焦黑色，这时已感觉不到疼痛。处理这种程度的烫伤，要十分小心地去除衣物，不要碰到烫伤的皮肤，可用剪刀把衣服剪开，慢慢取下，将用冷水浸泡的被单、毛巾敷在烫伤处，注意不要摩擦皮肤，以免擦破患处发生溃烂，继发感染，然后立即送医院急救治疗。

6. 失去知觉

（1）检查婴幼儿是否还有呼吸和脉搏。最简单的方法是触摸颈部动脉，即颌下与其耳间的连接处。

（2）把婴幼儿放置成俯卧姿势，将一只胳膊弄弯，使其支撑起上半身；再将同侧的腿弄弯，以支撑其下部身体，最后把头转向一侧；马上与急救中心进行电话联系。如果发现呼吸停止，需要采取口对口的方式进行急救。

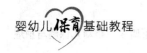

（3）口对口的急救。先将婴幼儿的头部略向后倾15°左右，以使其呼吸道畅通，检查喉内有无异物。嘴盖在婴幼儿的嘴与鼻子上面，向里面轻轻吹气，速度为每分钟20次。每间隔4次检查一下婴幼儿是否有了呼吸。吹到恢复呼吸为止。

如果是婴幼儿发生窒息，也按同样的方法向口内吹气；如果心跳停止，则要立即实施胸外心脏按压。

救助2岁以下的婴幼儿时，用一只手垫着背部，支撑起婴幼儿的头颅，用另一只手的两个手指，按压胸骨下部的位置，每分钟100次，压下的深度为1.5~2.5厘米，1次呼吸配合5次压迫；2岁以上的婴幼儿可放置在平地上，用一只手根部轻轻按压，压下的深度为2.5~3.5厘米。

7. 急性损伤后休克

休克是指机体受到任何急重症损害，导致生命重要器官的微循环灌流量不足，有效循环血量降低及心输出量减少，组织中氧和营养物质的供应降低到细胞可以耐受的临界水平以下，并发生代谢产物积聚，细胞结构和功能损害，最终导致脏器功能不全的情况。婴幼儿休克是常见的急症，是导致婴幼儿死亡的重要原因之一。

救助方法如下。

（1）把婴幼儿平放在地面，最好下面垫有毯子；使头部位置较低，头偏向一侧，以便口内的液体排出；如果没有骨折的可能，可把下肢垫高，让血液流向心脏。

（2）松开婴幼儿衣服较紧的部位，如果天气较冷，用毯子盖好，避免着凉；不要使用热水袋或电热毯。

（3）如果婴幼儿失去知觉，请按"失去知觉"中提供的方法进行抢救。如果心跳与呼吸停止，马上采取口对口急救和胸外心脏按压。

（4）不要给婴幼儿喂食，可以喂一点水。

8. 溺水

如果婴幼儿不慎掉进水里，在迅速把婴幼儿捞上来以后，要先把婴幼儿嘴里、鼻子里的东西清理干净，然后把肚子中的水控出来。具体方法如下：大人单腿跪地，一条腿屈膝，让婴幼儿的肚子趴在大人的膝盖上，头下垂，大人用手按压婴幼儿背部，尽量让嘴、鼻子、气管和胃里的水流出来。如果婴幼儿已经停止呼吸，要先做人工呼吸，并立即送到医院进行抢救。

9. 摔伤

如果婴幼儿不小心从高处摔下来，身上、头上磕青了，或是起了大包，就会形成淤血，此时，成人不要急着给婴幼儿揉，因为越揉淤血会越厉害。

如果是头朝下摔下来，要注意观察婴幼儿有没有脸色发白、眼神发直、爱睡觉、呕吐等现象。如果出现这些现象，可能是脑震荡，要立刻把婴幼儿送到医院治疗。

如果婴幼儿摔倒后，胳膊不能动，或者不能走路了，则很可能出现了骨折。最容易发生的一般是骨弯曲，而不是骨头断裂。婴幼儿骨折的救助方法如下：首先，不要去揉或捏，试图把变形或弯曲的肢体弄直，这样只能加重骨折；如果伤害严重或是骨头穿透皮肤，可用消毒纱布包好，尽量不要碰到伤口；如果没有折骨伸出皮肤，可在受损部位的两侧固定肢体，防止进一步损伤；受伤的上肢可以用绷带吊起来，受伤的腿可以通过系好膝盖和踝骨的方法进行固定。在可能的情况下，尽量抬高患部。

婴幼儿脊椎骨断后的救助方法：如果怀疑婴幼儿的脊椎骨断了，要先固定头部，把身体放平，迅速用木板抬到医院进行治疗。

三、婴幼儿意外伤害的预防

意外伤害是突然发生的事件对人体造成的损伤，它包括家庭中毒窒息、溺水、交通事故、烧伤、烫伤等。意外伤害发生在日常生活中，多数是由于缺乏必要的安全知识和防卫意识，如不小心、考虑不周等生活方式所致。儿童是人一生中生命力最强的阶段，但却是意外伤害的多发年龄段，其发生原因多与玩耍和运动有关，而他们在玩耍或运动时根本想不到可能会有意外伤害发生。他们缺乏一种自觉的防护心理，缺乏事故安全防范意识，因而容易引起某些常见的意外伤害。虽然多数家长经常担心孩子会发生意外伤害，但对于某些能够引起意外伤害的家庭环境因素却不够注意，例如，有近1/3的人不注意保管好家里的药品，而是将其放在孩子能拿得到的地方，他们想不到由此可能会导致孩子家庭药物中毒的发生。另有资料显示，52%的意外伤害发生在家庭。由此可见，对家长及孩子进行预防儿童意外伤害的教育已迫在眉睫。

1. 意外窒息

意外窒息是1～3个月内婴儿常见的意外事故，幼儿期也偶有发生，通常都与看护人疏忽大意有关，预防是关键。

（1）不要盖住婴幼儿头部或与婴幼儿合睡一个被窝，以免被褥盖住孩子口鼻。

（2）不要躺着给婴幼儿喂奶，以防妈妈乳房堵住孩子口鼻。

（3）不要在婴幼儿枕头旁铺放塑料布或使用软塑围嘴，以免吹拂到孩子脸上。

（4）不要让小儿单独玩气球，以免崩裂捂住孩子脸部。

（5）不要随手放置塑料袋，以免孩子拿到，套在头部玩耍导致窒息。

（6）幼儿攀爬滑梯等器械时，不要戴项链、围巾等颈饰，也不要穿领子上有绳子的衣服，以免挂在器械上勒住颈部。

一旦发现婴幼儿口唇及皮肤青紫，应立即解除引起窒息的原因，清除呼吸道和口

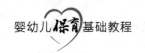

腔分泌物，保持呼吸道通畅；如果呼吸、心跳已停止，要立刻进行人工呼吸和心脏按压，人工呼吸时要用口罩住婴儿口鼻，或捏住鼻孔；采取上述措施的同时应尽快拨打120，请求专业救治。

2. 气管异物

2岁以下的婴幼儿咀嚼能力差，进食时易受干扰而剧烈笑闹，甚至跑跳，很容易发生气管异物。帮助孩子养成良好的行为习惯非常重要。

（1）不要将婴幼儿单独留在屋内，有些孩子吐奶，仰卧时就可能呛入气管。

（2）3岁以下宝宝不能吃完整的坚果类食物，应碾碎食用。

（3）教育孩子养成良好的进食习惯，细嚼慢咽，不要边吃边玩，也不要狼吞虎咽。

（4）不要在进食时逗孩子玩或训斥孩子，家长也不应在此时争吵。

（5）不要追着孩子喂食，幼儿跑动中最易呛咳。

（6）训练1岁以上小儿精细动作时，使用的豆子、米粒等小物品应计数回收。

（7）发现孩子口含异物时，耐心引导其吐出，不要大惊小怪地强行抠抢。

（8）若已经吞咽了纽扣、豆粒等小物品，确认进入食道而非气管，就不必采取任何措施，以免在倒控或挤压过程中呛入气管，只需在两三天内观察异物是否随大便排出即可。

3. 跌落伤

80%的跌落伤发生在家里，包括坠床、绊倒、摔倒、磕碰、坠楼等。婴幼儿头部比重大，身体重心相对较高，极易跌倒。尽管多数跌落伤为轻伤，家长也一定要多加小心，以免给孩子造成不必要的伤害。

（1）不要在无人看管时把婴儿放在桌、椅、床等任何高出地面的物体上，因为婴儿的运动能力发展速度常常超出家长的预测，大人一转身的时间就可能发生危险。

（2）婴儿床应设有护栏，周边地上应铺垫厚地毯，万一跌落时可以缓冲。

（3）如果婴幼儿经常睡在大床上，建议配置结实的蒙古包蚊帐，孩子在床上时拉紧拉链可有效防止坠床，但要教育较大幼儿不要故意冲击蚊帐。

（4）尖锐的桌角应加防护装置或用棉布包裹。

（5）幼儿活动的房间不要乱堆放玩具、板凳等物品，以防绊倒磕伤。

（6）不要靠窗摆放桌、凳、床等家具，以免幼儿攀援后从窗台上跌落。

（7）二楼以上窗户、阳台应安装间距小于孩子头部直径的护栏。

（8）有楼梯的家庭，上层楼梯口应安装有锁的护栏，楼梯外侧要安装一米以上的护栏，护栏中低部不要有横杆，以免幼儿攀爬。

（9）尽量不使用幼儿学步车，因为学步车易被小石子等障碍物绊倒，而且这种学步方式对孩子的生理发育弊大于利。

（10）户外活动时，家长要勘查地形，尤其在看似安全的广场、草地，要检查是否有障碍物，孩子玩耍时坚持离手不离眼。

4. 意外中毒

婴幼儿探索能力很强，一旦接触到家中的药品、化学品，常常会"尝一尝"甚至大量吞服，家长应避免在家中存放危险化学品。

（1）妥善保管家中的药品和杀虫剂、洗涤剂等化学品，不要让孩子有机会单独接触。

（2）不要用药盒存放饼干、玩具等物品，也不要用玩具盒、食品盒存放药物、化学品，以免孩子混淆，误服。

（3）取用药品后应立即收藏到原处，不要随手放在孩子可能接触到的地方。

（4）严格按医嘱服药，并保留药品说明书备查。

（5）婴幼儿皮肤通透性高，应谨慎使用外用药，以防皮肤吸收中毒。

5. 烧、烫伤

日常生活中的烧、烫伤多由热水、热汤、热粥导致，家长一定要时刻保持警惕，避免孩子接触可能导致烫伤的物品。

（1）不要使用桌布，以免幼儿拉拽，导致桌上的热汤水翻洒。

（2）保温瓶、热水杯、饮水机、打火机等要放在孩子摸不到的地方。

（3）给孩子洗澡、洗衣时，水盆内要先放凉水再放热水。

（4）任何时候都不要将热汤锅放在地上，尤其在忙乱时不可存侥幸心理。

（5）不要让孩子喝太烫的汤、水，冷却到适当的温度再拿给孩子，食道长期受高温刺激也是致癌的重要因素。

（6）为小儿保温时，热水袋等不能直接接触皮肤，且须经常变换位置，以免慢性烫伤。

6. 交通事故

交通事故已日益成为儿童意外伤害的"第一杀手"，家长良好的交通意识是孩子安全的保证。

（1）私家车应安装儿童安全座椅，最好配置安全帽。3 岁以下的孩子乘坐后向式安全座椅，受伤害的概率可减少80%。

（2）成年人或家长驾驶保持文明驾驶，不超速、不抢行，避免急转弯、急刹车，家长也应系好安全带，保证在紧急情况下的自身安全，才能更好地照顾孩子。

（3）乘坐出租车时，家长要坐在后排，并用安全带把自己和孩子的身体固定住。

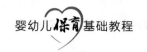

（4）乘坐公共汽车时，要将小婴儿捆在身上，不要让幼儿在车厢内行走、奔跑。

（5）幼儿过马路要抱起或牵着他的手，不要让孩子自己过马路。

（6）不要带孩子在马路边玩耍，路边行走时要让孩子走在内侧，尽量远离快车道。

（7）教育孩子不要蹲、站在汽车附近，尤其要向孩子强调不能钻到汽车下面。

（8）家长行路、行车都要严格遵守交通规则，从小给孩子树立良好的榜样。

交通意外往往造成儿童严重的脏器损伤，如若发生，必须马上送医院救治。

7. 触电

婴幼儿在日常生活中触电原因多为用手触摸电器，将手指或金属器具插入电源插孔里，手抓电线的断端等，家长从房屋装修起即应考虑孩子的安全，并对孩子加强教育。

（1）确认家中电路系统具备漏电保护功能。

（2）经常检查家用电器运行情况，杜绝漏电。

（3）不要给婴幼儿使用电热毯。

（4）各类电器均应放在远离孩子能触摸到的地方，手机充电完成后要拔掉充电器电源。

（5）不要让孩子触摸插座和电源开关，家电的电源线不要乱接乱拉。

（6）选购电动玩具时，要注意玩具的设计和安全性。

（7）婴幼儿在户外活动时，要远离变压器等危险的带电设施，家长要留意活动场所周围是否有裸露的电线。

8. 溺水

溺水是南方儿童最常见的意外伤害，在北方较少发生，但也应重视。

（1）不要让婴幼儿单独留在卫生间内，抽水马桶、浴缸等都存在隐患。

（2）不要让孩子在没有护栏的河畔、池塘边玩耍。

（3）婴幼儿不能去成人泳池游泳，幼儿游泳只能留在浅水区，家长不能离手。

（4）冬季教育孩子不要去冰面上玩耍；如去自然冰场滑冰，必须选择正规机构，确认其安全措施齐备。

婴幼儿意外伤害发生的原因，主要在于一些家长（监护人）忙于工作而疏于对儿童的照顾、农村公路和河塘管理不到位、健康教育不普及、抢救系统不健全、居室布局或物品放置使用、管理不合理。儿童意外伤害多发生于家长、教师和其他监护人麻痹大意的情况下，不少家长或老师缺乏防止儿童意外伤害意识，根本想不到孩子会发生意外伤害事故。因此，托幼机构、游乐场等公共场所，都必须具有危机感，不能麻痹大意，要尽最大可能防止儿童意外伤害事故的发生。

第五章　婴幼儿教育实施

0~3岁是人的体格和神经、心理发育最快的时期，已经具备了接受教育的基础和条件。人的动作能力、认知能力、语言、思维和社会行为都需要在良好的教育环境中才能得到发展。

教育的目的是帮助婴幼儿提高"适应环境的本领和驾驭环境的能力"。根据《育婴员国家职业标准》，从事育婴职业的人员必须经过专业培训，在婴幼儿教育方面掌握以下内容：掌握对婴幼儿进行大动作训练和精细动作训练的方法；掌握对婴幼儿进行认知能力训练的方法；掌握对婴幼儿进行语言训练的方法；掌握培养婴幼儿生活自理能力的方法；掌握培养婴幼儿社会交往能力的方法；掌握培养婴幼儿良好的情绪的方法；掌握实施个别化教学计划的知识与方法；掌握实施一对一的个别化教学计划的步骤和实施团体教学计划的步骤。

本章根据育婴师《理论知识鉴定要素细目表》要求，对"婴幼儿教育"部分的理论知识重点或难点内容进行解释与说明，给出涉及的关键概念、步骤、操作等。

第一节　动作技能训练

0~3岁婴幼儿是运动能力产生和发展的重要时期，发展动作技能对于婴幼儿的身心发展具有重要意义。0~3岁婴幼儿的动作技能主要包括大动作和精细动作两个方面，各方面动作的发展具有不同的关键期。

一、大动作

（一）婴幼儿大动作发展的关键期

3~4个月是学习翻身的关键期；7~8个月是学习爬行的关键期；10~11个月是婴幼儿学习独自站立的关键期；11~12个月是婴幼儿学习独自行走的关键期；24~25个月是婴幼儿单腿站立的关键期；32~33个月是婴幼儿单脚跳跃的关键期；36~37个月

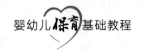

是婴幼儿控制物体平衡的关键期。

（二）大动作技能训练

1. 学习目标

大动作练习的培养目标：学会抬头、翻身；学会四肢协调爬行；学会直立和行走；学会跑；学会跳跃；学会攀登；学会玩球类游戏。

2. 相关知识

（1）粗大动作练习的意义

①婴幼儿粗大动作技能训练能促进身体的生长发育、智力发展、社会行为培养。

②大动作技能训练是婴幼儿大脑成熟的催化剂。

③大动作技能训练能增强其体质和体能。

④大动作技能训练有利于培养婴幼儿的毅力、胆量、自信心、自控能力和良好个性。

⑤大动作技能训练可以增加婴幼儿与同伴交往的机会，促进其更快地从自然属性向社会属性发展。

（2）粗大动作练习的原则

①循序渐进的原则。婴幼儿动作发展的顺序是抬头→坐→站→走，在练习动作时应遵循动作发展程度有序进行。

②适宜性原则。婴幼儿处于发育阶段，精力有限，练习时间不宜很长，一般新生儿一次练习 10 分钟，以后逐渐增加；婴幼儿期一次最多练习 20～30 分钟。

③趣味性原则。不可单纯机械地练习某一动作，要以玩具吸引、成人带动、同伴感染等方式，在快乐的氛围中进行。

（3）粗大动作训练时的注意事项

①粗大动作练习时要注意上下肢应同时受到刺激。

②粗大动作练习时要随时用表情和语言与婴幼儿进行沟通。

③粗大动作练习时应做到时间短、次数多。

④粗大动作练习时要做到循序渐进、动静交替、繁简搭配。

（4）粗大动作评价的原则

①把握评价的客观性。

②注意测评结果的科学性。

③提出教育建议的针对性。

3. 工作内容

大动作的内容包括抬头翻身、爬行、直立和行走、跑、跳跃、攀登、球类游戏七大方面，除此之外，训练婴幼儿大动作的重要方法还有婴幼儿健身操，具体方法可参考以下实例。

（1）学会抬头、翻身游戏

①抬头练习

适宜年龄：1~6个月。

练习次数：每日3~4次。

时间：每次3~4分钟。

练习方法如下。

俯卧转头：在两次哺乳间隔清醒时，将婴幼儿趴着放在床上呈俯卧位，婴幼儿因呼吸困难，自主侧转头部，以便呼吸。如果婴幼儿不会自主转动，保育人员可进行帮助。例如，摇动铃、鼓等音乐玩具在婴幼儿头顶发出声音，诱导婴幼儿抬头观看。

俯卧抬头：在婴幼儿睡醒后，换好尿布，让其俯卧在床上，双手放在头的两侧，面部垂直向下接触床面，用呼唤名字、玩弄音乐玩具等方式逗引婴幼儿抬头，每天数次。

趴着玩：保育人员和婴幼儿头对头地趴着，脸和眼睛处于同一高度，保育人员呼唤或用手触摸婴幼儿的脸、手引起注意，练习抬头。

②翻身练习

适宜年龄：1~6个月。

练习次数：每日3~4次。

练习方法：卷春卷式方法。

时间：每次3~4分钟。

具体做法：在地面铺上软垫，准备好床单、毛巾被等包裹物，婴幼儿身体躺在上面，头露在外面，然后向卷春卷一样将其包起来，拉住被子的一边轻轻抖动，让婴幼儿缓缓滚出被单，要注意观察婴幼儿的表情是否喜欢该游戏，然后进一步观察婴幼儿是否能顺势自己翻滚。

侧翻练习：用发声的玩具吸引婴儿转头注视，保育人员一只手握住婴幼儿的一只手，另一只手将婴幼儿同侧腿搭在另一条腿上，辅助婴幼儿向对侧侧翻。左右侧翻练习，帮助婴幼儿感觉体位变化，学习侧翻动作。每日2次，每次侧翻2~3次。一般婴幼儿5~6个月能自如翻身。

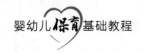

（2）坐与爬

①坐

6个月有依靠的初步坐立：拉其手能从仰卧位坐起，双手前撑着坐，在婴儿车或有围栏的椅子上坐（依靠坐）。

7个月可独坐，但有时需要两手向前支撑（支撑坐）。

8个月可独坐，但不太稳定（独坐不稳定）。

9个月稳坐，身体往前倾斜时能保持平衡，不跌倒（稳坐平衡）。

10~11个月稳坐，能改变方向（改变方向）。

12个月坐立时能左右旋转取物不跌倒（旋转取物）。

②爬

婴幼儿爬行能力的发展要经过三个阶段：抵足爬行、手膝爬行（8~12个月）、手足爬行（1岁左右）。

具体如下：3~4个月用肘支撑上身翘起数分钟；7~9个月用手支撑身体离开床面，有时能原地转；8~9个月上肢可前爬；1岁手膝并用爬行；1.5岁会爬台阶。

③爬行训练

A. 上肢练习

适宜年龄：1~6个月。

练习次数：每日3~4次。

单臂支撑练习：婴幼儿学会抬头后，在其俯卧时用玩具在一侧手臂上方逗引他抓玩具，借此瞬间练习单臂支撑体重的动作，两臂可轮流练习。

双手交叉练习：婴幼儿俯卧在床上，保育人员两手掌向下，与婴幼儿手掌合在一起，在前面挂一个醒目的玩具，然后交叉移动手掌，带婴幼儿两臂前后运动。

B. 下肢练习

适宜年龄：6~12个月。

练习次数：每日3~4次。

练习跪：将婴幼儿跪抱在保育人员大腿上，面部朝一个方向，或保育人员仰卧，婴幼儿跪在身体的一侧，手扶保育人员身体，然后和婴幼儿一起看画报、玩玩具，锻炼婴幼儿膝部支撑力量。

两腿交叉练习：在婴幼儿腹下垫一个软垫或枕头，呈俯卧位，保育人员两手抓住婴幼儿脚踝部位，做前后弯曲的动作，可交叉进行练习。

四肢协调爬行练习：让婴幼儿手、膝着地，腹部离开床面，四肢协调爬行练习。如果腹部不能离开床面或不能向前移动，用手或长围巾兜住婴幼儿腹部，用玩具引导其向前爬行。

爬行游戏：婴幼儿会手膝爬行后，可做爬行游戏，如爬直线、爬上下坡、爬台阶等练习。例如，跨越障碍爬行，在婴幼儿面前放置枕头、靠垫等障碍物，然后用新奇玩具或父母在前引导婴幼儿向前爬。

（3）直立和行走游戏

①学会站立

适宜年龄：10个月~2岁。

练习时间：1~2分钟。

练习方法如下。

攀物站立：把婴幼儿抱到桌子、椅子、沙发等旁边，引导婴幼儿扶着物品站立。

坐膝站立：保育人员盘腿坐在地上，让婴幼儿坐在腿上，帮助其站起来再坐下，反复练习。这是初步的下蹲练习。

坐椅站立：让婴幼儿坐在高度适中的椅子上，练习站起来再坐下。

②练习走路

适宜年龄：10个月~2岁。

练习时间：1~2分钟。

练习方法如下。

移步行走：婴幼儿站在保育人员的脚面上，两手扶着婴幼儿腋下，迈动适宜的小步带动婴幼儿两只脚向前走。

扶东西走：把婴幼儿放在沙发、床、茶几或墙的旁边，让婴幼儿扶物练习走路。

跨越障碍走：在地面上摆一些书、枕头之类的障碍物，让婴幼儿跨越过去，可以练习单脚站立的能力。

推小车走：让婴幼儿推着小车练习走路。

用脚尖走：模仿长颈鹿等动物用脚尖走路，增加练习的趣味性。

（4）跑运动

适宜年龄：1.5~3岁。

练习时间：5~10分钟。

练习次数：每日2~3次。

练习方法如下。

抱着跑：保育人员抱着婴幼儿变换不同方向和速度跑，刺激婴幼儿耳内的半规管的适应能力。

辅助跑跳：保育人员在婴幼儿背后，两手扶着婴幼儿的腋下，让婴幼儿自己跑跳。

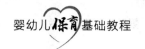

逗着跑：前面一人用新奇物品引逗，保育人员与婴幼儿一起"抢"。

放手跑：保育人员在距离婴幼儿2米的地方蹲下，鼓励婴幼儿自己跑过来，然后抱起宝宝。

自动停稳跑：在慢跑时，大声喊口令1、2、3、停，目的是让婴幼儿学会身体的控制和平衡，能平稳停下来。

（5）跳跃运动

适宜年龄：2～3岁。

练习时间：2～3分钟。

练习方法如下。

背着跳：保育人员背着婴幼儿慢跳、高跳、快跳，让婴幼儿逐渐适应跳的感觉。

原地跳：让婴幼儿学会两脚同时用力起跳。保育人员握着婴幼儿单手、双手，引导其原地跳，跳时配合口令：1、2、3、跳，以便于婴幼儿做好准备。

从高处跳：让婴幼儿站在15～20厘米高度的物体上，由保育人员扶着往下跳，从近距离开始，注意周围地面的安全。

立定跳远：起跳时两腿弯曲，身体略前倾，双臂后伸，呈"飞机"状，做好起跳准备。2.5岁的幼儿可前跳15厘米左右。

（6）攀登运动

适宜年龄：1～3岁。

练习用具：椅子、桌子、沙发、床等日常用品。

提供练习攀爬的机会，同时做好安全保护。

结合其他活动进行，如爬上高椅子取物等。

（7）球类游戏

球是婴幼儿最感兴趣的玩具之一，不同的年龄可以用不同的方法（滚、抛、踢）玩球。基本动作包括滚、抛接、踢、拍、投等，可以锻炼手臂和身体的协调、平衡能力。

适宜年龄：1～3岁。

练习时间：1～3分钟。

练习用具：气球、皮球、纸球、布球、塑胶球、羊角球等多种球。

练习方法如下。

碰触球：可让2～3个月的婴幼儿被动抱球，也可用软球碰触婴幼儿的脸、身体、四肢等身体的不同部位。（可同时说着儿歌：小球小球圆圆，碰碰宝宝小脸；小球小球圆圆，亲亲宝宝小手。）

滚球：保育人员与婴幼儿拉开距离，面对面坐好，分开双脚，轮流把球推滚给对方（同时说着儿歌：大皮球来喽，大皮球走啦），练习婴幼儿的手眼协调能力。

顶球：婴幼儿会爬后让婴幼儿顶着软球爬。（也可走。）

踢球：把球（塑料软球、纸球）放在地上，让婴幼儿踢着走。

跳高摸球：把颜色鲜艳的球悬挂在稍高的地方，鼓励其跳起来摸球。

（8）婴幼儿益智健身操

①婴幼儿益智健身操练习的意义

被动改变身体姿势，促进血液循环与呼吸功能，增强新陈代谢，提高身体的灵活性、协调性和自控能力。

②婴幼儿益智健身操的主要形式

被动操、主被动操、模仿操。

③培养目标

乐意配合做被动操、主被动操，学会模仿操。

④健身操的互动性原则

帮助指导婴幼儿做操时，要以关注的心情与婴幼儿进行肢体和语言的交流。

小知识

一、婴幼儿益智健身操的主要形式

1. 婴幼儿被动操

适宜年龄：0~6个月。

练习时间：2~3分钟。

练习次数：随时。

例如，扩胸运动，目的是活动胸部肌肉。

预备姿势：婴幼儿仰卧，握住婴幼儿两个手腕，大拇指放在婴幼儿掌心，婴幼儿掌心向上，手臂放在体侧。

动作：一个八拍，重复4次，胸前交叉，左右分开；语言、儿歌或音乐相伴。

2. 婴幼儿主被动操（共8节）

适宜年龄：7~12个月。

练习次数：1~2次。

婴幼儿主被动操适用于7~12个月的婴幼儿，每天可做1~2次，做时少穿些衣服，不要操之过急，要循序渐进。做操时，动作要轻柔而有节奏，可配上音乐，也可在户外锻炼。

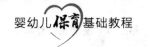

第一节　起坐运动

预备姿势：婴幼儿仰卧，成人双手握住婴幼儿手腕，拇指放在婴幼儿掌心里，让婴幼儿握拳，两臂放在婴幼儿体侧。

（1）把婴幼儿双臂拉向胸前，两手距与肩同宽。

（2）拉引婴幼儿，成人不要过于用力。

（3）让婴幼儿自己用劲儿坐起来。

第二节　起立运动

预备姿势：婴幼儿俯卧，成人双手握住婴幼儿肘部。

（1）握婴幼儿肘部，让其先跪再立。

（2）扶婴幼儿站起，然后再由跪而俯。

第三节　提腿运动

预备姿势：婴幼儿俯卧，成人双手握住婴幼儿两小腿。

两腿向上抬起呈扒车状，随着月龄的增大，可让婴幼儿两手支撑抬起头部。重复两个八拍。

第四节　弯腰运动

预备姿势：婴幼儿同成人方向一致直立，成人左手扶住婴幼儿两膝，右手扶住婴幼儿腹部，在婴幼儿前方放一玩具。

（1）使婴幼儿弯腰前倾。

（2）拣桌（床）上玩具。

（3）拣起玩具，呈直立状态。

（4）成人放回玩具。

重复两个八拍。

第五节　托腰运动

预备姿势：婴幼儿仰卧，成人左手托住婴幼儿腰部，右手按住婴幼儿踝部；托起婴幼儿腰部，使婴幼儿腹部挺起，呈桥形。

注：托起时头不离桌（床）面，并要让婴幼儿自己用力。

第六节　游泳运动

预备姿势：让婴幼儿俯卧，成人双手托住婴幼儿胸腹部。

（1）悬空向前后摆动，活动婴幼儿四肢，做游泳动作。

（2）重复两个八拍。

第七节　跳跃运动

预备姿势：婴幼儿站在成人对面，成人用双手扶住婴幼儿腋下。

（1）把婴幼儿托起离开桌（床）面（让婴幼儿足尖着地）轻轻跳跃。

（2）重复两个八拍。

第八节　扶走运动

预备姿势：婴幼儿站立，成人站在婴幼儿背后或前面，扶婴幼儿腋下、前臂或手腕。

（1）扶婴幼儿学走。

（2）重复两个八拍。

3. 婴幼儿模仿操

1岁半左右，能够独立完成走、跑、跳动作后再进行。

适宜年龄：1~3岁。

练习时间：3~5分钟。

练习次数：每日2~3次。

练习方法：教孩子模仿一些常见机械动作、动物动作、人的日常动作等，以锻炼肌肉、训练模仿能力、培养愉快情绪。

（1）小鸟飞：两臂侧平举，上下摆动，原地跑步动作。

（2）大象走：身体前屈，两臂下垂，两手相扣，左右摆动。

（3）开汽车：两臂于胸前模仿手握方向盘的转动动作，可向前走动，也可坐在椅子上进行。

（4）划船：两脚前伸，两手半握拳，置于体侧，由前向后运动，做划船的动作。

（5）开飞机：让孩子两臂伸直举平作机翼，在地上小跑或弯腰直起做飞机下降、俯冲状。

（6）开火车：让孩子两臂提起做跑步状，左右交替前伸后撤，做开火车动作。

（7）洗手：让孩子两臂弯曲，两掌相对前后摩擦。

注意：也可随儿歌节奏，学各种动物的动作。

二、婴幼儿益智健身操的注意事项

（1）喂奶后（饭后）30分钟之内及空腹不宜做操。

（2）以婴幼儿的喜好和能力为前提，要循序渐进；生病、疲惫、身体状况不佳，停止做操。

（3）适量减少衣着。

（4）婴幼儿被动操应在软硬适中的地方做，地板铺上毛毯最佳。

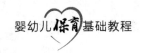
（5）动作轻柔有节奏，可伴随音乐或儿歌。

（6）配合日常生活，主、被动操和模仿操可在室外进行。

（7）做操后如婴幼儿出汗，应及时擦干，以免感冒，并要及时补充水分（但不要立即喝水，尤其大活动后）。

二、精细动作

（一）婴幼儿精细动作发展的关键期

5～6个月是双手协调能力发展的关键期；7～8个月是婴幼儿单手抓物的关键期；10～11个月是婴幼儿放物入孔的关键期；12～13个月是双手控制物体运动能力的关键期；16～17个月是婴幼儿垒叠平衡能力发展的关键期；33～34个月是婴幼儿构思建构能力发展的关键期。

（二）精细动作练习

1. 学习目标

掌握对婴幼儿进行精细动作技能训练的方法。

2. 相关知识

（1）精细动作练习的意义

精细动作是指手、手腕、眼睛、脸及嘴部肌肉的运动能力。多动手能促进大脑的发育，其中眼部肌肉有助于将眼神集中在一行或点上；面部肌肉有助于面部表情的丰富。

（2）精细动作练习的原则

精细动作的发展主要是指手部动作的发展。手的主要功能是通过手上肌肉的力量，形成手与手、手指与手指间的有机配合，手指、手腕关节的活动状态，完成如推（指推、指腕推、指腕臂推）、拉（指拉、腕拉、指腕臂拉）、提（指提、腕提、手腕提）、夹、捏、抠、抱、绑、捆、拧、搬、撕、揭、贴等近百种动作。常规的教育开发，只关注其中的一部分功能，其中腕部、中指、无名指、小指尤其是无名指的功能还有很大的空间，有待于进一步开发。

婴幼儿双手发展的大致顺序：从满手抓握到用拇指与其他四指对握，再到食指与拇指对握。其发展顺序代表婴幼儿大脑神经、骨骼肌肉、感觉统合的成熟程度。

一般来说，出生后第一年学会集中眼神、嘴唇控制发声、满把抓物；第二年学会双手捡起细小物品，手眼协调能力大大提高；第二年末：初步自助服务，如自己吃饭等。

练习时应注意以下原则。

①刺激性原则。在发展的不同阶段，适时地让婴幼儿触摸、摆弄、抓握练习。提供多种刺激让婴幼儿抓、握、拍打、敲、扣、击打、挖、画，以发展精细动作。

②操作性原则。保育人员提供多种玩具引导婴幼儿进行操作性游戏，锻炼灵活性。例如，看看什么不见了、七彩串珠、喂娃娃、捡纸球等多种游戏。

③递进性原则。精细动作的发展有一个由简单到复杂的过程，婴幼儿的玩具、学具、游戏要遵循由简单到复杂的特点。

3. 工作内容

精细动作训练主要包括抓握、捏取、压搓、折叠、捆绑、对击、点指等方面的操作能力。体现精细动作发展状况的主要身体部位主要是手指、手掌、手腕等。

手部动作的基本训练方法有局部按摩、触摸抓握、敲击练习等。

撕纸、入瓶、折叠、捆绑、逐页翻书、捏橡皮泥等是左右手动作协调发展的常见训练方法。左脑接受右侧身体传来的感觉并支配右侧身体的动作，而右脑恰好相反。开发左右手，有利于开发左右脑的功能。

手眼协调训练的常见方法如造型组合、串珠子、涂涂画画、学习折纸、学用筷子、学剪贴等。如给婴幼儿准备一双小巧的玩具筷子。指导婴幼儿用拇指、食指、中指操纵第一根筷子，用中指和无名指控制第二根筷子，练习用筷子夹起盘中的枣子、带壳的花生和用纸包着的糖果等。

（1）精细动作发展的特征及环境设计

不同月龄的婴幼儿要掌握的精细动作有不同的侧重点：①0～6个月的婴幼儿应多做抓、握动作训练；②6～12个月婴幼儿多做敲打动作训练；③1～2岁婴幼儿应围绕自己吃饭、穿衣、洗澡等日常行为得到训练；④2～3岁婴幼儿应多做组合玩具、拼图、画画等方面的训练。

婴幼儿精细动作的发展与其生活的环境是密不可分的，保育人员应了解每个阶段婴幼儿精细动作发展的特点，以及游戏的设计和物品的准备。

①0～6个月

环境设计：把不同质地的玩具吊在婴幼儿床的上方，吸引婴幼儿抓握、观看，这一时期婴幼儿特别喜欢自己的小手，经常看、玩、吸吮小手。可以给婴幼儿带上手铃，鼓励婴幼儿做更多手的动作。

②6～12个月

动作发展：五指大把抓握→拇指、食指对握→双手同时抓握物体。拇指、食指并

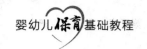

拢是精细动作发展的关键一步，这标志着婴幼儿可以进行很多动作，例如，自己拿、吃食物，抓东西，镶嵌玩具等。

环境设计：保育人员在提供以上物品的同时，生活中多提供练习的机会，以练习手的灵活性。

③13～18个月

动作发展：侧重发展拇指、食指的灵活性。

环境设计：搭积木、指认动物、指认五官的游戏，捏物品的游戏（看谁捡得多）。

④19～24个月

动作发展：手指的灵活性增强，手可以旋转物体。

环境设计：带盖的瓶子、绘画大纸笔、拆装模型和积木等。如"我给瓶盖找妈妈"游戏。

⑤25～36个月

动作发展：精细动作能力进一步提高，能够自己练习吃饭、刷牙、扣扣子、简单穿脱衣服。

环境设计：串珠、镶嵌、粘贴、拼插积木、给娃娃吃饭、刷牙、扣扣子、换衣服等，以及自己吃饭、穿衣、叠衣等日常生活自助服务。

（2）精细动作练习的内容和方法

①玩器具

综合进行精细动作、听觉和语言练习。

活动材料：广口瓶子（内装豆子或沙子）、木勺、带子、辫子、铃铛、各种塑料容器、各种干果。

玩法：听音乐晃动沙瓶打节奏，也可用木勺把干果舀进瓶子，用多股毛线编辫子，带子串铃铛等。根据情景随机变换玩法。

②倒食物

掌握这一技能有一定的难度，因此需要经常练习。

活动材料：两个塑料小盆、杯子（碗）、小饼干（模型）、蚕豆、花生、小纸球等。

玩法：保育人员和婴幼儿面对面坐好，面前各放一份操作用品，保育人员示范物品从一个杯子倒入另一个杯子，然后让婴幼儿尝试进行。

③勺子舀水、倒水

活动材料：小碗、杯子、勺子、水。夏季在盥洗室或户外进行。

玩法：给宝宝和保育人员准备小碗、杯子、勺子、水各一份，小碗中盛满水，然后用勺子舀水倒入空杯子。

④开盒子

活动材料：收集各种大小、材质的盒子。

玩法：在一个盒子内放入物品（饼干、糖、玩具、积木），然后盖上盖子，请婴幼儿打开盖子取出物品。年龄较小的宝宝可以撕开或捅破盒子，把物品拿出来。

⑤搭积木

积木的堆积、摞高，特别有助于手眼协调能力发展。

活动材料：适宜大小的积木（根据年龄，年龄越小，积木越大），积木盒子（筐子）。

玩法：先把一块积木放好，然后引导婴幼儿拿另一块摞在上面，看能摞多高。玩后把积木收进盒子。

⑥拆拆装装

各种拆装活动有利于锻炼手部肌肉的灵活性。

活动材料：拆装玩具、带盖的瓶子（广口）、插接积木等。

玩法：把玩具一一拆开，然后装上；拔下瓶盖，再盖上；插接、拆开积木。例如，看谁插得多、看谁拆得快等多种玩法。

⑦虫虫飞

双手指尖接触和语言配合，发展动作协调性。

玩法：婴幼儿几个月大时，将其抱坐在保育人员怀里，两个食指学虫子爬爬（虫子虫子爬呀爬，对对头说说话，虫虫虫虫飞喽）；大一点儿的婴幼儿还可以玩手指游戏（大拇指大拇指你在哪里？我在这里我在这里，你好不好）。

⑧撕纸或搓纸团

活动材料：各种颜色的纸、卫生纸、报纸、盒子。

玩法：引导婴幼儿撕纸、团纸、搓纸。例如，把绿色纸撕成柳树叶，用报纸团纸球并扔着玩，用卫生纸搓辫子，等等。

三、动作技能的发展对婴幼儿的重要意义

第一，动作技能发展一定程度上标志着婴幼儿智能及思维发展的水平，许多研究表明，动作发展较好的婴幼儿，其认知、语言、注意思维等方面的发展也会比动作发展较差的婴幼儿好。第二，动作技能的发展可以丰富婴幼儿的触觉经验。对于婴幼儿来说，触觉经验的积累是个体学会记忆及进行各种心理活动的最初形式，缺乏早期触觉经验，思维和意识活动就会受到阻碍。只有不断增加触觉经验，促进婴幼儿大脑对外界刺激的接受量，感性经验不断积累，智力水平才可以得到更好的发展。第三，动

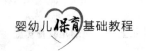

作技能的发展可以提高婴幼儿的独立性。研究表明，经过运动能力训练的婴幼儿，独立意识的表现会比同龄人早半年左右。人的独立性在 1 岁半左右开始萌芽，3 岁是独立性发展的关键期，而且独立性的发展是形成自信、坚持、合作等优秀心理素质的基础，婴幼儿运动技能的协调、平衡及灵活等方面的发展都会为婴幼儿独立活动奠定基础。

对于 0~3 岁婴幼儿来说，大动作训练的内容包括抬头、翻身、爬、坐、走、跑、跳、攀登、投掷等；精细动作包括摸、抓、拿、握、敲、捏、取、撕、拼、插等。

训练方法：体操训练或以动作为主，辅以简单轻巧的玩具和游戏活动。

动作技能训练应达到的效果：促进婴儿肌肉动作的流畅性；促进身体的敏捷性和柔软性；训练身体的活动平衡协调能力。

四、感觉统合

1. 感觉统合的基础

蒙台梭利的感觉统合教育认为感觉统合学习的关键期在六七岁以前。0~3 岁是感觉统合基础训练阶段，是感觉统合失调的预防阶段；2~6 岁是关键训练期，是感觉统合失调的治疗阶段。婴幼儿经常动不停，忙于寻找各种感觉刺激，很少使用高级思维，这是他们的感觉运动发展期，所以如果能在这个时期获得感觉运动的经验，对于以后的读书、识字等认知的学习及保持稳定的情绪等都有极大的帮助。

感觉统合是指人通过感觉系统，搜集外界信息，信息经过大脑组织整合后，再形成有意义且适宜的动作行为并表现出来这样一个流程。

2. 感觉统合失调的行为特征

感觉统合失调主要表现是运动失调，特别是手眼、眼脚、手脚的协调存在问题。

婴幼儿在早期会出现看似异常的行为，这些不正常的行为往往孕育着感觉统合失调的隐患，主要有以下几种。

（1）动作协调不良：表现为动作笨拙、不协调，绊倒自己的脚；较晚学会走路或常摔倒；不喜欢别人的拥抱、触摸；不喜欢洗头、理发（前庭平衡失调）。

（2）触觉过分敏感，进入人多的地方、光线强处会过度兴奋；有声音的情况下较不专心（触觉失调）。

（3）刺激敏感度过低：对各种刺激反应慢，甚至没感觉，所以当受伤跌倒时没有疼痛感，不会有反应（触觉失调）。

（4）坐在椅子上常会跌下来，或常将物品碰落到地上（本体感失调）。

（5）活动量过大，动个不停；活动很少，动作缓慢（前庭平衡失调）。

（6）语言发育迟缓或口齿不清，精细动作协调性不佳（前庭平衡失调）。

感觉统合失调的测定有严格的标准，不可随意因有某种症状就给婴幼儿贴上"感觉统合失调"的标签。

3. 感觉统合失调的原因

（1）生理原因（先天性的差异）

因胎位不正引起的平衡失调；因早产或剖宫产造成婴幼儿压迫感不足，从而造成触觉失调；因怀孕期间不正确的吃药和打针对胎儿造成的伤害。

（2）环境及人为的原因（后天性的不足）

①婴幼儿生下来缺少关心，除给予必要的吃喝拉撒外没有成人的陪伴和关注，例如，孤儿院的孩子、留守儿童。

②家长过度保护：出生后深受宠爱，抱得多，不放手，生怕摔跤，因而使婴幼儿缺少锻炼，导致运动能力发育迟缓，造成感觉统合失调。

③个别精细动作的训练不足，婴幼儿空间能力、精细动作发育迟缓。例如，父母太忙碌，辅导少而造成婴幼儿右脑感官刺激不足；出生后，没让孩子经过爬行阶段就直接学习走路，产生了前庭平衡失调；父母或保姆不准孩子玩土、玩沙，害怕弄脏，从而造成婴幼儿触觉刺激缺乏；过早地使用学步车，使婴幼儿前庭平衡及头部支撑力不足；父母的要求太高、管教太严，人为地造成孩子压力过大。

4. 婴幼儿进行感觉统合训练时考虑的因素

一是婴幼儿肌肉的灵敏度、手眼的协调性是否有问题；二是动作的相互配合是否有问题。

5. 培养目标

练习动作感觉的协调性，促进前庭器官的良好发育。

6. 改善感觉统合失调练习的原则

（1）适应性原则

鼓励婴幼儿的各种行为，尽量不限制婴幼儿的动作，只要是婴幼儿喜欢做的尽量予以支持，例如，吃手，多为婴幼儿提供活动的机会和环境。

（2）生活性原则

在日常生活中多抚摸、接触、拥抱婴幼儿，注意语言、感情的交流，增加各种感觉刺激。

（3）激励性原则

为婴幼儿营造愉快、温馨的环境，多鼓励、表扬，以增强自信，使婴幼儿体验成功感。

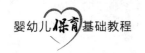

7. 感觉统合失调的练习方法

（1）日常练习法

①重视胎教。一般认为感觉统合训练针对较大的婴幼儿，但实际从怀孕开始，例如，抚摸肚子、跟胎儿说话、讲故事、听音乐等胎教都对婴幼儿有很大帮助。

②限制婴幼儿过多看电视。过多看电视会导致感觉统合失调，因为看电视只用视觉和听觉，其他感知得不到应有的锻炼。

③多带婴幼儿到大自然中做游戏。现代婴幼儿缺少接触自然的机会。

④多拥抱安抚，有助于感觉统合。例如，婴幼儿哭了，大人不理睬，触觉受影响，日后对他人的信任产生危机。

⑤注意观察学步期的婴幼儿，学步期如经常有易受惊吓、肌肉张力过低、烦躁、易怒、不喜欢拥抱、动作发展较慢等现象，有可能是感觉统合失调，要多留意，多加练习。

⑥及时就诊。发现问题及时到医院诊治，治疗后多有改善。

（2）生活游戏法

①布陀螺（锻炼感觉平衡能力。准备：大毛巾）

方法：在床上，将婴幼儿放在大毛巾中，两位成人抓住毛巾四角，上下左右轻轻摇动，顺时针、逆时针转圈。

②踩石头（锻炼眼脚协调能力。准备：彩色圆形玩具）

方法：踩石头过河取回玩具，要有一定的规则，不踩石头，掉河里怎样处理。初期保育人员带领婴幼儿做，熟悉后由婴幼儿独立做。

③走直线（锻炼平衡力。准备：带子、画线、跑道线等）

方法：让婴幼儿沿着直线走，在室外沿着人行道线走，要注意安全。

④拍泡泡（锻炼反应协调能力，完成复合动作。准备：泡泡玩具）

方法：保育人员吹出泡泡，婴幼儿奔跑追逐、抓、拍泡泡；地面要求平整，最好在草坪上。

其他还有转椅、摇篮、跳床、滑梯、平衡木等多种练习方法，这里不再一一赘述。

第二节　智力开发

个体认知发展的过程实质上就是智力发展的过程。智力是指人的认知能力，是感知觉、注意、记忆、学习、思维和言语等各种认知能力的综合表现。婴幼儿对世界的认知首先源于其感知觉的发展，在此基础上逐渐产生思维、语言等心理活动，并且活动水平不断提高。

　　婴幼儿认知发展的研究以皮亚杰的发生认识论为典型代表，他认为，"心理机能是适应，智力是对环境的适应"，因此，人的认识在于主客体的相互作用，源于动作。动作既是感知的源泉，又是思维的基础。皮亚杰把制约个体认知发展的因素归于成熟、物理环境、社会环境和平衡，其中平衡是决定因素，因为平衡就是个体使其成熟的内部组织和外部环境相互作用的过程。

　　皮亚杰的认知发展阶段理论将个体的认知划分为四个阶段，本教材重点阐述感知运动阶段和前运算阶段的内容。首先，感知运动阶段（0～2岁）是智力发展的初期，主要又分为6个小阶段：反射练习阶段（0～1个月），也就是本能阶段，新生儿先天的无条件反射使其适应外在环境，如吸吮反射；动作习惯和知觉的形成阶段（1～4、5个月），婴幼儿开始形成某些条件反射，如视觉追踪物体、转头寻找声源等，通过反复重复习得新的行为方式，但是习得的行为不具目的；有目的的动作形成阶段（4、5～9、10个月），婴幼儿开始逐渐协调视觉和动作，动作的重复有了目的，即使感兴趣的事物印象延长，为了引起外部环境的变化；手段和目的之间的协调阶段（9、10～11、12个月），婴幼儿动作目的和手段之间发生分化，如拉着成人的手，将其指向他够不着物体的方向；感知运动智力阶段（11、12～18个月），婴幼儿能够通过偶然的尝试来发现新的达到目的的手段，探索新的方法；智力的综合阶段（18～24个月），婴幼儿可以对自己的行为及外界事物进行内部表征，开始了心理的内化过程。

　　下面重点从认知能力训练、感知能力开发、言语发展训练几个方面论述婴幼儿的智力开发。

一、认知能力训练

（一）学习目标

掌握适时地对婴幼儿进行认知训练的方法。

（二）相关知识

（1）智力就是人的认识能力的特征，智力开发就是通过各种手段提高婴幼儿的认知能力。

（2）婴幼儿认知能力包括感知、注意、学习、记忆、思维和想象等多种能力。

（3）每一个正常的婴幼儿都具有惊人的学习能力。通过视觉、听觉、触觉和前庭

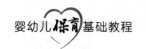

平衡方面的训练，可以大大提高婴幼儿大脑的感觉统合功能。婴幼儿需要在丰富而适宜的探索环境中发展认知能力，在观察、动手操作和思考中认知世界。成人可以跟随婴幼儿探索的兴趣，创设丰富的环境，启发婴幼儿自主学习。

（三）工作内容

1. 视觉训练的常见方法

视觉训练的常见方法有追视活动、配对游戏。

（1）追视活动的训练方法

将一个直径约10厘米的红球、吹气动物、娃娃或图卡放在婴幼儿眼前30厘米的地方，待其注视后，再从左到右讲出图、字，从上到下、由近到远或呈环行缓缓移动，让婴幼儿的视线追随着移动的物体。要经常变换方向和位置，同时还要说出卡、玩具的名称。

（2）配对游戏

利用不同的纸片的形状和粉笔画出的相应的形状的配对识别游戏，锻炼婴幼儿对形状的认知能力。例如，在不同的彩色纸上画出小汽车的图样，准备好不同颜色的车轮。让婴幼儿把相同颜色的车轮和汽车配对到一起，锻炼对颜色的认知能力。

2. 听觉训练的常见方法

听觉训练的常见方法有音乐训练、亲子阅读。

（1）音乐训练

每天都可以结合婴幼儿起床、喂奶、做操、游戏、入睡前等日常生活环节，在固定的时间播放节奏明快、旋律优美的音乐，这样既可增强婴幼儿的音乐记忆力，又能帮助婴幼儿建立良好的行为习惯，还可以给模仿的动物和大自然中某些声音配上相应的实物或图片，让婴幼儿听一听、看一看、摸一摸，使听觉、视觉、触觉得到综合的训练。

（2）亲子阅读

成人把婴幼儿抱在怀里，共同翻看色彩鲜艳、图文并茂、内容健康的图书或图片，对内容进行讲解，讲一页让婴幼儿自己翻一页，以婴幼儿为主体，婴幼儿愿意听的地方就多讲，不愿意听的就翻过去，久而久之使婴幼儿对看书产生兴趣，养成阅读的好习惯。还可以使婴幼儿有一种安全、温暖和被关爱的感觉。阅读时，成人要使用通俗的、婴幼儿听得懂的语言；要随时用手势、肢体语言、面部表情把书的情节表现出来，用声调表现书中人物的喜怒哀乐。

3. 触觉训练的常见方法

触觉训练的常见方法有皮肤按摩和触摸自然两种方式。

（1）皮肤按摩

让婴幼儿躺在床上或将其抱在怀里时，可以轻轻揉揉他的小腿、大腿；轻轻拉拉婴幼儿的手和脚；用揉、抓、弹、压、拉、捏等各种方式，与婴幼儿的身体器官产生接触。

（2）触摸自然

在天气好的日子里，带婴幼儿到有花草树木的地方，让其用手去摸树叶、树皮、花、石头等，帮助婴幼儿认识树的品种、树叶的形状，辨别花的颜色，充分利用自然资源，让婴幼儿去看、去听、去摸、去感受，使之通过自己的眼、耳、手、鼻等感觉器官来吸收各种信息，获得各种体验。

4. 前庭平衡训练的常见方法

前庭平衡训练的常见方法有正竖托抱、浴巾游戏。

婴幼儿3~6个月时可以进行正竖托抱，每次1分钟左右；浴巾游戏适合6个月~2岁的婴幼儿进行，如开汽车、卷春卷等。

开汽车活动规则：家长把浴巾平整地铺在地上，让婴幼儿背对家长坐在浴巾的一头，手拉着浴巾的边缘，家长拉着浴巾的另一头，边走边唱：嘀嘀，开汽车喽！我的汽车开到超市喽！还要不断提醒婴幼儿手要抓紧浴巾，不能松手。活动意图：训练婴幼儿手臂小肌肉的能力。

卷春卷活动规则：家长把浴巾平铺在地上，让婴幼儿平躺在浴巾的一头，露出头和脚，将身体的其他部位包裹起来，然后要说：卷春卷，卷春卷，卷出一个宝宝（说出孩子的名字）来。最后，家长把浴巾的一头慢慢松开，让婴幼儿从浴巾里慢慢露出来。活动意图：训练婴幼儿的滚动能力。

5. 认知综合训练的常见方法

可以通过看一看、听一听、摸一摸、闻一闻进行综合性的感知训练，每天教婴幼儿一件新事物，如时间、空间、大小、多少等；准备一个笔记本，将婴幼儿认知的东西按照食物、动物、植物、家具、日常用品、玩具、人体、交通工具、学习用品、建筑、天气、山水等进行分类。

婴幼儿学习分类的常用方法有匹配游戏、"四挑一"、找图缺等。

例如，找一些动物图片如小狗、小兔、小鸡以及骨头、大萝卜、小虫等，然后问婴幼儿："小狗最爱吃什么？小兔最爱吃什么？"让婴幼儿根据动物的习性，把食物与动物对应起来；也可放一些实物，如玩具、勺、老花镜、毛笔、报纸等，让婴幼儿进行分类。

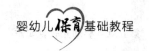

认知综合训练的注意事项：激发好奇心，让婴幼儿多说、多听、多看、多摸、多动；适度帮助，尽量不直接给婴幼儿答案；不要强迫婴幼儿，给婴幼儿尽量多的鼓励。

（四）认知能力开发

1. 认知能力范围

认知能力包括感知、观察、学习、记忆、思维、想象等多种能力，3 岁前主要是对环境和物质世界的适应能力。

2. 认知能力开发的意义

促进大脑结构的发育和功能的建构，是日后能力、技能、情感、行为发展的基础。

3. 培养目标

适宜的游戏和丰富的环境，促进婴幼儿认知能力的发展。

4. 原则

（1）婴幼儿的兴趣优先。

（2）运用多样化的活动方式。

5. 认知能力开发的内容与方法

认识与指认物品、记忆、数与空间、比较与匹配。

（1）认识与指认物品

①认识身体各部位

适宜年龄：6~18 个月。

指认五官。指认顺序是观看他人的→指认他人的→指认自己的。例如，婴幼儿坐或躺均可，保育人员指着自己的眼睛说"眼睛"，然后拿起婴幼儿的手指认保育人员的眼睛，最后拿婴幼儿的手指认自己的眼睛。

遮藏与出示。例如，肚子在哪里？用毯子遮住肚子，问"我的肚子在哪里"，然后拿走遮挡物说"肚子在这里"，并拍一拍。最后再变换婴幼儿的身体部位接着进行游戏。

老鹰吃哪里的游戏：老鹰说我饿啦，要吃耳朵，宝宝赶快捂耳朵，老鹰吃哪里，宝宝捂住哪里。

点点飞：保育人员用五官轻轻触碰婴幼儿的相同部位，例如，宝宝，宝宝碰碰鼻子，点点飞，点点飞（或抽抽鼻子，耳朵听听听，嘴巴笑哈哈哈，眼睛眨呀眨等）。

②认识日常用品与自然界的事物

认识动物。看图画认动物，说出该动物喜爱的食物，指出动物身体部位，模仿叫声和动作，也可看真实的动物认识。

认识生活用品与常吃食物。家庭中的各种常用物品使用时随机讲解名称及用途，如电器、餐具等，也可在超市观看认知。

例如，逛超市游戏。准备好水果玩具或卡片，篮子、纸币替代物等用品，说出名称可以买水果装篮子，然后付费外出，婴幼儿熟练后互换角色。

认识自然现象。学习认识太阳、月亮、星星，观察风雨雷电、白天黑夜等自然现象，也可编成儿歌，反复诵读。例如，晚上，天黑了，月亮出来了，星星也出来了；晚上，天黑了，马路上的灯亮了，屋里的灯也亮了；晚上，静悄悄，宝宝睡觉了，小鸟也睡觉了；白天，天亮了，太阳出来了，宝宝起床了。

认识自己与家庭成员。直接认识家庭人员，也可指认相册。2岁后逐步了解家庭成员的关系。

（2）记忆

①藏玩具

适宜年龄：8个月以上。

方法：创设藏与找的情景，引发婴幼儿找的兴趣，例如，保育人员和宝宝玩摇铃跳舞的游戏：摇铃摇铃，真好玩，唱起歌来哗啦啦，上边唱，下边唱，左边唱，右边唱，唱着唱着不见了，摇铃哪里去了？（藏的时候要让宝宝有所觉察，以后逐步提高难度）

②回家指路

适宜年龄：1~3岁。

方法：带婴幼儿外出回家时，距离家100米左右时问宝宝：我们的家在哪里？往哪边走呀？

（3）数与空间

①念数与认数（唱数与手口一致数数、打电话）

唱数与手口一致数数。婴幼儿在会说话后很快就能说1，2，3，一直到10，但是接近3岁，婴幼儿才能学习认数。适宜年龄：2~3岁。

方法：在婴幼儿面前放上2~5个大小、颜色不同的玩具，拿起其中红色的球说"一个球"，然后放回，更换其他玩具同样进行。

打电话。适宜年龄：1.5~3岁。

方法：保育人员把婴幼儿喜欢的动物放在一幢楼房里，然后给动物家装电话，电话号码的长短根据婴幼儿的年龄水平决定，一般3~6位数，然后请婴幼儿扮演不同的小动物，和电话安装员打电话，看装好没有，然后进行聊天游戏。

②认识1和许多

能够区分1和许多的物品，初步理解1和许多之间的关系。

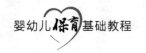

适宜年龄：3岁左右。

方法：摆放一个苹果和许多香蕉，请婴幼儿拿起自己喜欢的水果，然后问：你拿了几个苹果？还有多少香蕉？给谁吃？不同的场景有不同的玩法：一辆公共汽车上有许多乘客，一只小鸟在很多树上飞来飞去，家中一张餐桌上有很多水果等，引导婴幼儿善于观察，经常认识。

③套筒游戏（大、小及其相对性）

适宜年龄：1~3岁。

方法：教婴幼儿打开套筒，然后一个一个套起来，把小的放进大的套筒内，认识大小、颜色、数量等。

④方位游戏（上下里外）

适宜年龄：1~3岁。

方法：保育人员创设游戏情境，例如，小球真听话，我说在哪就在哪，小球小球在桌上，在桌下，在头上，在脚下，在盆里，在盆外等，让婴幼儿按保育人员指令摆放小球的位置。

⑤2~4片的拼图游戏

画出婴幼儿喜欢的图案，然后剪开，请幼儿拼出完整图形，图形的数量为2~4片，从少到多，逐渐增加。

（4）比较与匹配

比较的内容：大小、长短、简单图形、颜色、匹配。

①比大小

适宜年龄：1~3岁。

方法：生活中的物品或玩具，形状相同但大小不同，让婴幼儿触摸、观察，分辨大小，例如，提供一套玩具，包括汽车、娃娃、积木、餐具等，让婴幼儿说出物品名称后比较大小，大的给谁？小的给谁？然后大的放到哪里？小的放到哪里？

②长与短

适宜年龄：1~3岁。

方法：长和短是一对简单的概念，长、短的对比必须一端对齐，例如，两支彩笔、两条彩线、两串糖葫芦等。

③比较简单的图形

适宜年龄：1~3岁。

准备：大小、颜色不同的三角形、圆形、正方形，镶嵌板。

方法：首先让婴幼儿认识三种形状，分别找出三角形、圆形、正方形三种形状，然后送图形宝宝回家，放入镶嵌板。

④辨认颜色

适宜年龄：1~3岁。

方法：可在日常生活中随机教婴幼儿认识颜色，如红花绿叶、蓝天白云等，也可进行专门的教育活动，例如，认识彩笔颜色并和实际生活相融合。（儿歌：颜色妈妈宝宝多，宝宝排队笑呵呵，我请红色宝宝来，画个太阳和苹果）一边认识，一边画画，一般婴幼儿会很感兴趣。

⑤匹配游戏（匹配的内容：相同对应和关系对应）

在日常生活中，引导婴幼儿观察有关联的事物，请婴幼儿观察物体的图案、形状、颜色等，为匹配游戏打下基础。

他爱吃什么。

适宜年龄：2~3岁。

准备：狗、猫、兔、骨头、萝卜、鱼的图片。

方法：故事引导，小动物来春游，玩得很高兴，中午吃饭了，老师分好饭后请动物们自己选，可是他们不知道自己应该吃什么，请你帮忙选出动物爱吃的食物来。

找朋友。

适宜年龄：2岁以上。

准备：大小、颜色不同的手套、袜子、帽子各一套。

方法：手套、袜子、帽子宝宝来跳舞，跳呀跳呀，他们一个个跳得真热闹，手套宝宝来了，他的朋友在哪里？然后请婴幼儿帮忙配对找朋友。

二、感知能力开发

1. 感知能力的范围

（1）婴幼儿的感知

主要包括视、听、触、味和嗅觉等感觉。

（2）感知分析

听觉辨别：听觉的能力，包括敏锐度、听觉追踪、听觉记忆。

视觉辨别：视觉的各种能力，包括视觉敏锐性、追踪能力、颜色辨别等。

（3）触觉敏感度

通过皮肤接触与触摸感受质感、温度、形状等。

（4）嗅觉与味觉敏感度

通过口、鼻等感觉器官感受味道和气味的能力。

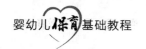

（5）视觉与运动的协调

手眼协调与足眼协调。例如，点数、剪画模仿，走、跑、跳等。

（6）本体感觉

平衡感觉与运动感觉，是指身体在不同情况下的平衡与身体在运动时的感受。

2. 感知能力开发的意义

感知能力开发是婴幼儿感知、探索世界及认识自我过程的第一步，是以后各种复杂心理活动产生和发展的基础。

3. 培养目标

发展感知能力、积累感知经验。

4. 原则

（1）环境的创造自然丰富。

（2）在婴幼儿心情愉悦的时候练习。

（3）满足感官探索的需求，如看了又看、开关门、触摸光滑物、搬动东西等。

5. 感知能力开发的内容与方法

（1）视觉游戏（视觉刺激、视觉追踪、看图画）

①视觉刺激

适宜年龄：0~6个月。

方法：选择各种基本形状（三角形、圆形、正方形）的、色彩鲜艳的物品吊挂在婴幼儿的床上，定期更换。

②视觉追踪

适宜年龄：3~12个月。

方法：保育人员手持颜色鲜艳、大小适中的玩具，吸引婴幼儿观看，并不断移动，婴幼儿的视线一直追踪着物品移动；在注视追随的过程中，可以引导婴幼儿触摸、拍打、抓握物品，使其保持游戏的兴趣。

③看图画

适宜年龄：3~12个月。

方法：选择图案简单、颜色艳丽的图片，引导婴幼儿观看，并讲解画面的内容。

（2）听觉游戏（熟悉各种声音、追踪声源游戏、感知音乐）

①熟悉各种声音

适宜年龄：0~12个月。

方法：在日常自然生活中，保育人员在喂奶、洗澡、换尿布等动作的同时轻柔地告诉婴幼儿正在做的事情；用不同的声音和婴幼儿说话；引导婴幼儿对电话、洗衣机、水流、动物叫声、车辆等声音进行倾听与了解。

②追踪声源游戏

适宜年龄：3～12个月。

练习时间：10分钟左右。

方法：运用会发声的玩具（拨浪鼓、八音盒、手铃等）、动作、音乐、呼唤等吸引婴幼儿转动头部和眼睛寻找声源，作出反应。

③感知音乐

适宜年龄：1～3岁。

方法：婴幼儿坐或躺均可，经常播放音乐、歌曲，引导婴幼儿随音乐动作、哼唱，也可抱着婴幼儿随音乐律动。

（3）触摸游戏（皮肤按摩、接触自然、双人滚翻、搓珠子）

①皮肤按摩

适宜年龄：0～3岁。

方法：按摩的顺序是头→脸→手臂和手→胸部→腹部→腿和脚→背部。

②接触自然

在认识家中的所有物品、玩具的同时要让婴幼儿尽量用身体的不同部位接触物品，感知其温度、大小、形状、质感（软硬、粗糙、光滑、润泽等多种质感）；带婴幼儿赤脚在沙滩上走动。

③双人滚翻

适宜年龄：1～2岁。

方法：一种是保育人员和婴幼儿一起躺在床上，抱在一起滚动；另一种是大人静躺，让婴幼儿在大人的身上滚过（注意安全，床边设置护栏，最好在地垫上进行）。

④搓珠子

适宜年龄：1～3岁。

方法：在盆内放入玻璃珠、木珠、鹅卵石等各种珠子，婴幼儿坐在小椅子上，双脚不停地搓动盆内珠子；一定要在大人的看护下进行，避免吞食现象的发生；穿软底布鞋在公园走石子路刺激脚心。

（4）平衡练习（摇篮游戏、摇小船游戏、走小桥游戏）

①摇篮游戏

适宜年龄：6～12个月。

练习时间：2分钟左右。

方法：让婴幼儿俯趴在浴巾中，头抬起，两个大人各抓住浴巾的两个角，前后左右协调一致地拉动，让婴幼儿感受前冲、后退的感觉；也可抱着婴幼儿转动、摇晃、坐秋千。

②摇小船游戏

适宜年龄：1~2.5岁。

方法：婴幼儿躺在薄被中，保育人员抓住被子的两角，左右摇晃，每次20下或者用被子卷住他们的身体，来回滚动10下，再拉住被子的一边，让婴幼儿侧滚出来，可反复进行；最好在地垫上进行。

③走小桥游戏

适宜年龄：2~3岁。

方法：用废旧报纸、广告纸等捆成一堆堆或利用泡沫垫子（宽35厘米、高10厘米），形成一个高低不平的"独木桥"，让婴幼儿赤脚在"小桥"上行走。

6. 感知能力开发的玩具选择

进行感知练习的玩具要求颜色鲜艳，可多一些红色；要带有悦耳的声音。

可购买的玩具：拨浪鼓、手铃、各种球类、各种质地的精装书籍等。

废旧物品：纸盒、餐巾纸、报纸、毛巾、刷子、纸杯等均可。

三、言语发展训练

（一）相关知识

语言是一种符号系统，而言语是对语言的传递过程。0~3岁的婴幼儿是学习语言的最佳时期，其大脑皮质的语言区特别敏感，容易对听到的语言进行记录和整理。

言语在婴幼儿心理发展中具有重要意义。言语的发生和发展丰富了婴幼儿的心理反映的内容，首先，促使高级心理机能开始形成，低级的机能得到改造，比如思维、想象、有意注意等高级心理机能都是以词为中介的；其次，言语形成后还使婴幼儿的心理活动出现了新的品质，原有的低级机能得到改造；再次，促使意识和自我意识的产生，个性开始萌芽。"我"字会说之前，婴幼儿还没有形成自我意识，言语产生后，婴幼儿借此开始自觉调整自己的行为，表现出比较稳定的独特倾向，逐渐形成自己的个性。

言语的发生主要包括言语的准备（0~1岁）和言语的形成（1~3岁）。

1. 言语的准备

言语的准备主要包括发音准备和理解准备。

发音准备大致经历三个阶段：简单发音阶段（1~3个月），可以听到 ei、ou、a 的声音等，这个阶段的发音是一种本能行为；连续音节阶段（4~8个月），可以听到如 ba、ma、da 的音；模仿发音——学话萌芽阶段（9~12个月），能够发出具有不同声调的音，如 lu、fu、jue、bi，为学说话作了发音上的准备，这个阶段婴幼儿开始模仿成人的语音，如 maomao（帽帽），dengdeng（灯灯）。这个时期，虽然婴幼儿能够发出的词音只有少数几个，但是他们能够开口"说话"了。

理解准备包括语音知觉能力的准备和语词理解的准备。

2. 言语的形成

对于3岁前的婴幼儿来说，言语的形成可以分为两大阶段。

（1）不完整句阶段

又可分为两个小阶段：单词句阶段（1~1.5岁），说出的词具有单音重叠、一词多义、以词代词的特点；双词句阶段（1.5~2岁），婴幼儿开始说出由双词或三词组合在一起的句子，具体特点表现为，句子简单（只有3~5个字）、句子不完整、词序颠倒。

（2）完整句阶段

主要表现为，能说完整的简单句，并出现复合句；词汇量迅速增加。2岁时婴幼儿会说的词大约有200多个，3岁时能够掌握1000个左右的词。练习儿歌和童谣是婴幼儿学习语言的最好方法，适宜年龄为1.5~3岁。

（二）语言能力开发

1. 语言概念

语言是人类社会客观存在的现象，是一种社会约定俗成的符号，是以语音或字形为物质外壳，以词汇为建筑材料，以语法为结构规律而构成的体系。

2. 语言能力开发的重要作用

（1）语言能促进婴幼儿交往的发展

语言是交流的工具，能促进相互沟通，扩大交往范围。

（2）语言能促进婴幼儿智能的发展

语言是认识事物的工具，能促进观察、想象、思维记忆等各种能力发展。

（3）语言能促进婴幼儿社会性的发展

婴幼儿是社会人，语言的理解和表达为以后走入社会、交往打下基础。

（4）语言能促进情感和良好个性品质的发展

语言发展能培养婴幼儿表达和控制情绪的能力，能让婴幼儿具有健康、积极的情感。

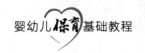
3. 语言能力开发的目标

（1）培养正确听音能力，能感知语言，模仿发音，说出词汇、句子。

（2）能倾听他人讲话，有听说能力。

（3）学说普通话，能用语言表达自己的想法。

（4）乐意听故事、看图书，有初步的欣赏和表达能力。

4. 语言能力开发的途径、内容和方法

（1）语言能力开发的主要途径

日常生活中的语言练习、专门的语言练习。

①日常生活中的语言练习

日常生活中语言的交流是培养婴幼儿倾听、练习说话的最好的手段之一。要善于利用日常生活中经常出现的、重复的话语，使婴幼儿处于良好的语言环境中，积累语言基础。语言是和生活相伴的。

首先，日常生活各个环节都需要语言指导、相伴。例如，穿衣认识衣裤、盥洗认识用具、吃饭认识餐具。

其次，抓住时机多和婴幼儿说话、对话，不错过任何与婴幼儿交流的机会。

最后，丰富婴幼儿生活，为婴幼儿创设多样化的环境，多接触自然、社会，引导其多看、多听、多说、多交流。

②专门的语言练习

为婴幼儿提供机会，对他们在日常生活中获得的语言素材进行提炼和深化，达到语言规则的理解、有意识的记忆和运用。

专门的语言练习包括学说普通话、谈话、讲述、早期阅读、欣赏文学作品等。

当婴幼儿2个月时，可发现小嘴一动一动的，这是最初语言动作的无意识萌芽。

当婴幼儿6~7个月时，他们开始认识周围的事物，保育人员要给他们看各种景物，听各种声音，用语言告知其内容，留下记忆。

当婴幼儿能理解成人说话的意思时，可用模仿游戏、命名游戏等专门的语言练习方法进行学习与练习。

为婴幼儿多提供机会，创设语言情景，语言熏陶。不同时期提供不同的语言刺激，听、说、看、讲等。

（2）语言能力开发的活动与游戏

包括感知语言和练习发音、交流与谈话、倾听与理解、欣赏与阅读4个方面。

①感知语言和练习发音

多与婴幼儿说话。婴幼儿虽不会说话但却能感知语言，因此要多与婴幼儿说话，提供丰富的语言刺激和语言环境。

及时应答。对婴幼儿发出的简单音节，要给予语言和肢体的及时应答和鼓励性回应。例如，说的什么呀？宝宝真棒、亲亲、抱抱、拍拍等。

②交流与谈话

面对面说话，也可一起念儿歌、做游戏。

例如：

> 小手拍拍，小手拍拍（拍拍你的双手）
>
> 手指伸出来，手指伸出来（伸出你的食指）
>
> 眼睛在哪里（用一种夸张的语气问）
>
> 眼睛在这里（指你的眼睛）
>
> 用手指出来（一边指着你的眼睛一边用眼神鼓励婴幼儿）

可以把眼睛改成其他任何一个身体部位，比如鼻子、嘴巴等。这个游戏教会孩子认识五官和身体的部位，能让婴幼儿增强自己的身体意识。

手指头变变变

> 一根手指头，变变变，变成一只毛毛虫，爬爬爬（左右手指放到一起向前拱动）
>
> 两根手指头，变变变，变成一只小白兔，跳跳跳（两根手指放在头顶）
>
> 三根手指头，变变变，变成一只小花猫，喵喵喵（三根手指放在嘴边）
>
> 四根手指头，变变变，变成一只花蝴蝶，飞飞飞（勾在一起翩翩起舞）
>
> 五根手指头，变变变，变成一只大螃蟹，横着走（作螃蟹状向前行）

经常呼唤婴幼儿的名字，帮助其作出相应的反应。

模仿声调，进行发音。例如，模仿小鸡、小鸭的叫声，做手指游戏。

> 手指手指碰碰，做只黄黄小鸡，叽叽叽，叽叽叽
>
> 手心手背碰碰，做只白白小鸭，嘎嘎嘎，嘎嘎嘎
>
> 手指手指分开，做把小小手枪，砰砰砰，砰砰砰
>
> 手指手指捏紧，做只大大榔头，咚咚咚，咚咚咚

随即交流与谈话。保育人员可以一边做事一边和婴幼儿说在做什么。

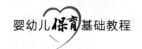

③倾听与理解

倾听是婴幼儿语言发展的基础，对婴幼儿进行语言刺激并与实物对应，婴幼儿才能理解。

利用周围环境练习倾听能力，有意识地引导婴幼儿倾听和模仿各种生活声音，如汽车、水声、动物叫声，帮助其理解。

游戏中练习倾听。例如，请你猜猜我是谁的游戏。

儿歌游戏

嘀嘀嘀，嘀嘀嘀，宝宝坐汽车

呜呜呜，呜呜呜，宝宝坐轮船

轰隆隆，轰隆隆，宝宝坐火车

嗡嗡嗡，嗡嗡嗡，宝宝坐飞机

④欣赏与阅读

通过文学作品帮婴幼儿懂得道理，积累词汇，培养倾听的习惯，儿歌故事具有具体、生动、形象、节奏性强等特点，婴幼儿非常喜欢，把文学作品和游戏结合，婴幼儿更感兴趣。

例一（倾听各种象声词的声音）：

小鸟读书

大树上，许多小鸟在读书，有喳喳喳的，有叽叽叽的，有呀呀呀的，有嘀哩嘀哩的，有咕噜噜的，还有一声不响看画的。

一棵树就是一本小鸟书，一片树叶就是一页小鸟书。

哎呀，那边有棵树的叶子都黄了，瞧，那个长嘴巴的小鸟正在认真读书呢：笃笃笃，笃笃笃，捉出一条大害虫。

例二（学习小鸡、小鸭的叫声和动作，初步理解互相帮助的道理）：

好朋友

小鸡和小鸭是一对好朋友。一天，小鸡和小鸭在草地上捉虫吃，小鸡的嘴巴尖尖的，捉了一条又一条，小鸭的嘴巴扁扁的，捉不到虫子，急得"嘎嘎嘎"直叫，小鸡就把捉到的虫子给小鸭吃，小鸭高兴地说：谢谢你，你真是我的好朋友。

小鸡和小鸭来到河边玩，小鸡一不小心掉到河里，急得"叽叽叽"直叫，小鸭看到了"扑通"一声跳进河里，救起小鸡游回岸边，小鸡高兴地说：谢谢你，小鸭子，你真是我的好朋友。

例三（主要的关注点在理解故事内容，记住动物的名称和特征）：

小蜗牛在哪里

小蜗牛爬呀爬，爬累了，小狗说"快到我耳朵里睡一会儿吧"，小蜗牛爬进小狗耳朵里睡着了。

小狗跑呀跑，跑累了，袋鼠说"快到我口袋里睡一会儿吧"，小狗爬进小袋鼠口袋里睡着了。

袋鼠跳呀跳，跳累了，小朋友说"快到我这儿睡一会儿吧"，袋鼠跳到小朋友怀抱里睡着了。

该吃饭了，蜗牛妈妈找不到小蜗牛，急得满街乱跑，小蜗牛在哪里？聪明的宝宝你能告诉蜗牛妈妈吗？

问题：蜗牛爬累了谁帮助了他？在哪里睡觉了？小狗、袋鼠逐一进行。

例四：

小朋友

一个小朋友，走走走，遇见一个好朋友点点头；

二个小朋友，走走走，遇见两个好朋友握握手；

三个小朋友，走走走，遇见一个老爷爷扶他慢慢走；

四个小朋友，走走走，遇见一块大石头翻个大跟头；

许多许多的小朋友，遇见好多好多的好朋友，点点头，握握手。

学会数数和礼貌行为，学做点头、握手、慢走等动作。

例五：

下雨了

滴滴答，下雨了，小宝宝，出门了；

小雨鞋，穿好啦，小雨伞，打开啦；

伸出小手接小雨，哎呀，冰凉冰凉；

抬起头来看小雨，哎呀，冰凉冰凉；

伸出舌头舔小雨，哎呀，冰凉冰凉。

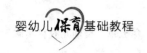

这首儿歌富有生活情趣，引起婴幼儿对大自然的兴趣和感受。理解下雨、出门、穿好、打开等词语。

5. 保育人员朗读和讲述、早期阅读的基本要求

（1）朗读和讲述的基本要求

①会用普通话，音准调正，语言规范。

②把握不同年龄的不同欣赏要求。不同年龄的婴幼儿，阅读的重点不同，讲述的侧重点有所不同。年龄小要重发音、节奏、韵律；大一点儿的要学会观察画面，理解故事；再大一点儿的要掌握词汇、句子，复述故事。

③感情投入，有适度的动作表演；声情并茂，动作形象，语气、声音、语速要和具体的角色相吻合；掌握学什么像什么、模仿什么是什么的标准，如狡猾的狐狸、可爱的兔子、凶猛的老虎等。

④善于集中婴幼儿的注意力。

讲故事前先要吸引婴幼儿的注意力，然后说出故事名称→故事内容→自问自答形式的提问→一起回答→婴幼儿独立回答，目的在于加深印象、突出重点。

教婴幼儿儿歌：示范朗诵→理解内容（实物、图片展示、玩具、手偶、肢体动作表演等）→教读、游戏练习。

故事、儿歌的学习需要反复重复，婴幼儿的表现：字→词→短句→完整句子。

（2）早期阅读的基本要求

①注意提高婴幼儿的阅读兴趣，建立起自觉阅读图书的良好习惯。注意阅读的环境布置、书籍的选择，每天在固定的阅读时间进行亲子阅读。

②为婴幼儿选择合适的阅读材料。首先，根据婴幼儿的年龄特点；其次，图书主题要单一，情节要简单，内容要有意义，色彩要鲜艳，形象要逼真；最后，图书纸张要厚实有韧性、制作精良。

③培养爱惜图书、不撕书、不乱扔书的良好习惯。

（三）言语发展训练的基本方法

1. 引导婴幼儿发音的主要方法

语言准备期可模仿婴幼儿声音，多与婴幼儿聊天。

2. 帮助婴幼儿理解语言的主要方法

动作回应、看图说话、感受实物。看图说话的主要练习工具是婴幼儿画报或图书。

3. 训练婴幼儿看图讲故事的正确方法

1岁以后，可以让婴幼儿按照一个图片的画面进行讲解。开始先由成人讲一遍，让婴幼儿复述，熟练后，由婴幼儿讲给成人听。成人根据画面多提问题，增加婴幼儿说话的机会。

4. 练习日常用语的基本方法

①在日常生活中，经常使用一些"是"、"不是"、"要"、"我的"、"你的"、"这个"、"那个"、"什么"等表示时间或状态的生活用语，要有意识地帮助婴幼儿正确地使用；利用布娃娃等玩具进行练习，先把娃娃或玩具藏起来，一会儿再出现，教婴幼儿理解"没有了"、"不见了"等概念。

②利用平常的对话，帮助婴幼儿理解"是"、"不是"、"不可以"、"不能"、"不会"等代表否定的话语。

③通过在生活中多给婴幼儿提问的方式，帮助婴幼儿理解"是不是"、"要不要"、"好不好"、"在哪里"、"怎么样"等用语，增加婴幼儿说话的机会，提高其思考问题的能力。

④利用与婴幼儿对话和聊天的机会，帮助婴幼儿理解"刚才"、"然后"、"必须"、"可能"、"就"、"如何"等生活用语。

⑤帮助婴幼儿理解人称代词的方法。借助游戏的方式进行造句，帮助婴幼儿理解"你的"、"我的"、"他的"等人称代词。

5. 婴幼儿阅读的练习方法

①安排好合适的时间。每天 3～4 次，每次 5～10 分钟。在婴幼儿吃饱、睡好、精神饱满的前提下进行安排。

②选择合适的教材。婴幼儿教材主要分为图片和图书两大类。

③培养婴幼儿的阅读兴趣。

婴幼儿阅读材料选择要求：图书和图片要色彩鲜艳，线条和形状清晰，图形简单，形象自然、逼真。主题以婴幼儿比较熟悉的自然科学或生活事物为主，如动物、植物、交通工具、日常生活用品、活动场所等。

培养婴幼儿阅读兴趣的主要方法：成人要用丰富的词汇、表情和手势，耐心地、反复地讲解书中的故事，以激发婴幼儿的阅读兴趣。

第三节　社会行为及人格培养

一、婴幼儿社会性行为的基础

（一）社会性行为的概念及种类

社会性行为是人们在交往活动中对他人或事件表现出的态度、言语和行为反应。

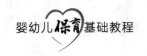

根据动机和目的，可以分为亲社会行为和反社会行为两类。

1. 亲社会行为

亲社会行为是指一个人帮助或者打算帮助他人，做有益于他人的事的行为和倾向。观察发现，1岁前婴幼儿已经能对别人微笑或发声，这种积极性表达了最初的友好倾向。到1岁左右，婴幼儿还会对处于困境中的人做出积极的抚慰动作，如轻拍或抚摸等。在人生的第二年，婴幼儿越来越多地表现出同情和分享等利他行为，如经常将自己的玩具拿给别人玩，2岁以后，随着生活范围和交往经验的增多，婴幼儿的亲社会行为进一步发展，他们逐渐根据不明显的细微变化来识别他人的情绪体验。

2. 反社会行为

反社会行为主要有敌意的攻击行为和工具性攻击行为。第一类是以伤害他人，以别人痛苦为目的的侵犯行为，如嘲笑、殴打等；第二类指为了实现某种目标而以攻击行为作为手段，如抢夺他人手里的玩具。婴幼儿1岁左右开始出现工具性攻击行为，2岁左右有明显的冲突，大多数是为了争夺物品。婴儿期的攻击性行为主要表现为身体动作的侵犯，以工具性攻击行为为主，所以要注意正确认识和分析婴幼儿攻击性行为的性质，同时教给其恰当的交往方式。

婴幼儿的社会性行为受生物因素、环境因素及认知因素等方面的影响。基于此，成人应对婴幼儿进行一定的移情训练，即让其学会感知他人的情绪、情感状态，教给其适当的交往技能及进行相应的行为训练，并要善用精神奖励来促进婴幼儿的亲社会行为的发展。

（二）社会行为及人格培养的意义

（1）智力开发的重要内容。

（2）适应和认识社会的基础。

（3）促进身心健康。

（三）良好社会性行为的培养目标

感受周围人的爱，建立稳定的亲子依恋关系，培养社会交往意识和能力。

（四）培养原则

（1）应有足够的、积极的、支持性的亲子交往，保育人员利用一切时机和婴幼儿进行目光、肢体和语言的交往。

（2）给婴幼儿充足的与其他成人交往的机会，帮助他们建立对周围人的亲近感、信任感，培养对环境和事件的可控制感。

（3）创造与其他同伴交往的机会，例如，串门、邀请，支持、帮助婴幼儿在与同伴的交往中学习交往能力，建立平等互助的人际交往关系。

（4）在日常生活、游戏和各种活动中自然随机地培养婴幼儿的人际交往能力。

二、婴幼儿社会行为及人格培养的主要内容

婴幼儿的社会行为及人格的培养是使婴幼儿适应社会环境和具有社会交往能力的关键，主要内容包括培养婴幼儿的社会交往能力、保持良好的情绪、培养婴幼儿的生活自理能力等方面的内容。它能使婴幼儿的个性和潜能得到充分发展。

关于社会行为，首先要提及社会性发展。婴幼儿的社会性、个性是在社会性交往中形成的，婴幼儿所接触的各方面的人对其发展至关重要，而这些重要他人主要是父母和同伴。

（一）婴幼儿的社会交往

1. 婴幼儿与母亲的交往

母亲是婴幼儿生存和发展的"第一重要他人"，母亲在婴幼儿心理的全面发展中起着积极、重要的作用，影响着婴幼儿的认知、情感和社会性等方面的健康发展。

婴幼儿与母亲的重要关系主要表现为母婴依恋，是指婴幼儿与母亲间的感情联结，表现为婴幼儿努力寻求并企图保持与母亲的密切的身体联系。依恋发展可以分为五个阶段：0~3个月，无区别、无顾虑的依恋阶段；4~6个月，有选择的依恋阶段；6~12个月，明显的母子依恋阶段；1岁左右，扩展的依恋阶段（处于母子依恋强烈的时期，表现为特别"缠人"，此时，应扩大婴幼儿的依恋对象，逐渐减少对母亲的依恋）；1~3岁，依恋行为的社会性转变（吸引保持成人的注意，喜欢和同伴玩耍）。

1岁前的婴幼儿都会与母亲或主要照料者建立依恋关系，这种关系能否稳定、健康发展，1~3岁是个关键期。早期的母婴依恋的质量对日后婴幼儿认知发展和社会性的适应都有重要意义，这种情感练习在婴幼儿整个心理发展（社会性、个性、情绪、情感、行为、心理健康、认知、智力等方面）中都有重大作用，是其日后社会性发展的基础。依恋的类型有安全型、回避型和反抗型。其中，安全型是良好的依恋，后二者是消极的不良依恋。对于婴幼儿来说，既乐于亲近和信赖主要照料者，又对外界事物表现出关注和探索欲望，是稳定型的安全依恋。

母婴关系直接影响婴幼儿以后的人际关系。婴幼儿在母亲的指导下学会大量的社

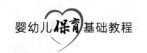

会性行为规范，如分享、谦让、友爱、互助、合作、协商、孝敬、礼貌等，学会初步的交往、矛盾的处理和交往技能，积累初步的交往经验。

2. 婴幼儿与父亲的交往

父婴交往的特点主要表现为：接触交往时间较母亲少；交往的内容方式及性质主要表现为身体大动作的刺激性游戏。

父婴交往的作用体现为父亲是重要的游戏伙伴，是婴幼儿的重要依恋对象，也是婴幼儿积极个性品质形成、社会技能发展、正确的性别角色的形成及认知发展的重要源泉。

3. 婴幼儿与同伴的交往

婴幼儿间同伴交往可以促进婴幼儿社交技能及策略的形成，促进婴幼儿社交行为向友好、积极的方向发展，可以促进情绪情感、认知、个性及自我意识等方面的发展。而影响婴幼儿同伴交往的因素主要有亲子交往经验、玩具和物品、同伴间的熟悉性和婴幼儿自身的个性、行为特征。

同伴交往的作用在于在交往中能够学习社交技能，调整自己的行为，丰富交往经验；良好的同伴关系促使婴幼儿作出更多积极、友好的社会行为，减少、降低消极、不友好的行为。

（二）婴幼儿的情绪、情感

1. 情绪、情感的基础知识

情绪是情感的外在表现，情感是情绪的本质内容。0～3岁是婴幼儿情绪培养与个性及人格发展的敏感期。

（1）情绪

情绪是婴幼儿需求是否得到满足的一种心理和生理反应。婴幼儿的基本情绪有8～10种，例如，愉快、兴趣、惊奇、厌恶、痛苦、愤怒、恐惧、悲伤。

情绪的运动模式有面部肌肉运动模式（面部表情）、声调和身体姿态三种形式。

婴幼儿发脾气时的三种处理办法：①保持中立态度，即保育人员不表示态度，也没有批评；②给婴幼儿换个环境，通过环境的改变转移他们的情绪；③保育人员暂时回避，不正面冲突。

（2）积极情绪和消极情绪

那些能够带来幸福向上的感受，促使主体与他人建立良好关系的情绪状态是积极情绪。例如，快乐、爱、欣喜等。那些不能使人感到幸福，使人与人之间的关系趋于紧张的情绪状态是消极情绪，例如，害怕、沮丧、愤怒、悲哀等。

2. 良好情绪、情感培养的意义和目标

（1）良好情绪、情感培养的意义

培养良好的情绪、情感；能促进大脑的智力活动保持良好状态和心理健康。

具体作用价值表现如下。

①适应性价值

良好的情绪、情感是婴幼儿适应社会生存的智能工具，婴幼儿所有日常的情绪反应都是婴幼儿的适应方式，通过情绪，从成人那里获得最恰当的哺育。如婴幼儿的哭表示饿、尿、不舒服等状态，吸引成人的照顾与哺育。

②驱动作用

情绪直接指导着婴幼儿的行为，驱动、促使其做出某种行为或不做某种行为，例如，婴幼儿在愉快的状态下，玩耍、学习、运动游戏，成功的体验激励着下一次的行动。

③组织功能

情绪对婴幼儿的认知活动起着推动、促进、抑制、延缓作用，不同情绪对认知等活动起着不同的作用，与婴幼儿愉快情绪相联系的人和物会留下深刻的印象，比如庆祝生日。

④人际交流功能

通过与成人情感性的应答，婴幼儿与成人进行信息交流，相互了解，引起与成人的交往、维持和调整；在掌握语言之前，主要以表情作为交际工具。

（2）培养目标

让婴幼儿感受爱，保持愉悦的情绪状态，并通过有选择的活动与游戏体验积极情感。

（3）良好情绪状态培养的原则

动作轻柔、言语温和、笑容亲切、应答及时。例如，婴幼儿哭了，首先看一下是否拉尿、饥渴，其次摸摸孩子是否发烧，排除情况后抱起婴幼儿，拍拍哄哄，柔和地与其交流。

（三）婴幼儿的生活习惯

培养婴幼儿良好的生活习惯有利于促进婴幼儿身心的健康发展。

1. 培养婴幼儿良好的睡眠习惯

（1）培养婴幼儿良好的睡眠习惯的常用方法

①独立睡眠：婴幼儿单独睡一张小床，可以保证睡眠质量，克服依赖感。

②自己入睡：养成不用成人哄抱、摇晃就能入睡的习惯。

③按时睡觉：每天按照规律的作息时间睡觉。

④按时起床：每天在一个相对固定的时间起床，不要养成睡醒后在床上玩耍的习惯。

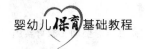

⑤做好入睡准备：每天按照固定的时间和同样的程序安排婴幼儿睡觉，帮助婴幼儿建立睡眠条件反射，尽快进入睡眠状态。

⑥纠正睡眠姿势：让婴幼儿自己选择一个舒服的姿势；3个月以内的婴幼儿不要采取仰卧睡姿，防止因溢奶而窒息；要随时纠正婴幼儿吃手、啃玩具、蒙头、趴着睡等不良习惯。

（2）培养婴幼儿良好睡眠习惯的意义

充足的睡眠是保证婴幼儿生长发育的重要条件。良好的睡眠习惯可以保证生长激素的分泌，促进婴幼儿身高、体重的增长，也是帮助婴幼儿调节情绪的重要方法。

2. 培养婴幼儿良好的饮食习惯

食物是婴幼儿生长发育的物质基础，婴幼儿的进食习惯会直接影响其健康状况。良好的饮食习惯包括培养婴幼儿对食物的兴趣和好感；养成饮食定时定量、专心吃饭、自己进餐、细嚼慢咽的习惯。

（1）婴幼儿进餐前的准备工作

①吃饭前15分钟应停止游戏活动，与婴幼儿一起收拾玩具。

②进餐前让婴幼儿用肥皂水洗手。

③帮助小年龄的婴幼儿带上围嘴，大一点的婴幼儿可以帮助成人准备碗筷，在固定座位上坐好准备进餐。

（2）营造良好的进餐氛围的主要方法

①婴幼儿进餐时，成人要保持和蔼的态度和愉快的表情，因为在愉快、亲切、和谐的环境中进餐会增加婴幼儿的食欲，提高进餐量。

②边进餐边给婴幼儿介绍饭菜的营养和自己对饭菜的喜爱。

③尽量给婴幼儿创造一个比较宽松的进餐环境，不要强迫或哄骗婴幼儿进食。

④进餐时不要批评、责怪和打骂婴幼儿。

⑤为婴幼儿准备营养丰富的食物，让其养成不挑食的好习惯，使婴幼儿能够吸收多种营养。

⑥鼓励婴幼儿自己抱奶瓶喝奶或用勺进餐，保护婴幼儿自己吃饭的热情，并提倡进餐后自己擦嘴。

⑦尊重婴幼儿对食物的爱好和兴趣，遵循"进食黄金原则"（由成人把握好婴幼儿应该吃什么饭菜、什么时候吃，但要把每次吃多少的自主权留给婴幼儿）；选择色彩明快的食物和餐具，以促进婴幼儿的食欲。

3. 培养婴幼儿良好的卫生习惯

培养良好的清洁卫生习惯是提高机体防御功能、预防疾病、保证婴幼儿正常生长发育的有效手段。

婴幼儿良好的卫生习惯包括饭前饭后洗手、便后冲洗厕所、每天洗脸、勤洗手、勤洗澡、勤剪指甲、勤换衣服、饭后漱口、早晚刷牙等。

训练婴幼儿自己开始刷牙的时间：婴幼儿要从小养成饭后漱口的习惯，从婴幼儿出第 1 颗牙起就建议给其刷牙，以养成好习惯。

4. 培养婴幼儿良好的大小便习惯

训练婴幼儿大小便取决于婴幼儿自身是否具备两个条件：一是控制大小便排泄的中枢神经是否发育成熟，有无对肛门和膀胱肌肉组织的控制能力；二是婴幼儿是否有接受大小便训练的心理愿望，是否能够配合成人进行训练。

5. 培养婴幼儿生活处理能力的注意事项

让婴儿学会自己穿衣、吃饭、洗手等生活技能，逐步管理自己的生活，培养自己的事情自己做、不依赖他人的意识。培养生活处理能力可以采取分解难度、多示范、由简到繁的形式。根据婴幼儿的年龄特点明确培养目标，在技能训练方面要把握好度，不能把技能训练好坏作为衡量的标准。

三、良好社会性行为培养的要求、途径与方法

（一）要求

1. 满足婴幼儿的合理需求

婴幼儿以哭闹形式提出要求时，保育人员应立即关注，并提供适当的帮助，让婴幼儿感受到被爱和尊重。

2. 建立亲密的感情，是保育人员工作的基础和工作评价的标尺

（1）让婴幼儿喜欢保育人员，通过多搂抱、多说话、多对视、多游戏、多逗笑，让婴幼儿感受到爱，增加爱抚和情感交流的机会。

（2）让婴幼儿喜欢父母。父母的爱是婴幼儿成长中不可或缺和替代的。

3. 丰富的生活环境

（1）通过向婴幼儿提供实物、色彩、图案、符号，听音乐、念儿歌、讲故事和动手操作的机会选择适宜的智力游戏。

（2）保育人员用积极的态度和热情感染婴幼儿，多和成人、同伴进行游戏接触，克服羞怯，学会适应。

（3）正确对待婴幼儿的依恋。

（二）途径

主要是通过家庭环境的创造来完成。

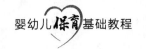

（1）良好情绪、情感培养

①把母亲的声音录成磁带，让婴幼儿多听。

②提供丰富多彩的游戏材料和器具，例如，球类、动物玩具、插塑类玩具等，以开发智力。

③购买玩具时注意使用方法的适宜性，以免婴幼儿受到惊吓，反而起负面影响。

（2）良好社会性行为培养

①给婴幼儿提供充满爱、规则稳定的家庭环境。

②提供与同伴一起玩的玩具和玩的机会。

③鼓励、激发婴幼儿主动表达、沟通的愿望和能力。

（3）社会交往技能的培养

主要内容包括理解与交流的能力、向他人学习的能力、合作的能力等。

社会性教育的核心是培养婴幼儿初步的社会交往能力，而3岁以前是婴幼儿学会进行沟通的最佳时期。培养婴幼儿社会交往能力是智力开发的重要内容，是婴幼儿适应社会、全面认识社会的基础。良好的人际关系能够促进婴幼儿身心健康发展。

①与婴幼儿建立亲密关系

指导家长与婴幼儿建立亲密关系，经常给予婴幼儿更多的爱抚、亲吻和拥抱。如母亲在给婴幼儿喂奶时可以一边喂，一边抚摸，也可以将婴幼儿的手放在母亲的乳房或脸上，同时用亲切的语言与其交流，或者哼一些好听的歌曲，让婴幼儿感受到关爱。

②训练婴幼儿与成人合作玩游戏

训练婴幼儿与成人合作玩游戏，比如让婴幼儿骑在家长的肩膀上，家长抓住婴幼儿的双手说"请客人坐好，飞机马上就要起飞了"，然后在原地转几圈说"北京到了，请客人下飞机"。

③鼓励婴幼儿与同伴交往

教给婴幼儿与同伴分享食物和玩具的方法，如经常讲小动物分享物品的故事。在婴幼儿情绪好的时候，拿出两块糖，告诉他"一块给小朋友，一块留给自己"。让婴幼儿与同伴一起玩玩具，共同分享快乐。指导婴幼儿玩"角色游戏"，如当大夫给别人看病、当售货员卖东西等。

（三）方法

几种较常用的方法如下。

（1）建立良好的依恋关系的常用方法

经常和婴幼儿嬉戏玩耍，共同做拍手游戏，做出各种动作让婴幼儿模仿，多给婴幼儿提供学习的机会；注意观察婴幼儿的各种表情和动作，对婴幼儿的要求作出积极的回应，使之得到最大的满足。

（2）满足婴幼儿好奇心和求知欲的方法

通过向婴幼儿提供实物、色彩、图案、符号、音乐、儿歌、讲故事和动手操作的机会，满足婴幼儿日益增长的好奇心和求知欲。

（3）培养婴幼儿良好情绪的主要方法

增加爱抚和情感交流的机会，为婴幼儿设计一个丰富而适宜的智力游戏，不要限制他的探索活动环境，满足他的合理要求，对婴幼儿的行为进行评价，不用恐怖的表情和语言吓唬婴幼儿，扩大婴幼儿的接触面。

（4）克服婴幼儿胆怯情绪的常用方法

让婴幼儿在陌生的环境中经受"锻炼"和"考验"；用成人对待客人的热情态度和好气氛去感染婴幼儿，帮助他克服怯生情绪，学会逐渐适应生人和熟悉环境。

（5）与心理"反抗期"婴幼儿沟通的主要方法

婴幼儿心理"反抗期"多出现在1岁半至2岁半，这时期的婴幼儿希望自己的行为得到认同，自己的探索活动不受到限制或干涉，有时会表现出一种"抗拒行为"，这是婴幼儿进入心理发展第一"反抗期"和萌发"自我"意识的标志。与心理"反抗期"的婴幼儿沟通时可经常采用合理满足法、转移注意法、故意冷淡法、后果惩罚法、适当地对婴幼儿说"不"等方法。

（6）评价婴幼儿行为的主要方法

当婴幼儿能够听懂语言后，要随时对他的言行加以肯定和赞赏，让婴幼儿在爱抚和赞赏的气氛中体验成功的欢乐，并能经受住"挫折"的考验。

（7）为婴幼儿营造探索性学习空间的常用方法

给婴幼儿创设各种相对固定的"功能角"，如在茶几上摆放些积木、拼插玩具组成"巧手角"；用一些图书、画报构成"阅读角"；用画板、纸笔构成"图画角"；用一套大小、质地不同的球和一个简易的篮球架构成"运动角"等。不要刻意教给婴幼儿什么，而是为婴幼儿创造一个富有探索性的学习空间。

（8）排除婴幼儿不合理的要求的常用方法

一是转移注意法；二是故意冷淡法；三是后果惩罚法。采用故意冷淡法，是因为婴幼儿有时会故意做一些恶作剧，以观察成人的反应。如不让打开冰箱，他就故意把冰箱打开。这里，最好的办法是故意装作看不见，让他觉得没趣而停止"恶作剧"。

在培养婴幼儿社会交往能力的过程中，要注意成人为婴幼儿提供的是经常与同伴交往的机会，而在婴幼儿与同伴发生冲突时，成人不宜过多干预，而是让婴幼儿学会

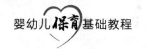

与人交流、分享和等待。

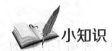小知识

1. 感受关爱

（1）对眼睛：目光温柔对视

适宜年龄：新生儿。

方法：新生儿安静清醒时，和新生儿面对面，距离新生儿面部20～25厘米，保育人员尽可能地伸出舌头，不断重复，20秒1次，共6～8次，然后停止。

新生儿看着保育人员的脸，不自觉地动起自己的舌头，也有可能出现扭转头不跟学的情况。

（2）亲一亲

适宜年龄：9～12个月。

准备：父母照片。

方法：保育人员一边念儿歌《亲一亲》，一边抚触婴幼儿身上的不同部位。

亲一亲

亲亲宝宝，亲亲宝宝，宝宝笑哈哈；

亲亲妈妈，亲亲妈妈，妈妈笑哈哈；

亲亲爸爸，亲亲爸爸，爸爸笑哈哈。

（3）妈妈的声音讲故事

适宜年龄：1.5～3岁。

准备：妈妈事先录好的故事或儿歌磁带或录像，保育人员在固定的时间放给婴幼儿听、看。通过这个游戏，可以减少分离痛苦，加深亲子接触。

2. 寻找快乐

（1）逗笑

日常生活中用多种方法引逗婴幼儿发笑，让婴幼儿体验快乐。

适宜年龄：0～12个月。

举高高：双手放在婴幼儿腋下，把婴幼儿举过头顶，婴幼儿会因此而兴奋得哈哈大笑。

挠痒痒：婴幼儿平躺在床上，保育人员轻触婴幼儿易痒处，同时发出"咯吱咯吱"的逗笑声，婴幼儿会扭动身子，开心大笑。

（2）娃娃吹泡泡

适宜年龄：19～24个月。

方法：保育人员带婴幼儿到户外，保育人员拿泡泡液吹出泡泡，让婴幼儿来追、打、抓泡泡，并在阳光下观察泡泡的五彩颜色；回到室内，和婴幼儿一起做画泡泡、贴泡泡、印泡泡的教育游戏。

（3）美丽的链子

适宜年龄：25～36个月。

目标：主要学会串珠子4~8颗，促进手指的灵活性。

准备：不同形状、颜色的珠子、大扣子、绳子、鞋带、细电线等废旧材料。

方法：带婴幼儿欣赏各种"漂亮的"宝宝自制链子，激发婴幼儿的操作欲望，而后根据婴幼儿的年龄和动手能力，选择不同的材料进行操作。婴幼儿在串上4~8颗珠子后，保育人员帮助把链子系好戴在婴幼儿的脖子上，随音乐和宝宝一起跳舞，摆弄链子玩一玩。

3. 关爱他人

（1）这是我的脸

适宜年龄：1个月左右。

方法：保育人员靠近婴幼儿约20厘米处，让婴幼儿看看保育人员的脸，并说："我是×××，这是我的脸，你认识我了吗?"

（2）我是可爱的娃娃

适宜年龄：13～18个月。

准备：婴幼儿喜爱的玩具或食品。

方法：育婴师和婴幼儿一起玩"藏猫猫"的游戏，激发婴幼儿愉快的情绪。游戏规则：婴幼儿拿着玩具藏起来，保育人员来找，被找到后要和保育人员交换玩具，并拥抱或亲亲等。

好东西大家吃。保育人员把好吃的送给婴幼儿，鼓励婴幼儿把好吃的也送给保育人员，称赞其的分享行为，练习分享。这样的教育可以贯穿在其他教育活动中，例如，吃饭、加餐、游戏等多种活动中。

（3）喂娃娃吃饭（发展小肌肉动作的同时，培养同情心和爱心）

适宜年龄：1.5～3岁。

准备：雪碧瓶子、盒子、木勺、豆类等"食物"。

方法：把雪碧瓶子挖一个洞，并把洞的周围用即时贴粘好，给瓶子贴上鼻子、眼睛、嘴巴，告诉婴幼儿娃娃饿了，请给他喂饭。通过这个游戏，在发展婴幼儿小肌肉

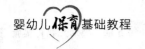
动作的同时，培养其同情心和爱心。

4. 交往

（1）逗笑

适宜年龄：1个月。

方法：出生后保育人员经常逗婴幼儿笑，这是婴幼儿学习的第一个条件反射。经常引逗婴幼儿发笑，会引起他们的愉悦情绪、提高感知和灵敏性。

（2）照镜子

适宜年龄：4个月。

方法：婴幼儿和保育人员一起照镜，保育人员拿起婴幼儿的手指着保育人员的眼睛说"这是×××的眼睛"（眨呀眨）然后再指认婴幼儿的，身体的其他部位用同样的方法进行。通过这个游戏，可以增进亲子感情，也可以促进婴幼儿认识自我。

（3）我说你看

适宜年龄：6个月。

方法：保育人员问婴幼儿"爸爸呢"，婴幼儿看爸爸，然后爸爸抱抱婴幼儿（妈妈等其他亲人均可）。

5. 分享

（1）小小送货员

适宜年龄：1.5~3岁。

方法：准备好动物和家的情境，保育人员和婴幼儿同时做送货员，边念儿歌边把相应的食物送给小动物。游戏过程中，保育人员及时给予婴幼儿认可和鼓励。

送给谁

小兔爱吃萝卜，萝卜送给小兔；

小猫爱吃鱼儿，鱼儿送给小猫；

小狗爱吃骨头，骨头送给小狗

……

（2）快乐的鱼

适宜年龄：2~3岁。

方法：边念儿歌边做动作，有同伴最好，也可邀请父母同玩。

快乐的鱼

一条小鱼水里游，孤孤单单在发愁；

两条小鱼水里游，摇摇尾巴点点头；

三条小鱼水里游，快快乐乐做朋友。

（3）我有一个幸福的家

适宜年龄：2~3岁。

准备：全家照片，日常生活用品等。

方法：保育人员引导婴幼儿说说妈妈、爸爸等亲人为你做了什么，你能为父母做什么，今天你想给妈妈做什么，并随时提醒婴幼儿实施行动。

我有一个幸福的家

我有一个幸福的家；有爸爸、有妈妈；

爸爸妈妈爱我；我爱爸爸妈妈；

大家相亲又相爱；快快乐乐做朋友。

6. 合作

（1）模仿镜（体验相对的左右方位，促进动作模仿能力）

适宜年龄：2岁以上。

准备：穿衣镜一面。

方法：保育人员带婴幼儿在穿衣镜前照镜子，做各种各样的动作；然后请妈妈照镜子，婴幼儿做什么动作，妈妈同时要模仿，要求动作一模一样；熟练后，请婴幼儿照镜子，妈妈来表演。通过这个游戏，可提醒婴幼儿观察左右的相对性，促进婴幼儿动作的模仿能力。

（2）我的好帮手

适宜年龄：1~3岁。

方法：保育人员当妈妈，婴幼儿当帮手，婴幼儿要按照保育人员的指令做相应的事情，完成任务。开始时一次只能有一个指令，熟练后逐渐增加。例如，请到茶几上拿红色的杯子，请摸摸沙发再回来，请站到镜子前学学小鸡吃米等，也可互换角色增加游戏的兴趣。通过这个游戏，可以增进婴幼儿的语言理解能力、记忆能力和合作能力。

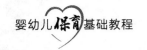
第四节 实施个别化教学计划

个别化教学计划就是根据每个婴幼儿的特点与需要，从他的最佳起点出发，制订适合婴幼儿个性的、能够促进婴幼儿发展的教学计划。

实施个别化教学计划的三种主要形式：一对一的个别教学、小组教学和团体教学。

5个月以内婴幼儿与稍大婴幼儿在一对一教学中的差异：5个月以内的婴幼儿可以根据其特点直接进行训练；而年龄稍大的婴幼儿要先与家长进行沟通，再与婴幼儿交流，与婴幼儿熟悉之后再操作教学计划。

一、相关知识

（一）实施教学计划的步骤

1. 实施一对一个别化教学计划的步骤

（1）熟悉个别化教学计划的内容及操作方法。

（2）准备教学过程中必备的玩教具。

（3）按约定时间准时等候婴幼儿。

（4）按常规要求接待家长，如果是入户，进门后主动换鞋、洗手（尊重婴幼儿家庭的习惯），并按约定的时间准时到达婴幼儿的家庭，注意避开婴幼儿的睡眠时间。

（5）按照个别化教学计划的要求进行操作。

（6）注意做好个别化教育计划的实施记录。

2. 实施团体或小组教学计划的步骤

（1）熟悉团体或小组教学计划的内容及操作方法。

（2）准备教学过程中必备的玩教具。

（3）向家长讲解注意事项和配合教学的方法。

（4）小组与团体教学实施前要做好分组安排工作。

（5）安排小组练习（将水平及训练目标接近的婴幼儿分为一组）。

（6）安排个别婴幼儿的训练（根据每个婴幼儿的不同需求和训练目标进行个别训练）。

（7）不同的练习内容在同时间进行练习（寻找婴幼儿的兴趣和互相接近的训练目标）。

小组与团体教学课堂中实现一对一训练的技巧。

（1）组织家长与婴幼儿进行一对一的练习并进行个别指导；

（2）做统一的团体游戏训练；

（3）安排好课后家庭训练内容；

（4）记录教学训练的结果，对婴幼儿的进步进行评估。

（二）掌握与婴幼儿进行沟通的技巧

学会与婴幼儿进行沟通，有利于全面掌握婴幼儿的实际情况，有利于教学计划的实施。

与婴幼儿沟通的主要方式包括语言沟通和非语言沟通。语言沟通包括懂话和说话两个方面，在婴幼儿不会说话时就要开始进行交谈，可以扩大婴幼儿懂话的范围，促进说话的发展。这是体现对婴幼儿尊重、关心和爱护的主要方式。成人可以通过点头、微笑、搂抱、蹲下与婴幼儿交流、看着婴幼儿眼睛说话等方式来体现。

与婴幼儿说话时语调要自然，音量适当，语速要恰当，重要的话要加强语气，有所停顿，以达到吸引婴幼儿注意的效果；与婴幼儿说话时要语言简明，用词尽量生活化、形象化，这样容易被婴幼儿所接受。

（三）选择实施个别化教学的游戏

个别化教学的游戏包括婴幼儿的主动性游戏和婴幼儿的操作性游戏。主动性游戏是婴幼儿创造性地反映生活的游戏。操作性游戏是婴幼儿需要用四肢大小肌肉的活动来完成的游戏，例如，攀、爬、抛、扔、捉等运用手脚协调进行的游戏，可选择推拉玩具、搓胶泥、拼插图形等玩具配合训练。

1. 安排游戏教学

（1）安排游戏教学的原则

游戏即教学原则；目标恰当的原则；动静结合的原则；安全的原则，对于游戏的环境、游戏的设备、游戏的材料、玩具摆放的位置等，保育人员要经常进行检查；鼓励婴幼儿进行探究的原则。

（2）游戏的主要功能

①游戏可以促进婴幼儿动作技能的发展，如大小肌肉、手眼协调能力等。

②游戏可以帮助婴幼儿了解事物之间的联系，激发婴幼儿的想象力、创造力，促进婴幼儿社会性行为的培养。

③游戏能够促进婴幼儿的个性发展。

2. 发挥玩具在游戏中的作用

（1）根据婴幼儿的年龄特点选择玩具

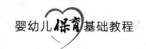

①1岁之前：选择可搂抱的柔软的绒毛玩具（绒布玩物、充气玩具）；可悬挂的视觉玩具（彩色气球、旋转风铃）；可抓握的不规则物品（硬的、软的、长的、方的、圆的、可发声、可敲打的）；娱乐观赏性的玩具（发条玩具、惯性汽车）。

②1~2岁：可增加拖拉玩具、推行玩具、大充气彩球、水上漂浮玩具、盒子、瓶子等。

③2~3岁：可增加拼图类（套桶、套娃、插片）、木珠、手帕、笔和纸、剪和贴的工具等，需与成人一起完成。

（2）玩具安全性的识别

质地：不宜太沉。

材料：注意防火。填充物不要被婴幼儿吸入，以防呛伤；大型器械上的零件要光滑，避免撕、刮、夹伤婴幼儿。

大小：玩具不宜太小，避免婴幼儿误服或塞入耳、鼻、口中。

形状：不要过细、过长或零件太多，防止小物件脱落。

污染：颜料、蜡笔、橡皮泥要无铅无毒，电动玩具不要使用小型电池。

说明：购买玩具要检查是否标明生产厂家、厂址，是否有商标、执行标准号、产品合格证等。

二、保育人员工作内容

（一）综合性个别化教学计划的基本内容

1. 了解婴幼儿的基本情况

在设计、编制个别化教学计划之前，要了解婴幼儿的基本情况，尤其要全面了解婴幼儿几大行为领域的实际能力和水平，还需要了解婴幼儿已经掌握了哪些基本技能、对哪些问题感兴趣、比较喜欢的学习方式等。

2. 教学计划的起点的确定方法

确定婴幼儿在几大行为领域能力的最高点，将这个能力的最高点作为教学计划的起点。找到婴幼儿教育的起点之后，才能决定教学的内容和方法。

3. 制订适宜的教学目标

教学目标可分为长期目标和短期目标。长期目标是婴幼儿成长过程中的行为目标，从整体上确定了一个年龄阶段的教育内容和范围。短期目标是将长期目标的过程分解为连续的若干小步骤，如把坐得很稳到站立这个长期目标分解为拉栏杆站立—扶物站立，独站瞬间—独站较长—独立站稳，每一个小步骤就是一个短期目标，短期目标是由婴幼儿的发展水平和学习能力决定的。

为了使婴幼儿教育和训练扎扎实实地达到长期目标，必须把长期目标分解成几个具体的短期目标进行操作，才能实现最终目标和最佳效果。

4. 根据确立的教学目标来设计具体的教学计划

根据确定的教学目标来设计教学内容的游戏方案，为家长和婴幼儿提供与实施教学计划有关的咨询和服务，并准备必要的教学用具。

5. 记录游戏方案

游戏方案可以用图表或记录表进行记录，游戏记录内容包括游戏活动所用的玩教具、道具等。

6. 执行教学计划或游戏方案时常用的技巧和方法

如用身体、语言、视觉为婴幼儿提供帮助；为婴幼儿提供进行多种方式练习的机会；对婴幼儿的正确反应给予及时的表扬；将婴幼儿的变化情况及时记录在记录表上。

7. 评估

（1）实施个别化教学计划的评估方式。实施个别化教学计划的评估方式有行程性评估和总结性评估。

（2）行程性评估的目的：确定短期目标是否符合婴幼儿发展的实际水平，游戏活动设计得是否合理；以评估结果为依据，及时调整和修正教学计划和游戏活动方案。

（3）总结性评估的目的：一是评估婴幼儿成长的进步情况，二是评估保育人员的教育、教学结果。

（二）编制综合性个别化教学计划

综合性个别化教学计划是一种全面反映婴幼儿发展情况，针对婴幼儿的个别需要所编制的书面教学计划。

综合性个别化教学计划主要涉及大动作、精细动作、认知能力、语言表达、社会性行为等内容。

（三）编制实施个别化教学计划的游戏活动

1. 游戏活动的重要性

游戏活动是促进婴幼儿各领域发展的重要形式，也是实施教育、教学的重要手段。要实现促进婴幼儿身心和谐发展的根本任务，必须根据婴幼儿几大领域的发展水平来设计教学计划，选择教育内容，做到因材施教。

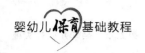

2. 设计游戏活动的基本原则

（1）活动性、游戏性原则

游戏是婴幼儿的基本活动。婴幼儿的活动是多种多样的，其中最基本的活动是游戏。游戏活动中，婴幼儿既能操作各种材料，与物体相互作用，又能与同伴交往，与人相互作用。在相互作用的过程中使婴幼儿的思维、想象、感觉等心理活动充分展开，促进其身心和谐发展。在活动中还可以获得认知周围事物的机会，了解人与自然、人与环境的关系，学习认识问题和解决问题的方法，体验探索的乐趣和获得成功的愉快。

（2）整体教育思想原则

整体观念体现在设计各领域教育目标、教学内容上的互相渗透和有机结合，既要保留各领域在教育目标和内容上纵向的系统性，也要考虑到教学内容上横向的有机结合，实现各领域教育在途径、方法上的交互作用。

整体性教育主要体现在四个方面。

①教育目标的整体性。婴幼儿身心发展迅速，生理和心理的发展是相互进行、相互协调的，不能偏废某一方面；要把婴幼儿作为一个独立的人、完整的人、生长发育中的人来看待，设计各领域发展的游戏活动，才能促进其和谐发展。

②教育理念要渗透到各个领域。五个领域的划分是根据婴幼儿所接触的周围环境和应当获得的生活经验确定的，并不是五个系统的学科；在教育过程中，不要过分强调某一个领域而忽视另一个领域，五个领域的内容要互相联系、互相渗透；综合组织各方面教学，强调教育的整体效果。

③实现教育手段、教育途径的整体性。通过多种形式、多种途径进行教育，科学安排婴幼儿的一日生活，充分发挥一日生活的整体教育功能。

④要把早期教育机构、亲子园、家庭、社会几方面的教育资源进行整合，为婴幼儿的全面发展创造良好的社会环境。

（3）差异性原则

婴幼儿的个体差异是客观存在的，婴幼儿教育的最终目标是尊重每个婴幼儿个体发展的差异，促进婴幼儿在原有水平上的提高和发展。教育的目的是让婴幼儿在快乐中学习、在快乐中体验、在快乐中生活、在快乐中成长。

（4）环境育人原则

为婴幼儿创设良好的物质环境和精神环境。良好的物质环境即为婴幼儿发展提供可感知的丰富的玩具和材料；良好的精神环境包括营造宽松、愉快的精神氛围，如保育人员的情感、态度、教育观念和教育行为对婴幼儿的影响等。

（5）反复性原则

婴幼儿所得到的知识和经验都是在多次反复中获得的，每次反复都是对获得的感知和经验的一种整合，都是一种积累和飞跃。婴幼儿喜欢反复操作同一种玩具，反复做同一种游戏，反复倾听同一个故事。

根据反复性原则设计各发展目标游戏活动需作的考虑。在设计各发展目标游戏活动时也要充分考虑婴幼儿发展的需要和学习兴趣，有选择、有间隔、有变化地反复进行训练，帮助婴幼儿积累多种经验、熟练操作各种技能、促进各领域的发展。

（四）促进各领域综合发展的游戏活动

1. 确定游戏目标

（1）游戏目标难易程度的确定

游戏目标的难易程度要与婴幼儿的实际发展水平相适应，最好略高于发展水平。

（2）确定游戏目标的方法

要以婴幼儿发育评价为依据，根据每个婴幼儿在运动、语言、认知、社会行为等各方面的发展水平，在邻近或略高于这个发展水平的位置确定各个领域游戏的目标。

（3）总目标确定的基础

总目标的确定要以各领域发展水平的平均值为基础。

（4）确定团体游戏目标与个体游戏目标的不同之处

确定团体游戏目标的方法与确定个体游戏目标的要求基本相同，不同的是与确定游戏目标相适应的发展水平不是指个体水平，而是指团体中所有儿童发展水平的平均值。因此，确定团体游戏目标无论是总目标还是各领域的目标，都要相对概括一些，使目标有一个可调节的幅度，保育人员要灵活地、因人而异地掌握目标的幅度，使每个婴幼儿都可以得到提高并有所收获。

2. 选择游戏内容

游戏选择一般要围绕运动、语言、认知、社会性、情绪和艺术六个领域，选择素材要围绕季节和节日、婴幼儿的年龄特点、婴幼儿的生活经验、婴幼儿的需要与兴趣、难易程度适当等有关因素进行安排。

3. 设计具体游戏活动的程序

设计婴幼儿游戏活动的程序包括确定教学目标、做好教学准备、选取教学方法、制定游戏规则等。

三、编制、设计和实施个别化教学计划的注意事项

（1）编制促进各领域发展的游戏活动，要考虑社会领域对婴幼儿的发展价值、婴

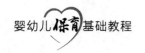

幼儿身心特点两个要素。

（2）设计促进各领域发展的游戏活动，要从本地、本园、个体条件出发，结合婴幼儿的实际情况来设计方案。

（3）各领域发展的游戏活动要以所提出的各领域目标为指导，并结合本班婴幼儿的发展水平、经验和需要确定。

第五节　发展评价

一、相关知识

（一）婴幼儿发展评价的重要性

1. 婴幼儿发展评价

婴幼儿发展是指 0 ~ 3 岁，个体在生理、心理以及社会行为上不断成熟、变化的复杂过程。婴幼儿发展评价是对婴幼儿发展水平和发展速度的评定和比较。

2. 婴幼儿发展评价的重要意义

对婴幼儿整体发展水平、各项能力的发展水平及其发展速度进行科学评价，有助于对婴幼儿个体特征及发展需要进行全面、深入、客观的了解，这是设计和编制个别化教学计划的基础和前提。

（二）婴幼儿发展的共同特点

婴幼儿发展始终遵循着一个共同的规律和特点，即无论是各种能力的形成还是行为系统的建立，都有一定的秩序。

1. 婴幼儿发展的时间段

以大运动的发展为例，一般情况下，婴幼儿 3 ~ 4 个月会抬头，8 ~ 9 个月会坐，11 个月会站，1 岁 ~ 1 岁 2 个月会走等。任何一个婴幼儿在发展过程中都遵循着先学会抬头，再学会坐，之后学站，最后学走的发展顺序。而且，无论是抬头还是坐、站、走，每个行为的出现都有一定的时间范围，这就是婴幼儿发展的阶段性和连续性，也是婴幼儿发展的基础。

2. 婴幼儿发展的一般水平

为了更好地了解婴幼儿的发展情况，可将婴幼儿发展划分为大动作、精细动作、语言、认知、社会行为培养等，每一部分又可称为是一个领域，不同年龄阶段的婴幼儿在各个领域中的特征性行为表现就被视为婴幼儿发展的一般水平（见表 5 - 1）。

表 5－1 0～3 岁婴幼儿各年龄段的一般发展水平

年龄	大运动	精细动作	语言	认知	社会行为
1 月	俯卧抬头	伸手放到口中	发声音而不是哭	眼睛追随光的移动	被抱起时能安静下来
2 月	头竖直几秒钟	握紧短棍	发 a、o、e 等元音	眼睛随摇铃移动	逗引有反应
3 月	扶坐时头稳定	玩弄自己的手	笑出声	眼跟红球180°	眼睛跟踪走动的人
4 月	俯卧抬胸	摇动并注视拨浪鼓	咿呀声	拿用绳牵着的物体	认亲人
5 月	从一侧向另一侧翻身	抓住近处玩具	对人或物发声	抓住悬挂的环	扭头注意说话或唱歌的人
6 月	在轻微支持下坐	会撕纸，能握2块积木	叫名字转头	用手摩掌（探摸桌面）	伸臂要求抱
7 月	仰卧可翻身	积木换手	发 da－da、ma－ma，无所指	寻找滚落的物体	认生
8 月	独坐片刻	拇指捏小丸	模仿声音，如咂舌，有意识地摇铃	懂得成人面部表情	
9 月	扶腋可站	拇、食指捏小丸	会欢迎、再见	方木对击	跟镜子中的影像玩
10 月	向前、向后爬	拇、食指动作熟练	摇头表示"不"	找盒子里的东西	会表达感情
11 月	双手扶物站	打开包方木的纸	能发单字音	模仿推玩具小车	挥手再见
12 月	扶栏杆走	全掌握笔，留笔道	有意识地叫爸爸，妈妈	试着盖瓶盖	服从简单指令，如"把杯子递给我"
13 月	可爬上台阶	用笔在纸上画	有想唱歌的趋向	从盒子中取方木	能配合穿衣服
14 月	独走数步	一次可拿 3～4 块积木（一只手2块）	知道自己的名字	可放入圆形模板	在有人帮助的情况下能用杯子喝水
15 月	喜欢推童车	从瓶中拿小丸	清晰地说4个字	翻书两次	会脱裤子

年龄	大运动	精细动作	语言	认知	社会行为
16月	弯腰拾物	用两块积木搭高	认识图中的一件物品	方形放入模板中	像大人一样把书摆好
17月	小步跑，爬沙发	独自乱画	能说有明确含义的句子	两孔模板可放入	可以自己端半杯水
18月	举手过肩扔球，方木搭高4块	模仿画竖道	说10个字	10块积木放入杯内，能听话不取出	白天控制大小便
21月	拉着大人的手上楼梯	玻璃丝穿过扣眼	能回答简单问题	二孔模板翻转后即放入	开口要桌子上的东西
24月	双足跳离地面，自己搬板凳坐桌旁	穿扣眼后，拉过	会说两句以上儿歌	一页一页翻书2~3页	主动穿衣或脱衣
27月	不扶栏上楼3阶（独自上下楼）	穿6颗珠子	说含10个字的句子	认识大小	在饭桌上可以独立使用勺和筷子
30月	独脚站立6秒	会用剪刀剪纸	说出两件以上物品，如杯子、刀、椅子	知道1与许多，知道红色	来回倒水不洒
33月	立定跳远	模仿画圆	连续执行3个命令	懂得里外	会解扣子
36月	两脚交替跳	模仿画十字	懂得冷了、累了、饿了	认识两种颜色	会扣扣子

（三）婴幼儿发展的个别特点

每个婴幼儿都是一个独立的个体，会表现出不同的特点，有遗传素质的差异，也有后天发展的差异。婴幼儿在发展过程中与众不同的差异表现，就是发展的个别特点。

个体差异形成了每个人不同的发展水平、发展方向、能力特征和个性人格特征，掌握和了解了婴幼儿的个别特点，就可以有针对性地设计和编制个别化教学计划。

二、工作内容

婴幼儿的发展是全方位的、综合性的，评价也应该是全方位的和多方面的。传统的理解认为智力主要表现为受社会、文化教育影响较大的语言和数理逻辑能力，而忽视了对人类和个体生存发展中有主要作用的其他能力，如音乐、动作、交往能力等。我们要全面了解婴幼儿发展潜质就不但要评价婴幼儿运动、语言、认知等方面的发展，而且要对社会行为、情绪、气质等方面进行评价。

（一）婴幼儿发展评价的方法

发展评价有观察评价法、发育筛查法、发育诊断法（盖泽尔发育量表）等。

1. 观察评价法

（1）评估婴幼儿的发育水平

根据不同年龄阶段有不同的行为表现的规律，以一般发展水平为参照，观察对照婴幼儿各领域发展情况，评估婴幼儿的发育水平。

（2）评价结果分析

如果一个婴幼儿在大运动、精细动作、语言、认知、社会性行为等各领域的发展不平衡，如一个 14 个月的婴幼儿，大运动相当于 14 个月，精细动作相当于 14 个月，语言相当于 11 个月，认知相当于 13 个月，社会性行为相当于 11 个月，综合评价婴幼儿的平均发展水平是 12.6 个月，属于正常范围，但是他的语言和社会性行为发展水平低，就属于发展水平不平衡。对于发展不平衡的婴幼儿来说，既要针对某一发展不足的方面设计教学计划，采用适当的教育手段和训练方法帮助他提高发展速度，还要注意保持和弘扬其特长的方面。

2. 发育筛查法

下面主要介绍丹佛小儿发育筛查测验（简称 DDST）。

特点：该筛查方法工具简单、价格便宜，装成小箱便于携带，用一张筛查记录纸和一本手册即可操作。

适用对象：适用于出生后 2 周到 6 岁的儿童。

发育筛查法（DDST）共有 105 个测试项目，分布在以下四大领域。

（1）个人——社会

该项领域的行为项目表明婴幼儿对周围的应答能力和料理自己生活的能力，是个人对现实社会文化做出的反应。这种反应主要由成熟度和训练决定。例如，大小便的控制，虽然是应外界社会的要求培养起来的能力，但也取决于婴幼儿自身神经系统功

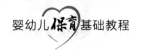

能的成熟度。

（2）精细动作——适应性

该项领域的行为项目表明婴幼儿的视听能力和用手取物以及画图的能力等。婴幼儿通过手的动作去认识世界，精细动作与认知能力密切相关，精细动作的发展可以促进认知能力的发展。

（3）语言

该项领域项目表明婴幼儿的发音能力、理解能力和运用语言的能力。

（4）大动作

大动作表明婴幼儿坐、立等姿势的掌握以及行走跳跃等平衡协调的能力。

发育量表中采用4种符号记录：P表示这个项目通过；F表示这个项目不会做，没有通过；R表示拒绝，但并不能说明婴幼儿不会做；NO表示婴幼儿过去从来没有机会做这个项目，可以向家长询问有关情况。

DDST发育量表根据婴幼儿"迟长"项目的多少将测出的结果分为"正常"、"可疑"、"异常"、"无法解释"四种情况。

婴幼儿智能发育筛查参考表见表5-2。

表5-2　　　　　　　　　婴幼儿智能发育筛查（丹佛）参考表

年龄	精细动作	大运动	个人与社会	语言
1个月	△小儿腿、臀双侧动作对称等同 △视线能随目标移动90°	△俯卧时试举抬头	△小儿仰卧时能注视家长（相距30厘米）	△听到铃声有眨眼、呼吸节律和活动改变等反应 △除哭声外，能发出喉音
2个月		△抬头时，脸与桌面约成45°	△不接触小儿，对他逗笑时，他会微笑	
3个月	△小儿手指能互相接触		△会自动微笑	△不接触小儿，经逗引能笑出声
4个月	△视线能随目标移动180° △用摇铃接触小儿手指能握住	△抬头时，脸与桌面约成90° △扶小儿坐时，举头正而稳，不摇动		△经逗引能发出兴奋的高音或尖声

年龄	精细动作	大运动	个人与社会	语言
5个月	△坐在家长腿上，能伸手向着桌面上的玩具	△俯卧时手臂能支撑身体抬胸 △扶站时腿能支撑体重片刻		
6个月	△能自己拿着饼干吃 △手中握着一块方木，又能注意到第2块方木	△拉坐时，头部始终不后垂	△试拉小儿手中玩具会表示拒绝	
7个月	△两只手能同时各握一块积木 △只能抓起小丸	△会从俯卧转向仰卧或仰卧到俯卧的翻身 △能独坐5秒或更长时间	△对距离较远的玩具有攫取的要求	△从背后20厘米处轻呼名字数次，小儿能向着声音方向转头
8个月	△能把一只手中的积木递交到另一只手	△能扶着硬物体站立5秒或更多时间	△见生人表现出犹疑或有点害羞 △能玩"藏猫猫"游戏	
9个月	△会用两指抓握小丸			△无意识地叫"爸爸"、"妈妈"
10个月	△能拿取放在桌上的小方块相互敲击	△会从站到自己单独坐下	△能玩拍手或挥手表示再见	△咿咿呀呀地学成人说话 △能自己扶着把手站起来
11个月	△会用拇指和食指抓握小丸，手掌不接触桌面	△扶站时能把足提起片刻	△成人逗引着试取小儿手中的玩具时，小儿能将玩具伸向成人，但不放下	
12个月		△会扶着家具行走 △能独立2秒或更长时间	△能观察出成人乐意或不乐意的表情并作出相应的反应	
12~15个月		△不撑住地面能单独弯腰拾起玩具 △步行自如，左右不摇摆	△需要东西时会作表示，指点或讲出事物名称 △会举杯饮水而洒出不多	△会正确地称呼母亲为"妈妈"，父亲为"爸爸"

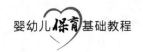
年龄	精细动作	大运动	个人与社会	语言
15~18个月	△能叠稳两块方木 △会在纸上有目的地画线 △经示范能把小瓶（口径1.5厘米）内的丸粒倒出	△能向后退两步或更多步	△对扫地等简单家务进行模仿	△至少会针对特殊物体、人或动作讲3个字
18~21个月	△能叠稳4块方木而不倒	△不扶任何物体会将球向前踢出	△喜欢学做简单家务，如收拾玩具、帮助家长取指定的东西	△能指出自己的眼、鼻或身体的其他部位 △会说两个或更多词表示有意义的短语 △会扶墙或栏杆上楼梯
21~24个月	△不经示范能把丸粒倒出小瓶		△会脱外衣、鞋、短裤、短袜等 △独立吃饭而洒出不多	△会看图说出画的名字 △能听懂"给妈妈"、"放在桌上"、"放在地上"中的两个
2岁~2岁半	△模仿画长于2.5厘米歪度不超过30°的直线	△能举手过肩抛物 △会双足同时离地向前跳 △能不扶物体独脚站直1秒钟或更长时间	△能与小朋友一起玩 △会洗手并擦干 △会穿短裤、短袜或鞋	△从图片上能识别日常用品或常见动物
2岁半~3岁	△能叠稳8块方木而不倒 △能模仿成人搭"桥"等简单积木	△会骑儿童三轮车 △能单足跳过21厘米的宽度	△能穿、脱衣服，区别衣服的前后	△能说出自己的姓名
3岁~3岁半	△不受方向的限制，能比较出两条画线的长短 △会模仿画闭合的圆形		△能扣纽扣	△已理解冷、累、饿的含义，如问"冷了怎么办"，回答"穿衣服"或"到房间里去"均为正确

续　表

年龄	精细动作	大运动	个人与社会	语言
3岁半～4岁	△经示范，会画出在任何点上相互交叉的两线	△能用一只脚独立站5秒或更长时间 △不扶任何物体能独脚连续跳2次或更多次	△成人外出时，请其他人陪着小儿，小儿能接受	△能理解介词。如按要求把积木放在桌面上（下）、椅子前（后） △会说反义词（括号内的）如火是（热）的，冰是（冷）的，妈妈是（女人），爸爸是（男人），马是（大）的，鼠是（小）的
4岁～5岁	△能画出人体3个或更多部位 △模仿画出正方形	△能脚跟对着脚尖向前走4步或更多步	△会独立穿衣	△认出红、黄、蓝、绿4种颜色中的3种
5岁～6岁	△能画出人体6个或更多部位	△能单足立10秒或更长时间 △能抓住蹦跳的球		△能讲出球、桌子、房子等常见物品的作用 △能说出日常用品是由什么做成的

3. 发育诊断法（盖泽尔发育量表）

婴幼儿发育量表的制造者美籍小儿科医生和心理学家盖泽尔通过数十年对婴幼儿行为系统进行观察，于1940年编制了婴幼儿发育量表。

（1）测验对象

盖泽尔发育量表适合出生后4周到3.5岁的婴幼儿。

（2）测试项目

测验领域有运动、适应性行为、语言和个人—社交行为。

运动包括大动作如坐、走、跑等姿势和精细动作如大把抓、捏取等。

适应性行为包括手的摆弄、探究和觉醒程度等。

语言包括面部表情、发音、懂话及说话等。

个人—社交行为包括生活自理、游戏、大小便以及与成人交往等。

以上4个领域共有63个项目，不同年龄的婴幼儿对某一项目的要求不同，演化出517个项目，这些领域都与智力有关。

盖泽尔提出4周、16周、28周、40周、52周、18个月、24个月、36个月这8个年龄是发展的关键年龄。在关键年龄婴幼儿的行为变化最大，能够显示出飞跃的发展。

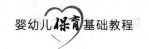

可以说关键年龄是婴幼儿发育的转折点，在这几个年龄出现的新行为是某个阶段发育成熟的标志。因此，要把这几个年龄段出现的行为作为重点检查的项目。相应内容见表5-3。

表5-3 　　　　　　　　　　　盖泽尔发育量表

关键年龄	特　　点
0～4～8周	发育不成熟，对12对颅神经有了控制
12～16～20周	能控制头、躯干、臂和手的肌肉，能伸出手去抓握，出现了真正的抓握，会玩弄物体
24～28～32周	能控制躯干和手指，手能传递，有直立姿势的趋势
36～40～44周	食指处在显著位置，能伸出食指对小物体戳、拨弄、撬、摸、捏，能控制腿和脚的肌肉
48～52～56周	各种能力都处在边缘状态，释放动作还不成熟
15～18个月	走得好，是一个直立的人
21～24个月	会走、跑，能说短句子，能控制大小便
30～36～42月	动作发育比较成熟，会跑、跳、投、脚尖走路，手的精细动作协调

（3）评分方法

盖泽尔量表使用4种符号记录："＋"表示通过；"－"表示不通过；"≠"表示超过要求；"?"表示没有作出反应。

（4）评价方法

盖泽尔认为年龄幼小的婴幼儿谈不上"智力"，只能提"发育"，这是针对婴幼儿的身体、心理发育而言的，用这种方法对婴幼儿进行的评价叫发育评价，所以用发育代替智力，其结果用发育商来表示。他反对只给婴幼儿一个总的发育商数，要求先计算各个领域的发育商，再计算总的发育商。发育商与智力商的含义是一样的，都表明心理年龄（量表上的年龄）与实际年龄的比例关系。具体计算公式为：

$$发育商（DQ）=发育年龄/实际年龄×100$$

（5）评价的标准为

70分为分界线。70～90分为一般；90～110分为正常；110～130分为良好；130～150分为优秀；150分以上的为超常。70分以下的都属于低常，具体分为：70～55分为轻度低常；55～35分为中度低常；35～20分为重度低常；20分以下的为极度低常。

（二）社会行为评价

1. 量表介绍

左启华"婴儿、初中社会生活量表"。

使用对象：6个月~5岁。

量表结构：独立生活能力、运动能力、作业、交往、参加集体活动、自我管理。

2. 量表的使用方法

从相同的年龄段开始提问，如果连续10项通过，可视为项目已经通过，可以继续向下提问，如果不通过，可视为后面的项目不能通过，检查就可以结束。

结果评价中，通过1题算1分，将合计总分转化成标准分，低于10标准分，则低于常态；10分，正常状态；11分，高于常态；12分，优秀；高于13分，非常优秀。

（三）婴幼儿气质问卷的使用

美国心理学家和精神病学家托马斯对气质进行了长达20年的追踪研究。他从问题儿童入手，发现气质的作用是使一个人如何发生行为，而非意味着发生了什么行为，行为的好坏以及为什么发生行为，因此，气质可以被看作人的行为风格。

托马斯采用9个指标来对数百名不同年龄、不同种类的儿童进行追踪研究。这9个指标如下。

（1）活动水平，即儿童每天活动时间与不活动时间的比例。

（2）节奏性（规律性），儿童活动的可预料性和不可预料性。

（3）接近和退缩，指儿童对于新的刺激的反应性质怎样，是接近还是退缩。

（4）适应性，对新的情境或改变的情境儿童是怎样作出反应的？如反应是错的，要花多大力气改正？这是考察儿童的神经系统灵活性的一个指标。

（5）反应阈限，指外界的刺激要达到多大程度才会引起儿童可观察到的反应。

（6）反应强度，指儿童在反应中要耗费多大的力量。

（7）心境的性质，指儿童表现欢乐、高兴、友好和不愉快、哭泣、不友好的行为的比例如何。

（8）分心性，指儿童要用多大的力量才能改变他正在从事的某项活动。

（9）注意广度和持久性，指儿童从事某项活动的时间长短，能顾及的事情的多少，外界刺激干扰时儿童是否还能坚持原来的活动。

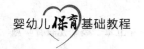

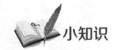小知识

托马斯婴幼儿气质问卷

姓名＿＿性别＿＿年龄＿＿出生日期＿＿年＿＿月＿＿日

初诊日期：＿＿年＿＿月＿＿日父（母）姓名：＿＿＿＿联系电话：＿＿＿＿

本问卷共有9个问题项目，每个项目的后面均有"是"与"否"两个选项，请视婴儿的实际表现选择"是"或"否"。

1. 婴儿每天都有很长时间醒着在活动吗？

是○　　否○

2. 吃奶，排泄，睡眠和醒来都有规律吗？

是○　　否○

3. 周围偶尔发出较大声响会使婴儿停止像吃奶这样的动作吗？

是○　　否○

4. 有新的玩具呈现在眼前时，婴儿会显出关注或高兴的样子吗？

是○　　否○

5. 改变睡眠的地方，婴儿会因此而哭闹难以入睡吗？

是○　　否○

6. 婴儿经常独自活动很长时间吗？

是○　　否○

7. 婴儿经常会使出最大的劲拼命大声哭吗？

是○　　否○

8. 只有非常强烈的刺激才有可能引起婴儿惊动吗？

是○　　否○

9. 婴儿大多数的时候都显得快活吗？

是○　　否○

第六节　培训指导与评估

一、保育人员的培训指导与评估

（一）培训指导与评估的意义

从事育婴职业的人员基础不同，文化水平参差不齐，工作态度、专业知识和操作技能会有较大的差异。而加强对保育人员的培训指导与评估，是提高育婴队伍素质、提高工作质量的基础和前提。

（二）培训指导与评估的内容

育婴职业工作内容包括三个模块：生活照料、日常生活保健与护理、教育；育婴职业等级分为三个层次：育婴员、育婴师和高级育婴师。

高级育婴师在高质量地完成保育和教育婴幼儿的任务之外，还要对育婴员和育婴师的工作进行培训、指导和评估，并帮助育婴员、育婴师处理和解决工作中出现的各种问题。

高级育婴师必须掌握育婴员、育婴师的工作内容和技能要求，这是做好指导、培训和评估的基础和前提。

高级育婴师在生活照料方面应比育婴员（师）掌握更多的职业内容：会设计食谱；能够识别脱水；营造和选择健康的生长环境；能识别异常二便；正确认识三浴锻炼。

高级育婴师在日常生活与护理方面应比育婴员（师）掌握更多的职业内容：能够处理接种反应；生长发育监测和营养干预；指导他人对婴幼儿疾病进行预防和疾病的护理；对意外伤害进行现场救护。

高级育婴师在早期教育方面应比育婴员（师）掌握更多的职业内容：应该掌握婴幼儿的生长发育规律及评价方法；指导、培训、评估育婴员、育婴师；能够编制综合性个别化发展计划。

（三）高级育婴师开展培训、指导的原则

1. 循序渐进原则

培训和指导的目标和内容应符合国家对本职业提出的相关标准和要求，按照循序渐进的原则，使相关的知识和工作技能从简到繁、从低到高，与培训对象的基础和接受能力相适应。

2. 理论联系实际原则

培训指导的内容既要有系统的理论知识，又要有实际操作能力，保证培训人员做到持证上岗；传授的相关知识和工作技能要看得见、摸得着、易操作、好考核，体现针对性和实用性，以有利于指导和帮助育婴员、育婴师解决工作中出现的各种实际问题。

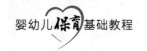

3. 互动原则

在培训过程中要充分调动培训者的积极性和主动性，让他们充分发表意见，提出问题并共同讨论问题；在培训过程中，提倡参与教学、情景教学、师生互动；在培训对象动手操作的过程中给予切实的指导，实现教学互动，掌握保教并重、科学育婴的相关知识和工作技能。

（四）常见的培训模式

培训和指导可采取灵活多样的模式，如集中培训、专题讲座、个别指导、学习交流等。培训的时间可分为长期培训、短期培训和不定期培训，要根据不同对象的需求进行安排。

对育婴员（师）举行的定期和不定期培训需要合理安排，但要有计划、有目的、有步骤地进行，而不是盲目的、杂乱无章的。

培训计划一般包括培训目标、参加范围、培训时间、培训地点、培训内容、培训方法和对培训者的具体要求等方面内容，关键是做到行之有效，切实可行。例如，培训目标明确，通过这次培训要解决什么问题；培训对象要明确，因为育婴员和育婴师在学时和内容上都有不同的要求；培训方法要灵活多样，讲课、答疑、参观考察和交流。

培训班的筹备与工作流程：发放招生简章—学员在指定的地点报名—提供课程表—学员注册—发放听课证和教材—参加培训—测验评估—发放证书。

高级育婴师具有培训育婴员和育婴师的资格，但是一期培训尤其是长期培训，往往需要多位教师共同承担，因此选择教师是办好培训的首要任务。选择教师一定要选择持证上岗并且具有培训资格的人，这是最重要的条件。

教学地点要选择那些既有上课用的教室，又有实习操作场所的地方。育婴员的培训是一项操作性很强的工作，绝不可选择脱离实践的场所，也不可选择虽有实践工作场地但没有教室的地方。

制定课程表要注意知识的学习与技能的掌握相结合。

班级管理的主要目的是维持良好的学习秩序，提高学习效果。

此外，还要抓好各项工作的组织实施，对育婴员、育婴师的工作进行检查指导。

（五）保育人员培训评估

评估是检查工作质量、提高工作水平的一种手段和方法，根据工作程度和工作技能两方面提出不同的标准和质量要求，根据量化的指标进行检查验收，可以达到提高和巩固工作成果的目的。

评估可采取自评和互评结合、辅导和考核相结合、交流和工作研讨相结合等几种形式。比如，对育婴员的要求是会组织家长和婴幼儿参加游戏活动，而对育婴师的要求是要会编排和设计各种游戏活动。还可在指导、培训和评估的过程中采取组织参观考察、举办专题讲座和咨询等形式，来调动参与者的积极性。

对育婴员（师）的评估可从教学、实践和社会多渠道进行。

二、对婴幼儿家长（看护人）的指导与培训

（一）培训、指导家长（看护人）的重要意义

"家长是孩子的第一任老师"，家长是婴幼儿物质生活的提供者和监护人。家庭环境、家长（看护人）的行为对婴幼儿的成长至关重要。

（二）对家长（看护人）进行培训、指导的主要内容

家长应树立正确的育儿观念。把婴幼儿真正作为一个独立的人，一个生长发育中的人，一个社会成员来看待，引导家长树立正确的儿童观、发展观和教育观。

向家长（看护人）传授一些科学育婴的实用方法和技巧，帮助家长解决育婴过程中出现的疑难问题，满足不同家长的不同需求。

（三）指导、培训家长（看护人）的常见形式和方法

指导与培训的具体形式和方法：举办专题讲座、咨询、家访、个别指导、组织讨论交流、建立家长委员会、联系簿、设立托幼儿园所开放日、组织亲子游戏和相关活动等。可通过事先调查了解，根据家长的不同需要，有针对性地进行指导和培训。

1. **家长会**

这是托幼机构与家长沟通的主要方法，针对婴幼儿的共性问题进行讲解，听取家长（看护人）的意见和建议，对家长提出的相关问题进行咨询和解答。

2. **面对面交谈**

针对某一个婴幼儿的具体情况与家长进行全面、深入地交谈，也可以围绕某个问题进行讨论，取得共识。

3. **家访**

根据家长的建议到家中全面了解婴幼儿的情况，观察婴幼儿各领域实际发展水平，帮助家长（看护人）提出切合实际的教育成长方案。

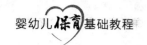

4. 建立联系本

将婴幼儿一周情况做详细记录，包括睡眠、饮食、游戏活动等情况。

5. 请家长（看护人）参加观摩课或亲子游戏

家长通过亲自参加教学活动，不仅能够看到婴幼儿在集体活动中的表现，还可看到其他婴幼儿的表现，掌握游戏指导的方法。

（四）与家长（看护人）交谈时的常用技巧

要选择与婴幼儿生活、成长相关的话题进行交谈，可围绕婴幼儿的个性特征、兴趣、育婴的方法进行探讨。

在与家长（看护人）交谈时的非语言沟通技巧。非语言沟通的技巧，包括服饰要整洁美观，与育婴师身份相符；目光要与对方平视，身体略微前倾，表示出热情和兴趣，与谈话者保持一定距离等。

0~3岁育婴职业标准化、规范化管理的依据。《育婴员国家职业标准》是我国第一个把从事0~3岁婴幼儿生活照料、护理和教育作为职业进行标准化、规范化管理的依据。

（五）家长的教养类型及其对婴幼儿发展的影响

父母的教养方式有三种类型：权威型、宽容型和专制型。

1. 权威型

权威型家长认为自己在孩子心目中应有权威，但这种权威来自他们与孩子经常的交流，来自父母对孩子的尊重和理解，以及父母对孩子的卓有成效的帮助。这种父母与孩子的沟通很顺畅，亲子之间彼此了解对方的心思和愿望，在孩子遇到困难时，家长会不惜时间和力量给他们以切实的帮助。

2. 宽容型

宽容型父母很少向孩子提出要求，他们给孩子最大的行动自由，把尊重孩子的个人意愿放在首位，甚至采取"听之任之"的态度。他们与孩子也有很好的沟通和交流，在孩子需要帮助时，他们也愿意提供帮助。

3. 专制型

专制型父母要求孩子绝对听从自己的意见。在这种家庭里孩子的自由是有限的，因为家长希望自己与孩子之间的关系是不平等的，因此，他们之间的沟通存在障碍，这样的家长往往很辛苦，但在孩子遇到挫折时并不能提供切实有效的帮助。

（六）家长教养中存在的问题

1. 教养方式成人化

许多父母生怕自己的孩子发展落后于同龄儿童，从而对其提出超出能力范围的要求，这种过高的期望给儿童造成巨大的压力，也影响了其正常的社会性发展。

2. 教养方式不统一

现代家庭往往是几个长辈围绕一个孩子转，不少家庭还请了专职保姆，这些教养者由于年龄、职业、文化水平和经验的不同，必然会有不同的教养态度，会产生一定的分歧。

3. 教养内容功利化

当今社会正处于快速转型期，地区间经济发展水平不同、家长职业不同、收入悬殊等因素，导致了儿童教育的"功利性"，不少家长特别注重儿童早期教育中知识的传授和才艺的培训，不顾孩子的实际，揠苗助长，不利于孩子的终身健康发展。

4. 教养方式极端化

资料分析，行为越轨的儿童大多数是由于父母对孩子管教过松或者过严，或者前后不一致，父母对孩子缺乏感情、听任自由活动而不予以指导和制约，家庭缺乏亲密性等。

（七）工作内容及方法

指导家长改变不良教养方式的途径：①建立良好教养方式有一个先决条件，那就是家庭的和谐和稳定。②要形成良好的家庭教养方式。③父母要保证与子女的沟通时间。

分析家长教养中存在的问题，并提出指导意见。

参考文献

［1］人力资源和社会保障部中国就业培训技术指导中心．国家职业资格培训教程：育婴员［M］．北京：海洋出版社，2009．

［2］黄人颂．学前教育学［M］．北京：人民教育出版社，1989．

［3］朱智贤．儿童心理学［M］．北京：人民教育出版社，2003．

［4］万钫．学前卫生学［M］．北京：北京师范大学出版社，2004．

［5］朱家雄，等．学前儿童卫生学［M］．上海：华东师范大学出版社，2006．

［6］郦燕君．学前儿童卫生保健［M］．北京：高等教育出版社，2007．

［7］王雁．学前儿童卫生与保健［M］．北京：中央广播电视大学出版社，2011．

附录一 孕产妇护理服务规范

一、孕妇常见的心理反应

1. 惊讶和震惊

在怀孕期间，不管是否是计划中妊娠，几乎所有的孕妇都会产生惊讶和震惊的反应。

2. 矛盾心理

在惊讶和震惊的同时，孕妇可能会出现爱恨交加的矛盾心理，尤其是原先未计划怀孕的孕妇，此时既享受怀孕的欢愉，又觉得怀孕不是时候，可能是工作、学习等原因暂时不想要孩子或计划生育原因不能要孩子；也可能是由于初为人母，缺乏抚养孩子的知识和技能，又缺乏可以利用的社会支持系统；还可能是经济负担过重或工作及家庭条件不许可所致；或第一次妊娠，对恶心、呕吐等生理性变化无所适从所致。

3. 接受

随着妊娠进展，尤其是胎动的出现，孕妇真正感受到"孩子"的存在，出现了"筑巢反应"，计划为孩子购买衣服、睡床等，关心孩子的喂养和生活护理等方面的知识，给未出生的孩子起名字、猜测性别等。

妊娠晚期，因子宫明显增大，给孕妇在体力上加重负担，使其行动不便，甚至出现睡眠障碍、腰背痛等症状，大多数孕妇都切盼分娩日期的到来。随着预产期的临近，孕妇常因婴儿将要出生而感到愉快，又因可能产生的分娩痛苦而焦虑，担心能否顺利分娩、分娩过程中母儿安危、胎儿有无畸形，也有的孕妇担心婴儿的性别能否为家人接受等。

4. 情绪不稳定

孕妇的情绪波动起伏较大，可能是由于体内激素的作用。往往表现为易激动，为一些极小的事情而生气、哭泣，严重者会影响夫妻间的感情。

5. 内省

妊娠期孕妇表现出以自我为中心，变得专注于自己及身体，注重穿着、体重和一日三餐，同时也较关心自己的休息，喜欢独处，这种专注使孕妇能计划、调节、适应，

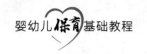

以迎接新生儿的来临。

二、孕妇的心理护理

1. 促使家庭重要成员接受新生儿

孩子的出生会对整个家庭产生影响。在此过程中，配偶是关键人物，由于他的支持和接受，孕妇才能完成孕期心理发展任务和形成母亲角色的认同。

2. 学习为孩子贡献自己

无论是生育或养育新生儿，都包含了许多给予的行为。孕妇必须发展自制的能力，学习延迟自己的需要，以迎合另一个人的需要。

3. 情绪上与胎儿连成一体

随着妊娠的进展，孕妇和胎儿建立起亲密的感情，尤其胎动产生以后。孕妇常借助抚摸、对着腹部讲话等行为表现她对胎儿的情感。如果幻想理想中孩子的模样，会使她与孩子更加亲近。这种情绪及行为的表现将为她日后与新生儿建立良好情感奠定基础。

三、产褥期护理服务规范

1. 产褥期的心理护理与抑郁疏导

产后抑郁是孕产妇从开始分娩到产后一周至数周出现的身体、情绪、心理等一系列变化。产后抑郁是由产妇体内激素浓度的突然变化所致，通常产后抑郁在几天至几个星期内消失。若产后抑郁发展严重即为产后抑郁症，产妇表现为整日闷闷不乐，觉得脑子一片空白，不能自制，失眠、疲倦、自责、焦虑，没有胃口，个别人还有可能出现自杀倾向，此时就需要健康顾问进行抑郁疏导，严重者需入院治疗。

（1）注意观察产妇情绪变化，掌握沟通技巧

育婴师或护理顾问首先要了解产妇的生活习惯、喜好与禁忌，当发现产妇情绪低落时，要主动关心，并与其进行交流。沟通交流时不要以指导者的口气同产妇说话，要注意讲话的艺术，例如，"你今天是否有什么不开心的事，说出来我可以帮你"，"我觉得情况是这样，不一定对，仅供你参考"等。要真诚感受产妇的情绪，争取产妇能敞开心扉，说出自己的感受，然后帮助产妇解决具体困难，请示健康顾问，针对情况进行疏导。

若产妇不愿意谈感受，则不可追问，可以先建议产妇听一些轻松的音乐，并且做一些产后形体恢复操，缓解产妇的负面情绪。

当产妇抱怨其家人时，不可顺其思维褒贬，应以局外人的视角，引导产妇换位思考，善意理解家人的做法。

（2）争取家属的支持

在征得产妇同意的基础上，将产妇情绪适时、适当地告诉家属，取得家属的支持配合。家属往往不了解产后抑郁时产妇常见的生理反应，严重者可发展到产后抑郁症，因此应让家属了解，家人的关心和爱护是产妇度过不良情绪阶段的重要因素，要与家属互相配合，共同帮助产妇度过这一阶段。

2. 陪伴导乐内容

笑话等（略）。

3. 产褥期乳房保健

（1）乳房清洁

产妇的乳房应经常擦洗，保持清洁、干燥。育婴师应协助产妇用温水浸湿小毛巾清洁乳头和乳晕，切忌使用肥皂和酒精等。

（2）服装选择

为了利于乳汁的疏通，育婴师应建议产妇穿纯棉的宽松内衣或哺乳文胸，不宜穿用化纤制品，因为化纤制品的纤维球可能顺乳腺开口进入体内；文胸的松紧要适度，以免对乳房造成压迫。

（3）哺乳前的乳房护理

①指导产妇认真洗手。

②协助产妇用温热毛巾清洁乳房。

③协助产妇柔和地按摩乳房，刺激排乳反射。

④乳房过胀时应指导产妇先挤掉少许乳汁，待乳晕发软时再开始哺乳。

（4）哺乳时的乳房护理

①指导产妇要让婴儿把乳头和大部分乳晕均含在嘴里。

②每侧哺乳时间应控制在 10 ~ 20 分钟，不宜太久。

③如果产妇有乳头凹陷或乳头皲裂，建议使用乳头保护器协助哺乳。

④每次吸吮时应让婴儿吸空乳汁，如乳汁充足，吸不完，育婴师应协助产妇用吸奶器将剩乳吸出。如婴儿吸吮不成功，育婴师也可协助产妇将母乳用吸奶器吸出后喂养。

⑤掌握乳房按摩的技巧，当产妇发生乳房胀痛或出现硬结、硬块时，可先帮助其用毛巾局部热敷 3 ~ 5 分钟。然后，将双手放于产妇乳房左右，用大小鱼际肌（即手掌靠近腕部的两块肌肉）呈螺旋状按摩乳房，一边按摩一边移动手掌；再将双手放于乳房上下，从乳房基底部朝乳头方向顺序揉压，促使乳腺管通畅，以利于乳汁通畅。

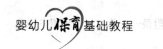

（5）哺乳后的乳房护理

①指导产妇在哺乳后挤几滴乳汁涂在乳房周围，并晾干。

②帮助产妇使用乳垫等乳头保护器，然后戴上哺乳文胸以保护乳房。

③母乳过多时，或婴儿尚未吸空就停止哺乳时，需指导产妇将剩余乳汁及时用吸奶器吸干净。

④可将吸出的乳汁存放在冰箱里。

（6）平坦及凹陷乳头的护理

①乳头伸展练习。将两拇指平行地放在乳头两侧，慢慢地由乳头向两侧外方拉开，牵拉乳晕皮肤及皮下组织，将乳头向外突出。随后将两拇指分别放在乳头上、下侧，由乳头向上、下纵形拉开。此练习反复多次，做满15分钟，每天2次。

②乳头牵拉练习。用一手托住乳房，另一手的拇指和中、食指抓住乳头向外牵拉，重复10~20次，每天2次。

③佩戴乳罩。从妊娠7个月起佩戴，对乳头周围组织起稳定作用。柔和的压力致使内陷乳头外翻，乳头经中央小孔持续突起。

④在婴儿饥饿时，先让其吸吮平坦的一侧，因为此时婴儿的吸吮力强，易吸住乳头和大部分乳晕。

4. 乳头皲裂、乳腺炎的预防及护理

（1）乳头皲裂的预防及护理

婴儿吮奶时乳头没有含接正确、产妇哺乳后没有把乳头洗净擦干，或从婴儿嘴里用力拽乳头都会引起乳头皲裂。如果产妇乳头出现放射状小裂口（即乳头皲裂），建议产妇采取以下措施：暂时减少每次哺乳时间，增加哺乳次数；哺乳时先让婴儿吸吮健康一侧乳头，但是应该将皲裂侧乳汁挤出或用吸奶器吸出，装入奶瓶喂养婴儿，也可暂时用乳头保护器协助哺乳，每次哺乳后再配合用水凝胶外置，以利痊愈，一旦愈合则可不用乳头保护器，因为长期使用乳头保护器会影响哺乳。

乳头保护器的使用方法。第一次使用时，从包装中取出，先进行常规消毒，即使用专用的消毒锅，或者用开水烫。哺乳时，协助产妇将清洁的乳头保护器放于其乳头及乳晕上，待哺乳后协助取下，先用清水洗净，然后按上述方法消毒，以备下一次哺乳时使用。乳头皲裂一旦愈合，则不可再用，以免影响哺乳。

（2）乳腺炎的预防及护理

乳房仅有轻度红、肿、热、痛，可以做局部温湿敷或者外敷中药如意金黄散，还可以继续进行母乳喂养，并增加喂奶次数，以防乳汁滞留，病情恶化；如需停喂1~2天，也必须把乳汁挤出或吸出装入奶瓶中喂婴儿；如果症状较重，出现乳头疼痛，局部皮肤发红、发热，并有触摸痛和硬结，或产妇忽然高烧39℃以上情况的，应及时到医院就医。

做好乳房护理，可以避免乳腺炎的发生。应指导产妇注意排空乳房，不使乳汁存留过多，保持乳腺管通畅，一旦乳房出现硬块、硬结，要及时进行疏通按摩等。

5. 产妇的休养环境与生活起居

产妇的休养环境应保持空气清新，无刺激性气味，相对安静，感觉舒适。育婴师应做好产妇休养环境的通风、室温调节及清洁等工作。

（1）产妇房间相对安静即可，不必过于安静，可放柔和背景音乐，以利于产妇休养。

（2）自然光照（避免阳光直射）的条件下，可以用加湿器调节湿度，用电脑调光系统丰富房间色调，使产妇感觉最舒适。

（3）天气晴好时，应将房间的门、窗打开通风，每天1～2次，每次15～20分钟。

（4）由于产妇出汗较多，应避免对流风。空调风也不宜直吹，以免受凉。

（5）建议产妇休养环境中不要放置过多鲜花，以免引起产妇和婴儿过敏反应。

（6）建议产妇不养宠物。

6. 产褥期个人卫生指导

（1）刷牙

指导产妇用温开水刷牙，不可用力过猛，至少每晚1次，每次2～3分钟即可。

（2）洗、擦浴

一般正常分娩后2～5天便可以淋浴，产褥期8周内不能盆浴。

洗、擦浴前的准备：关闭空调，关好门窗，避免对流风。调节好水温，备好洗浴用品：沐浴露、洗发水、浴巾、洗澡拖鞋等。

育婴师可陪同产妇进入浴室，协助产妇洗发、洗浴。洗浴期间应避免产妇滑倒摔伤等意外的发生。注意：产妇每次淋浴的时间不宜过长，5～10分钟为宜。洗澡水温与人体相近，37℃～38℃即可，不宜空腹洗浴。若产妇不能淋浴，育婴师可帮其擦洗。

洗浴后，叮嘱产妇及时吹干头发、穿好衣服，然后将室温调节至24℃～26℃。注意：产妇洗浴后不宜马上开空调降低室温和开窗通风，预防感冒。

（3）洗头

洗头的准备工作及洗头后的保暖注意事项均与洗浴相同。

产妇洗头时，可能脱发较多，可告知产妇其主要是产后身体内分泌水平骤然降低导致，可结合药膳调理。如果产后脱发严重，6个月后脱发仍未停止，应去医院检查治疗。

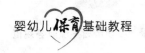

（4）侧切手术伤口的清洁

无感染情况，产妇的侧切伤口 3~5 天即可愈合良好，手术伤口 5~7 天愈合良好。

叮嘱产妇经常更换会阴垫；睡觉时应采取对侧卧位，会阴侧切一般在左侧，因此一般产妇应取右侧卧位，避免伤口被恶露污染；大小便后，应用温开水或生理盐水擦洗外阴部，擦时应从前到后，最后擦至肛门。

会阴伤口化脓肿胀、疼痛时，应立即去医院。

7. 子宫恢复按摩的方法

左手在耻骨联合上缘按压下腹，将子宫按摩上推，右手置于子宫底部，拇指在前壁，其余四指在后壁，做均匀有节律的顺时针按摩，在子宫按摩过程中将子宫腔内积血压出，以免影响子宫收缩，从而达到止血的目的。

8. 科学肩背按摩的方法

（1）颈部

站在被按摩者头部旁边，双手放在其脖子下面，手指放在脊椎骨的两边。向内朝颈部重复打圈，然后向上至其头盖骨。如果觉得难以操作，可以用一只手撑起其头部，用另一只手在头的一侧打圈，然后换手，在头的另一侧重复进行。请注意始终保持轻轻的压力。

（2）背部

放松双臂，把拇指放在背部最上面，距离背椎骨两侧约 2.5 厘米。向下按压肌肉，然后释放压力。重复该动作至下背部，每次向下只移动 2.5 厘米左右，或者大约在每个背椎骨节处按压 1 次。

（3）肩膀

让被按摩者俯卧，然后面对其头部，站在被按摩者肩膀旁边。把一只手塞入其肩膀下面，另一只手放在其肩胛上，轻轻地把手向自己身边拉，使被按摩者身体实际上也在同时移动。这样的结果是，其上背很快就放松下来。最后轻轻地将自己的双手向前滑出。

（4）按肩

一只手扶着其肩膀前面，然后用拇指和其他几个手指沿着其肩胛骨直线方向按压。向内用力，按压肩胛骨。

9. 产后引导松弛护理

（1）保证必要的营养支持，不要因害怕产后肥胖而过分节制饮食，导致肌肉缺乏必要的营养而变得很薄。

（2）产后应尽早进行适当的运动，积极进行阴道肌肉的恢复性锻炼，至少持续 6~8 周：每天早晚在空气清新的地方，深吸气后闭气；吸气紧缩会阴部及肛门肌肉，就像憋住大便、憋尿一样，闭气，持续 3~5 秒再慢慢放松，吐气，每次做 10~15 次。休息、坐、躺、走路时，随时可做；小便时进行排尿中断锻炼，稍停后再继续排尿；穴位按摩，产妇仰卧位，两下肢伸直。育婴师以一手拇指螺纹面置于左或右侧腹股沟外上端，自外上向内下反复按揉 3~5 分钟，然后将拇指端置于腹股沟中点处，持续点压 1~3 分钟；产后形体恢复操中的仰卧起坐。

（3）对于严重的阴道松弛，或伴有阴道膨出者，可到医院做阴道紧缩手术。

10. 妇产科理疗仪的使用

妇产科理疗仪主要作用有催乳、疏通乳腺管、促进子宫收缩、缓解疼痛、防止下肢静脉栓塞等，具体操作可按照说明书具体执行。

11. 产妇营养月子餐

营养专家研究认为，人体在生命过程中的不同阶段对营养的需求也是不同的，针对不同生理时期采取相应的营养措施，可以有效地保障人体健康。

孕期、产期是女人一生中最重要的两个时期，这两个时期的营养十分重要。应制订个性化的饮食方案，按需配餐，因人而异，针对个人的体质、体重、饮食习惯，产前、产后不同时间段，分娩方式，哺乳方式度身定做月子食谱。

一般将产后护理周期划分为三个阶段，搭配各种膳食来调理饮食结构：第一阶段为排毒修复，第二阶段为净化调整，第三阶段为滋补改善，以使产妇调理修养各阶段均得到充分的营养，同时又避免营养过剩及营养缺乏，从而带来真正健康合理、营养均衡的月子饮食，给产妇最精心、最专业的照顾。

12. 产后束腹用品的使用

怀孕期间，由于子宫扩大，致使腹壁也同时被撑开；分娩之后，子宫会自行收缩至原状，而腹壁却无法迅速复原，脂肪组织便趁隙进驻腹中。这时，除了合理运动外，还可以利用束腹带的紧缩功能。束腹带不但可以刺激子宫，帮助子宫复旧，还有利于腹部肌肉的复原，并赶走囤积在此的脂肪。此外，束腹带还可以帮助产后骨盆收缩，避免发生子宫异位、内脏下垂的情形，或避免剖宫产伤口裂开。

产妇使用束腹带 2~3 周后，可以改穿塑身用束腹裤。

产妇使用束腹带方法与注意事项如下。

（1）平躺床上，将束腹带放在背后腰至臀部位置，作深呼吸后将束腹带的魔术贴贴紧。

（2）束腹带不能束太紧。腹部是人体大血管密集的地方。腹带如果绑得过紧，会引起血液回流受阻，两腿会发生静脉曲张，也会妨碍肌肉的正常运动以及血液的供应。

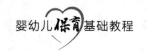

（3）束腹带只能间断使用。早晨起床漱洗完毕，上厕所后即可使用。三餐前须拆下，饭后半小时再绑上。洗澡、上厕所前拆下，后再绑上。若有松动即应卸下重绑。每日入睡前拆下。

（4）不宜长时间使用束腹带与穿紧身束腹裤。使用束腹带与穿紧身束腹裤也不宜时间太长，不能只依靠束腹裤把撑开的髋骨收回去，这只是起辅助作用，还要结合适当的运动。

（5）清洗方式：用清洁剂手洗，再用清水过净后晾干即可，可准备2条替换。

13. 产后形体恢复操的指导

形体恢复操（产褥期保健操）能够帮助子宫复旧，尽快恢复盆底肌肉张力，育婴师要正确指导产妇练习。

第一节：仰卧，收腹，呼气。

作用：放松肌肉、解除疲劳。

第二节：仰卧，提肛运动，两臂直放于身旁进行缩肛与放松运动。

作用：产后第二天开始。用力绷紧臀部肌肉和肛门，提肛、收腹，数到10，松力。稍作休息后再反复，连做10次，锻炼盆底肌肉。

第三节：仰卧，两手放于身旁，双腿轮流上举和并举，与身体成直角。

作用：腿部运动，促进子宫及腹部肌肉收缩，并使大腿部恢复较好的曲线。产后10天开始。

第四节：仰卧，髋与腿放松，分开稍屈，脚底平放在床上，尽力抬高臀部及背部。

作用：预防子宫、阴道、膀胱下垂。产后14天开始。

第五节：仰卧起坐。

作用：使子宫及腹部肌肉收缩。

第六节：跪姿：双膝分开，肩肘垂直，双手平放床上，腰部进行左右旋转动作。

作用：锻炼背部肌肉，防止子宫后倾。

第七节：全身运动：跪姿，双臂支撑在床上，左右腿交替向背后高举。

作用：帮助子宫恢复到正常的位置，防止子宫后倾。

注意事项：

（1）产妇做运动操，运动量应逐渐增加，时间由短到长，动作按程序进行。

（2）在做形体恢复的过程中，可能会有恶露的反复，如恶露接近没有时，可能在做操后有所增多，或者已经停止做操后又有少量。可以观察恶露的量与颜色，只要不超过月经量，颜色不是鲜红血液，一般问题不大，否则要停止做操。

（3）产后6周后选择新的锻炼方式。

14. 产后避孕指导

一般产后 42 天落实避孕措施（可男用），产后 4 周内禁止性生活，哺乳期间即使没来月经，也可能有排卵，所以要注意避孕。

15. 产后如何回奶

因疾病或其他原因不哺乳者或终止哺乳者应尽早回奶。产妇限进汤类食物，停止吸吮及挤奶，医院内可按医嘱注射己烯雌酚；如已泌乳，用皮硝退乳，方法是皮硝 250 克碾碎装布袋分别敷于两侧乳房并固定。同时，膳食中提供生麦芽泡茶饮、回奶膳食配合回奶。

16. 产后不适症状及疾病护理

（1）产后痔疮的护理

分娩过程中用力过多，可能发生痔疮，不太严重的痔疮的治疗的最好方法是多食纤维素和多喝水，保持大便通畅，不用力排大便，不要长时间保持站或坐的姿势，侧卧比平躺更好，每天可做缩肛运动，必要时涂痔疮膏。

（2）产后足跟痛的护理

产后足跟痛中医认为是肾虚所致，如果产妇赤脚使足跟外露，或经常穿硬底、弯曲度较高的高跟鞋，使产后已虚弱的足部肌肉不能得到休息，容易导致足跟痛。预防的方法是产后 3 个月内不要穿高跟鞋和硬底鞋，穿凉鞋、拖鞋时最好穿上袜子。一旦出现足跟痛，可每日坚持轻柔按摩足跟及全脚掌，避免过多走动并注意保暖，不要再受寒，并采用补肾为主的膳食。

（3）产后便秘

产妇分娩后最初几天，容易发生便秘，有时 3~5 天或更长时间不解大便，或者大便困难，引起腹胀、食欲不振，严重者还会导致脱肛、痔疮、子宫下垂等不良后果。这往往是因为分娩时引起的会阴裂伤或因会阴部伤口的肿胀疼痛，不敢用力排便，抑制排便反射，使大便在肠内停留。平时应保持心情舒畅，避免不良的精神刺激，因为不良情绪可使胃液分泌量下降，肠胃蠕动减慢。

（4）产后腹痛

产后腹痛是指产妇在分娩后及产褥期间以小腹疼痛为主要特征的疾病，系产后子宫收缩呈阵发性痉挛状态，使子宫肌壁血管缺血，组织缺氧，神经系统受到刺激所致。中医称为"产后腹痛"，又称"儿枕痛"，是由淤血阴滞，气血运行不畅或产时失血，产后调养失宜所致。

主要表现及症状：小腹隐隐疼痛，绵绵不断，腹部喜用热水揉按，恶露量少、色淡红、清稀，或兼见头昏、眼花、耳鸣、身倦无力，或兼大便干燥、面色萎黄等症状。

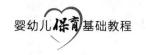

预防与治疗：

①卧床休息，保证充分睡眠，可适当活动，但不宜久站、久蹲，防止子宫脱垂、脱肛等的发生。

②加强营养，可选择食用一些药膳。

③用热毛巾热敷痛处。

④若恶露量多，或有创伤流血不止者，必须尽快送医院治疗。

（5）产后恶露不净

产后如果排出的恶露有臭味或持续时间长，称为恶露不净。若产后恶露淋漓不断，超过10天仍量多，颜色淡红，质清稀，产妇感到疲倦无力，应入院诊治；若产妇体质强壮，但产后恶露多、过期不净、颜色鲜红或紫红、质黏稠、有臭味、口干舌燥，嘱产妇多饮水，并结合药膳调理；若产妇情绪不佳，过于悲伤、忧愁等，需帮助产妇排解忧虑，疏导抑郁，并结合药膳。

但若以上情况持续加重，应将产妇及时送医院诊治。

（6）产后脱发

部分产妇产后发生不同程度的脱发，其主要原因是女性在产后身体内分泌水平骤然降低，可结合药膳调理；如果产后脱发严重，6个月后脱发仍未停止，应去医院检查治疗。

（7）产后腰背痛

产褥期内，有部分产妇会出现腰背部肌肉酸痛，表现轻重不一，时间或长或短。如果掉以轻心，可能会留下终生的病痛。这主要是由孕期子宫增大，前凸，使重心发生变化，身体需后仰保持平衡，腰背和腿部的肌肉受到伸张、牵拉所致；另外，受孕期雌激素的影响，韧带关节松弛，关节稳定性减弱，再加上产时过度用力、产后照顾孩子使肌肉疲劳。个别因生殖器病变引起。若没有其他特殊的病变和症状，可采取局部保暖、热敷、按摩等措施来解除肌肉和关节的疲劳；睡眠时取合适的体位，不宜睡软床；适宜穿低跟软鞋；另外，也可通过产后保健操来减轻腰背痛。若超过一周还未缓解，应去医院就医。

（8）子宫复旧不全

子宫复旧不全表现为产后腰痛，下腹坠胀，血性恶露淋漓不止，甚至大量出血，即使恶露停止，白带、黄带必定增多，子宫位置后倾。如果不及时治疗，可能导致永久性子宫改变。子宫于分娩后缩复的快慢，与产妇的年龄、分娩次数、身体健康状况、分娩的性质、是否哺乳等都有关系。凡是年龄大、分娩次数多、身体健康差的子宫，复旧均比较慢，产程长及难产者复旧的慢。产后自己哺乳，可以反射性的促进子宫收缩复旧。产褥期发生子宫复旧不全现象，应及时就医，采取治疗措施。

（9）产褥期感染

产褥期感染是指分娩时及产褥期生殖道受病原体感染，引起局部和全身的炎性变化。表现及状况如下。

①会阴裂伤和缝线伤口感染，是一种常见的感染，表现为伤口红肿，缝线针头处化脓，病人自觉会阴伤处热痛，出现小便困难，但一般不会发热，只要及时治疗，炎症会很快消退。

②阴道感染，阴道黏膜表现出红肿、溃烂并带有脓液，此时病人常有低热。

③子宫内膜感染，病人自觉下腹疼痛，白带增多，有臭味，同时体温升高，可达38℃以上，此时如能及时治疗，感染会很快得到控制；如果不及时治疗，炎症可继续扩散，侵入子宫或子宫周围组织，病人会感到下腹剧痛，全身不适，体温可升高到40℃，并打寒战；如果炎症再不能控制，便会蔓延到腹腔，引起弥漫性腹膜炎，病情表现更为严重，除高烧、寒战外，腹痛进一步加剧，出现恶心、呕吐、呼吸急促、神志不清症状，有少数病人会发生败血症、毒血症，如抢救不及时，则可造成死亡。

因此，一旦发生产褥感染后，一定要及时、彻底进行治疗，以防炎症扩大蔓延和留下后遗症。特别是如产妇在产后出现体温升高等症状，不要自以为感冒而忽视，一定要及时到医院去检查。

分娩后，产妇应尽早下床活动，及时小便，以避免膀胱内尿液滞留，影响子宫的收缩及恶露的排出，要使用洁净的卫生纸和卫生巾。

附录二 0~3岁育婴实施细则

相关内容见附表2-1~附表2-17。

附表2-1 1个月婴儿发育标志、保教目标、内容与要求

生理、心理发育的主要标志		新生儿的活动都是全身的，触觉比较发达，最敏感的部位是唇、手掌、脚掌、眼帘，对光、温度、声音有反应，味觉灵敏，开始有集中的视觉，看到成人面孔活动减少，可自发微笑，哭无眼泪
教养目标		能短暂注意眼前人和玩具的移动，半月左右抱起时有找奶头、吸吮动作反应，两三周后听力集中
教养内容和要求	生活照料	室温适宜，空气清新，光线柔和，每天有20~22小时的睡眠时间，可根据需要喂奶，最好每天洗一次澡，培养婴儿自主入睡、不含着奶头睡觉的习惯
	动作技能	每天喂奶时，将婴儿的手拿开，然后放手，用手指或笔杆触动婴儿手心，让他紧握，更换尿布时，用手轻拍婴儿的小腿和屁股，触摸他的四肢
	语言发展	成人要用温和的语调哄婴儿，经常呼唤新生儿的名字，给婴儿以适当的声音刺激
	认知能力	用色彩鲜艳或会发声的玩具，在婴儿视线内摇晃，20天后将婴儿竖抱片刻，让婴儿看房间和周围的景物，发展婴儿视觉、听觉
	社会行为及人格培养	眼对眼跟父母对视，逗引会微笑，用手掌慢慢逼近婴儿眼前，会眨眼

附表2-2 2个月婴儿发育标志、保教目标、内容与要求

生理、心理发育的主要标志	稍能抬头，眼随物转动，头能转向有声音的方向，手能握住物体片刻，会发咿呀喉音
教养目标	能竖起抱，被逗时能注视移动的玩具或人脸，会微笑或发出喉音，听到声音有寻找反应

教养内容和要求	生活照料	可开始培养按一定时间喂奶的习惯,吃奶时间不超过20分钟,要弄清楚婴儿哭的原因,不要一哭就抱,以免养成不良习惯,贻误某些事的及时处理
	动作技能	仰卧时头能左右转动,俯卧时能抬头45°,并持续片刻,可开始给婴儿做被动操至6个月
	语言发展	成人经常和婴儿说话,给他唱歌或听音乐,逗引婴儿微笑,引其发出回答性声音
	认知能力	眼能随物移动,注视成人的脸及鲜艳的玩具和吸引他的动作,逗引时距离婴儿胸上方40～60厘米处,引导婴儿的视线,满足婴儿基本要求,使其情绪愉快
	社会行为及人格培养	经常用表情、玩具和语言引逗,使婴儿表现出快乐的情绪:微笑、发声、挥手、蹬腿,用玩具和语言引逗,能笑出声音

附表 2-3　　　　　3 个月婴儿发育标志、保教目标、内容与要求

生理、心理发育的主要标志		俯卧或垂直位能抬头,有目的地抓物,能玩弄手及手指,视线协调,逗引时能发出声音,看见母亲的脸会笑
教养目标		能找到声源,开始注意新鲜事物,见人会笑、发出声音,快乐时微笑、手脚不断活动,视线能追活动的人和物
教养内容和要求	生活照料	要保证婴儿每天18～20小时的睡眠时间,要经常帮助婴儿变换睡眠姿势,尤其是还不会翻身的婴儿
	动作技能	经常用玩具或各种动作逗引婴儿,练习摸、抓玩具,3～4个月可直抱,竖直较平稳,俯卧时能用肘支撑上身抬头90°
	语言发展	用语言或玩具引婴儿发笑,使他在安静状态中能自己发声
	认知能力	给婴儿有色彩或能发响声的玩具,让他抓握,给婴儿听中音量的音乐或不同角度发出的声音,引导婴儿找到发声方向,逗引婴儿高兴
	社会行为及人格培养	与人"交谈"发出"哦"、"啊"、"咯"的声音。用音乐、舞蹈、玩具引逗,可念儿歌、看镜子,亲人与婴儿"交谈"引逗,并可增加户外活动时间,让婴儿能与你自言自语交谈

附表 2-4　　　　　4 个月婴儿发育标志、保教目标、内容与要求

生理、心理发育的主要标志	牙牙学语,俯卧时能用肘支着抬起前胸,可以仰卧转向侧卧位,哺喂时双手能扶奶瓶,并较长久地玩弄挂在胸前的玩具
教养目标	头、肩抬起,开始翻身抓取玩具,双脚能支撑一会,会大声发笑,喜欢鲜艳的颜色,头会转向叫他名字的方向,会轻拍或抚摸大人的脸,开始认人

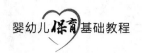

教养内容和要求	生活照料	母乳不足，可考虑逐渐添加辅食。成人手持奶瓶喂养时，可培养婴儿逐渐扶奶瓶，养成婴儿夜间不吃奶的习惯
	动作技能	让婴儿练习在俯卧的基础上用手支撑向前，帮助婴儿练翻身的动作和用手握物动作，发展手的基本动作，能从仰卧位翻身到侧卧位
	语言发展	培养婴儿对声音的反应，经常轻声反复地说周围东西的名称、动作的称谓，称呼人等话，引起婴儿发音回答
	认知能力	成人常叫婴儿名或用彩色玩具逗引，使婴儿转向发声方向，成人每次接触婴儿时，态度都要亲切和蔼，以吸引婴儿注视，会辨认自己的母亲，培养婴儿与成人亲昵的感情
	社会行为及人格培养	见生人盯着看、哭等，见母亲或经常与他接触的亲人伸手求抱，会对着镜子微笑

附表 2 - 5　　　　　　5 个月婴儿发育标志、保教目标、内容与要求

生理、心理发育的主要标志		会翻身，坐时背能竖直，扶立时能做蹬跳动作，能抓住物体往嘴里放，可拉长声发喉音，能注意掉落的玩具，认识亲近的人，害怕陌生人，能从仰卧位翻向俯卧位
教养目标		两手支撑能抬起前身，自如地抓玩具，腿能直立。在扶助下能稍坐一会儿，会拉长音调发音引人注意，能认熟人声音，对人有选择性
教养内容和要求	生活照料	婴儿的玩具、用具要经常消毒、清洗。开始用勺喂辅食，母乳不足时，应添含铁的辅助食品
	动作技能	继续让婴儿练习趴，用手臂抬起前身，训练婴儿在不同体位抓握玩具，成人扶婴儿腋下，练习腿伸直一会儿
	语言发展	要用语言逗引婴儿，当婴儿发出声音时，要和他相互应答，催进婴儿发音，能拉长声发喉音，能将头转向叫他名字的人，在成人与婴儿说话时，有手脚不断活动的反应
	认知能力	引起婴儿对声音产生兴趣，经常以新鲜事物引逗婴儿的注意，把视线从一种物体转向另一种物体，会"躲猫猫"，知道找声源
	社会行为及人格培养	经常叫婴儿的名字，练习认爸爸、妈妈，做"躲猫猫"游戏

附表 2 - 6　　　　　　6 个月婴儿发育标志、保教目标、内容与要求

生理、心理发育的主要标志	翻身自如，能坐一会儿，能用手指握悬挂的玩具，双手相互传递积木，对不同的声音表示不同的反应，能注视并知道陌生人，拒绝把玩具拿走，从仰卧位翻向俯卧位	
教养目标	会换手拿玩具，敲打玩具，扶腋下上下活动，能确认自己名字，能发"爸"、"妈"等单音节，会寻找当面藏起来的东西，明显认生，依恋母亲	
教养内容和要求	生活照料	给婴儿一些小饼干，让他自己拿着吃，家长要定时给婴儿清洗，可隔天洗一次澡，要保证婴儿每天有 16～18 小时的睡眠时间
	动作技能	能从俯卧位翻向仰卧位，能翻身自如，自由地俯卧、仰卧；坐起来，还可用翻身方法移动位置去取玩具；扶坐较稳，拉双手能坐起来，仰卧时会向各方向转动；用手臂支撑向前移动，有向前爬的试图；扶腋下站立时，两腿会上下跳动，能自己扶栏杆站起来，两手动作较前灵活，两手能换拿玩具，能用手去抓看到的东西，开始由双手同时抓一物体向一只手握物体发展
	语言发展	能发出比较复杂的声音，用不同声音表示不同反应，能分别和蔼与严肃的表情和声音，经常以游戏方式问婴儿"××在吗"。并指给他看，要少用严厉制止的声音，培养婴儿学习语言的积极性和良好情绪
	认知能力	对周围环境感兴趣，能注视周围更多的人和物，对不同的事物表现出不同的表情，不喜欢生人抱；创造发展观察力的条件，使婴儿醒时能看到成人和周围的物体，做简单的游戏，发展婴儿认知能力，让婴儿多接触熟悉的邻居、亲戚等人
	社会行为及人格培养	经常带婴儿到外面玩，拓展婴儿与人的接触面，注意培养婴儿良好的饮食习惯、卫生习惯

附表 2 - 7　　　　　　7 个月婴儿发育标志、保教目标、内容与要求

生理、心理发育的主要标志	能自己吃饼干，有目的地收拾玩具，会摇有声响的玩具，哭叫时发出"m、m、m"音节，叫名字有反应，对陌生人不太关注，很容易由哭转笑	
教养目标	能模仿成人发音，开始懂词意，会找要求他找的东西，能准确抚摸刺激皮肤处，玩时有愉快、不愉快的表情	
教养内容和要求	生活照料	培养婴儿正确的吃饭姿势
	动作技能	会独坐，成人用手掌抵住婴儿的脚步，他能向前爬行，双手扶物可以站一会儿；双手各拿一物，会用一物敲击另一物，会用手指捏细小的东西，模仿成人做简单的拍手、招手动作

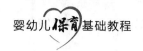

教养内容和要求	语言发展	经常给婴儿讲他熟悉的、引起他兴趣的事物，激发婴儿模仿发声，常把语言与人物联系起来；培养婴儿理解语言的能力，引发婴儿用语言和动作回答，如指出某一物品或熟悉的人在哪里，训练婴儿用眼睛找或用手指出
	认知能力	能用眼睛寻找成人提问的东西在哪里，使婴儿经常有玩具玩
	社会行为及人格培养	婴儿喜欢"躲猫猫"游戏，会发笑，并会模仿妈妈的动作，见熟人不认生，见陌生人有的有害怕、哭泣、躲避表现

附表 2-8　　　　8 个月婴儿发育标志、保教目标、内容与要求

生理、心理发育的主要标志		从俯卧位坐起来，能坐稳、会爬，用拇指与其他手指捏取物体，手眼逐步协调，会用玩具相互敲击，能用眼睛找定向的东西，模仿成人声音，喜爱家人，对陌生人有怕怯、垂头和哭叫等表现，喜欢玩"躲猫猫"游戏
教养目标		开始学习迈步，会拍手，能将语言与动作联系起来，按成人要求做简单动作，能较长观察活动并伴有表情，愿意与人玩
教养内容和要求	生活照料	培养婴儿学习坐盆，坐盆时不能吃东西或玩耍
	动作技能	能从卧位到坐位再到卧位；8~9 个月能用两手及双膝向前熟练地独立爬行；扶腋下会做迈步状；双手会做配合活动，如打开盒盖又盖上；能用拇指与食指捏取细小物体
	语言发展	训练婴儿发出近似词的连续音，如"爸爸"、"妈妈"、"阿姨"等。经常结合语言做"再见"和"谢谢"的动作，让婴儿模仿，当有人离开和送东西给婴儿时，成人用语言提示婴儿做"再见"和"谢谢"动作
	认知能力	引导婴儿观察并注意一些物体，经常和婴儿说话、做游戏
	社会行为及人格培养	婴儿对父母能有依恋、怯生等表现，此时，不要和婴儿分离时间太长；见客人要热情欢迎，如婴儿见客人害怕可暂时走开，可以让他一会儿再靠近，使婴儿逐渐熟悉客人。让他和外面的小朋友玩耍，以发展婴儿个性，并经常给予积极鼓励和表扬，要注意婴儿一日生活中各个环节之间的游戏，在逗玩时培养婴儿勇敢、自信、团结友爱、豁达的性格，促使婴儿在玩耍中既具有同情心，又有竞争能力。从小培养婴儿健全的、良好的素质，以适应未来社会的需要

附表 2-9　　　　9 个月婴儿发育标志、保教目标、内容与要求

生理、心理发育的主要标志	能扶东西站起来，爬行动作自如，能用拇指、食指捏起小物体；能对简单语言做回答性动作，如"再见"、"谢谢"等；能挑选自己喜欢的玩具，并能拒绝成人拿走，喜欢照镜子

教养目标	能蹲下站起、从坐到卧，会抬手，知道常见物品名称，懂得稍复杂词义，能分别和蔼、严肃的声调	
教养内容和要求	生活照料	同婴儿一起活动时，要态度亲切，创造亲切、快乐的气氛。每次拿食品前，要给婴儿洗手，吃完后将嘴、手擦干净；要训练婴儿将掉在桌上的食物拿起来，保证婴儿每天有 14~15 小时的睡眠时间
	动作技能	在亲子活动中，有意让婴儿练习蹲下、站起、坐下、俯卧等动作，9~10 个月会独站片刻，拉双手会走几步
	语言发展	通过认识日常生活中所接触到的物品和动作，使婴儿理解词的意义，并练习模仿各种声音，能初步掌握一些词并进行最初的交往
	认知能力	成人给婴儿做用手推动球、滚动球等动作并不断改变方位，也让婴儿参加活动，以训练婴儿的空间知觉
	社会行为及人格培养	会拍手表示"欢迎"、"再见"；看到某人归来，表示高兴；会随音乐舞动，懂得命令，理解"不"的意思，大人说"不许动"可以立即停止运动

附表 2－10   10 个月婴儿发育标志、保教目标、内容与要求

生理、心理发育的主要标志	能扶物站立，牵手能走几步，能从成人拿着的碗里喝水，模仿叫"爸爸"、"妈妈"，认识常见的人和物，对新的交往感兴趣	
教养目标	能执行简单命令，对观察到的事物会用手势、声音做出反应，喜欢自己玩一会儿玩具	
教养内容和要求	生活照料	练习用杯子喝水、穿衣伸手入袖、穿裤抬腿、大小便会叫
	动作技能	会用一只手扶栏杆走来走去，9~10 个月双手能在胸前相握，做出双手抛掷、倒出、放入等动作
	语言发展	教婴儿模仿发音，能模仿动物叫声、汽车喇叭声，提醒婴儿叫"爸爸"、"妈妈"等，要求婴儿按成人要求做一些简单动作
	认知能力	在家里，让婴儿拿几件他熟悉的物品，婴儿做到了要鼓励他；外出散步时，告诉婴儿看到的东西的名称，并要他指出树、石头、花等。婴儿开始对自己感兴趣的事物能做较长时间的观察，喜欢看鲜艳的玩具和图片，特别喜欢红色
	社会行为及人格培养	婴儿做某种事，做完后称赞他，他会显得很高兴；大声呵斥他则会悲伤或哭泣。婴儿的玩具被夺时并不肯给，会哭闹。培养良好的生活习惯，吃、喝、玩、睡要有规律；训练婴儿随音乐、儿歌做动作。让婴儿听成人指令拿东西，如把球拿过来、把瓶子盖儿盖上等；训练表示"欢迎"、"再见"；训练穿衣、裤时能主动伸手、伸腿

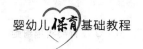

附表 2 - 11　　　　　　11 个月婴儿发育标志、保教目标、内容与要求

生理、心理发育的主要标志		扶双手能行走、单独站立片刻，会用勺拨弄食物，会把物体从容器中拿出、放进。能理解简单的词意，能指出身体某些部位，对简单的图画感兴趣，不喜欢单独一个人在床上
教养目标		成人牵他一手能走，懂得表扬批评，会说简单事物名称，能模仿听到的声音，喜欢接近成人
教养内容和要求	生活照料	与同龄婴儿在一起时，大人要有意识地将玩具或物品送给别的婴儿。分水果时，大人要把婴儿的手帮助他将水果先分给别人
	动作技能	能独站，成人领一只手能走，会推学步车向前走，不用扶能迈一两步
	语言发展	要鼓励婴儿多说话，加深他对已有词、意的印象：当婴儿说出一个字，如"球"时，大人可再加字训练，如"大球"、"皮球"等。通过看实物、科教片训练婴儿反复模仿，加深其对词的理解
	认知能力	给婴儿提供积木、塑料块等建筑玩具，示范堆、垒高积木等给婴儿看，并说这是"小桥"，这是"桌子"等，引导婴儿模仿学习
	社会行为及人格培养	能配合穿衣，会走以后要进一步让他按指令将在附近的物品取来，按要求做各种动作；经常带婴儿到大自然的环境中，让婴儿看各种花、草、树、飞鸟、家禽，到动物园看各种动物，以陶冶婴儿的性格，从小培养他对大自然的热爱。经常训练婴儿叫"爸爸"、"妈妈"、"阿姨"、"小弟弟"、"小妹妹"等，学习与人交往的本领

附表 2 - 12　　　　　　12 个月婴儿发育标志、保教目标、内容与要求

生理、心理发育的主要标志		能独走数步继而会独立行走，会用碗喝水
教养目标		能翻书、掌勺，推车走路；能逐渐与周围成人用语言交流，指出身体某部位器官在哪；能模仿观察到的声音并动作；喜欢夸奖，不喜欢批评
教养内容和要求	生活照料	培养婴儿练习用勺吃饭，会将小帽放在头上，自己找便盆坐下，保证婴儿每天有 13 ~ 14 小时的睡眠时间
	动作技能	成人要引逗婴儿，鼓励其行走，会自由地将坐、爬、站、走等动作联系起来。由于手眼协调的动作逐渐完善，能将圆环套在木棍上，能将 3 块积木垒高，会玩套盒，会把小盒放在大盒里
	语言发展	培养婴儿理解和模仿语言的能力，如使婴儿认识身体一些部位（眼、嘴、耳、手、脚等）。和婴儿做"躲猫猫"游戏，让婴儿说出和指出玩具藏在"这儿"（这里）或"那儿"（那里）

续　表

教养内容和要求	认知能力	大人要训练婴儿听音指物、指图，用手握笔随意画，教婴儿学会家里亲人的称谓。家里来客人时要主动介绍给婴儿认识
	社会行为及人格培养	喜欢探索新环境，理解语言，能分辨喜与怒，会观察大人不同态度的表情，能按大人的指令做事，要东西知道给，会用点头、摇头表示同意或不同意，会告诉大人有大小便，喜欢到外面玩，自己会用勺将饭送到嘴里

附表 2-13　　1 岁～1 岁 3 个月幼儿发育标志、保教目标、内容与要求

生理、心理发育的主要标志		能独走数步继而会独立行走，能蹲下，会用碗喝水，用蜡笔在纸上乱涂，会说2～3个字的词，能找到藏起来的东西，喜欢有节奏的音乐，会保护自己的玩具，能记住经常接触的图片和物品名称，可听从劝阻，知道常见人的名字，对不同年龄的人有相应的称呼
教养目标		会爬台阶，能独立玩一般玩具，会用单词表达要求，能记住几天前的事，对小伙伴感兴趣
教养内容和要求	生活照料	经常讲有关分享物品的故事给幼儿听，让他知道好东西应大家分享，培养幼儿吃饭时注意力集中、有固定座位的习惯
	动作技能	能独立蹲起、站稳、行走，会玩简单的玩具；以教会幼儿独走为任务，要有宽阔平坦的场地；利用玩具练习手的动作，如套盒、套圈、积木垒高等
	语言发展	会用单词表达要求，会主动叫"爸爸"、"妈妈"；启发幼儿用单词表达自己的愿望，引导幼儿称呼亲近的人
	认知能力	让幼儿接触同龄玩伴，帮助他们建立良好关系；训练幼儿用拇指和食指剥开带纸的硬糖和挑拣各种豆粒，不要用嘴啃咬或一把抓。将易于剥皮的水果，如香蕉、橘子给幼儿，成人稍加帮助，让他用手剥开吃
	社会行为及人格培养	训练幼儿与大人、小朋友一起玩耍，听讲故事，培养吃、喝、玩、睡良好的生活卫生习惯。对幼儿要有耐心关照和护理，在幼儿哭、发脾气、乱抓乱打时，要猜幼儿到底要什么，可以用不同的活动来满足幼儿，或给他一些新鲜有趣的东西，让他高兴地玩起来，保持幼儿有轻松愉快的情绪，使幼儿对环境和亲人有安全感、信任感。要放手让幼儿活动，有独立活动的机会，而且要注意，不要过分保护，一旦摔倒，鼓励自己爬起来，大人千万不要表现出惊慌，甚至大呼小叫。当客人和小朋友来访时，要引导幼儿去接近客人和小朋友，若幼儿怕生、哭闹，可暂时避开，过一会儿再慢慢诱导他接近客人

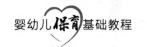

附表 2 - 14　　1 岁 3 个月 ~ 1 岁半幼儿发育标志、保教目标、内容与要求

生理、心理发育的主要标志		独立行走自如，会爬台阶，继而一手扶着能上下台阶；会滑滑梯，能搭数块方木，会脱鞋、打开盖子，会说简单的词，如"再见"、"给我"、"不要"、"谢谢"等和自己的名字，会说出想要的东西，认识简单图片，能记住不在眼前的东西，注意力容易分散
教养目标		能参加扔球、滚球等游戏，会说出自己名字及亲近人的称呼，执行简单要求；能看简单图片并说出照片上人物及动物名称，在大人协助下会洗手、洗脸，认识自己的用具、衣服，能与小伙伴玩一会儿
教养内容和要求	生活照料	培养幼儿吃饭时注意力集中、有固定座位的习惯；固定便盆，循序渐进地培养幼儿二便的卫生习惯
	动作技能	培养幼儿上下台阶的能力，用各种球做简单游戏活动，练习滚、扔的动作
	语言发展	会说一些简单的词，如"再见"、"给我"、"不要"等，会说出自己的名字，对不会说的词句有时会用表情来代替，认识自己的床和衣服，通过日常生活所接触到的事物，引导幼儿将语言与实物联系起来，利用玩具、图片及游戏等方式发展语言
	认知能力	搜集动物图片若干张，一张张教给幼儿认识。要抓住各图中动物外观的主要特征，教给幼儿认识，如大象的鼻子长、老虎的头大等，训练幼儿能说 5 种以上的小动物
	社会行为及人格培养	能自己脱下衣裤（能解开扣子），能学着洗、擦手、脸；与小朋友玩，喜欢争抢玩具，护着自己的玩具，当幼儿心爱的玩具被别的小朋友拿去时，幼儿会自己夺回来，此时家长不要责备，应当允许幼儿有机会保护自己的权利，但是也要抓住机会慢慢引导幼儿把玩具给小朋友玩，千万不要强迫。从小培养幼儿团结友爱、竞争的意识

附表 2 - 15　　1 岁半 ~ 2 岁幼儿发育标志、保教目标、内容与要求

生理、心理发育的主要标志	能倒退走，扶栏杆能上下楼，会掷球、自己擦鼻涕，逐渐会用勺吃饭，能握笔随意画，会拣豆豆，模仿成人做家务，会说由 4 ~ 5 个词构成的句子，知道某些常见物品的用途，对玩具有偏爱，喜欢单独玩，有意注意时间很短
教养目标（应达到的一般水平）	能上攀登架，迈过障碍物（跨过线道），会踢球。喜欢学说话、唱歌、说歌谣、重复结尾词句，认识家里人的东西，知道小伙伴名字，有大小、多少概念，认识 1 ~ 2 种颜色，能按要求从许多同类物品中取出 1 ~ 2 个

续 表

教养内容和要求	生活照料	培养左手扶碗、右手拿勺的吃饭技能，并要求幼儿安静地坐在桌边吃完自己的一份饭，不妨碍别人吃，咽下最后一口饭后再离开饭桌。培养幼儿按时入睡、按时醒、睡眠有正确姿势等良好习惯
	动作技能	基本动作： 走：自如，较稳，能按指定方向走。能扶栏杆上下滑梯、台阶。 跑、跳：开始学跑、学跳，动作不协调。 钻：能低头弯腰钻过拱形门，迈过8~9厘米的杆。 平衡：走过25~30厘米宽的平行线。 爬：练习手、膝着地爬。 投：练习扔球。 基本体操： 学简单的模仿操。 精细动作： 会穿木球、拣豆豆、套盒。会垒8~10块积木，能搭出简单物体
	语言发展	(1) 理解成人语言，培养幼儿说话能力，说出较多短句。 (2) 会模仿正确发音，积极用语言和小伙伴及成人交往，能用语言解释自己的行为。 (3) 会简单的儿歌3~5首（每首4句，每句3~5个字），能说由4~5个字组成的句子，掌握词汇200个左右。 (4) 观察事物时能集中注意力5~10分钟，听完故事后能说出故事中的主要人物。 (5) 对语言发展较为迟缓的婴儿要有耐心，多启发、鼓励，多给练习机会
	认知能力	(1) 认识周围的人及人体的基本部分，如头、眼、耳、嘴、鼻、手、脚等。 (2) 认识一些日常生活用品和衣服。 (3) 认识周围环境，记住自己的物品和东西。 (4) 认识常见的几种交通工具及蔬菜、水果的名称。 (5) 认识常见的家禽及动物的名称。 (6) 认识红颜色、认识图形。 (7) 认识自然现象，如太阳、刮风、下雨等
	社会行为及人格培养	幼儿常常有抗拒性行为和态度，如将手和玩具放在嘴里，成人越是让拿出来，他越是要放，因此，千万不要强迫将手和玩具拿开，而应运用注意力转移法，如"看看宝宝的手和妈妈的手谁的大"、"把心爱的小娃娃拿过来"等。父母千万不能从自己的行为习惯、自己的意愿出发去强迫幼儿照自己的想法去做，而应该根据幼儿的心理、生理的需要去满足幼儿的需要。 幼儿2岁时喜欢按自己的想法摆弄玩具，不喜欢大人干涉；会反抗、吵闹，和小朋友吵架，和妈妈撒娇，有嫉妒心，知道害怕、任性、难管，自我意识发展，常常不合自己的意愿就会以反抗的形式表现出来，喜欢帮助大人做家务，喜欢自己脱衣裤、袜子等，能自己洗手并擦手

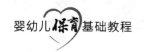

美育活动	1. 音乐启迪 （1）培养幼儿能安静地、精神集中地听音乐的习惯。 （2）引导幼儿练习唱歌，能随音乐做出简单的动作，如拍手、点头、搓手、洗脸等，并表现快乐的情绪。 （3）学唱简单的歌曲 2~3 首，音域不超过 5 度。 （4）学做音乐游戏 2~3 种，逐渐有一些表演动作。 2. 美工活动 （1）初步认识笔和纸，说出名称。 （2）在成人指导下，初步学会握笔，在纸上随意画。 （3）能把纸折成两折到五折
认识周围的形体和数	（1）让幼儿知道 1 个和多个。 （2）认识方的、圆的、大的、小的物品

附表 2 − 16　　　　**2 岁~2 岁半幼儿发育标志、保教目标、内容与要求**

生理、心理发育的主要标志		会跑、会双脚离地跳，单独上下楼梯，下蹲自如；会自己洗脸，杯、勺用得很好，会串珠子、一页一页翻书，能说明一件简单的事情，会唱简单的儿歌，有时会自动要求坐便盆；会模仿成人教的简单动作；有意注意时间延长，记忆力增强，能学着把玩具收拾好，认识红、绿颜色，喜欢听故事、看画片、看电视
教养目标		能和小朋友一起玩，能以较完整句子说出自己的简单形象，能提问题，爱听故事，知道常见事物名称，开始同情别人、帮助别人
教养内容和要求	生活照料	培养双手捧碗喝水的习惯，饭后自己用餐巾擦嘴，培养婴儿积极洗澡，逐渐学会洗手，使用肥皂，知道用自己的毛巾擦手和脸
	动作技能及语言发展	（1）学习正确发音，能模仿成人说普通话，能使用简单的名词、动词、代词和形容词，掌握词汇 690 个左右。 （2）逐步教幼儿发出较困难的和容易发错的字，如尖音"兔"、尖前音"手"和尖后音"师"等。 （3）培养注意力集中 9~10 分钟，能逐步理解简单故事和儿歌内容，能在成人启发帮助下说出故事的主要人物和主要情节。 （4）学会儿歌 4~5 首（每首 4~6 句，每句 5~7 字），能说出 6~7 个字的短句（主要是陈述句），使用疑问句、祈使句、感叹句的情况也有所增加，偶见复句，句子意思较前完整。 （5）启发幼儿提出和回答问题，避免以手势来代替语言，成人要认真回答幼儿提出的疑问，同时注意培养幼儿发音清楚、用语准确。 （6）通过一日生活各项活动，发展幼儿语言，要创造条件扩大幼儿眼界，使他们多听、多看、多说、多问、多想，使幼儿有练习说话的机会

续 表

教养内容和要求	认知能力	(1) 认识周围较多的人，能正确称呼并懂得尊重人。 (2) 认识人体各部位，如牙齿、手指、脚趾等。 (3) 认识日常生活用品，知道名称及用途。 (4) 认识海、陆、空交通工具。 (5) 认识常见蔬菜数种，知道其名称及简单特征。 (6) 认识常见水果数种，知道其名称及简单特征。 (7) 认识常见的颜色，红、黄、绿，认识三角形、正方形。 (8) 认识常见动物，知道其名称和简单的外形特征。 (9) 认识白天、晚上
	社会行为及人格培养	要训练幼儿见不同的人会打招呼，训练其搭12块积木，培养幼儿独立生活的自理能力，自己穿衣裤，独立洗手、洗脚，自己拿勺或用筷子吃饭，并养成不偏食、不贪食的良好饮食习惯，每天早晨训练幼儿自己洗脸，学习将毛巾拧干，训练幼儿与小朋友玩角色游戏和装扮游戏，能认出家庭画册中的人物、职业，学会耐心等待，如在排队买东西时，教幼儿学懂礼貌，见客人说"你好"、"再见"、"谢谢"
美育活动		1. 音乐启迪 (1) 培养幼儿在欣赏歌曲的基础上能随成人唱完一首歌，培养幼儿独唱、齐唱能力，使其逐步发展成表演。 (2) 培养幼儿能随音乐模仿成人做简单的动作，如举臂、叉腰。 2. 美工活动 (1) 要求握笔正确，能模仿成人画竖线条、弧线和圆。 (2) 用纸折方形、三角形，边角基本整齐。 (3) 让婴儿欣赏成人捏泥工，同时认识泥土工具，并说出名称
认识周围的形体和数		(1) 认识1和许多。 (2) 认识三角形、正方形。 (3) 知道上、下。 (4) 逐步知道白天、晚上

附表 2-17   2 岁半~3 岁幼儿发育标志、保教目标、内容与要求

生理、心理发育的主要标志	会用脚尖走路，能独脚站立片刻，会走平衡木，会双脚向前跳，扔掷大皮球一米左右，能握笔画横竖线，会自己主动坐便盆，可以解上衣扣子、脱鞋、脱袜、脱裤子，能用语言表达自己的要求，会讲故事的简单情节，能手口一致对事物数1~5个，懂得饭前洗手，认识方形、圆形、三角形，区别颜色

续　表

教养目标		能自如地走（走平衡、双脚交替上下楼）、跑、跳（双脚向前跳、从 10～15 厘米处跳下、独脚跳）、前滚翻，能回答成人问话，讲述自己的印象，语句较完整，能叫出小伙伴的姓名，知道常见事物用途，会认识简单图形及 5 以内数的顺序，能收拾自己的玩具和物品，能穿简便衣服和鞋，开始能约束自己
教养内容和要求	生活照料	培养幼儿吃各种食物的积极性，养成吃饭时干净、利索的习惯，培养幼儿与睡眠相关的独立生活能力
	动作技能	进一步通过游戏及体育活动，促进走、跑、跳跃、攀登、走平衡木、钻、爬、投掷等基本动作的发展，并通过每日简单的节操等动作日益协调、灵敏。利用玩、教具发展精细动作，如画画、折纸、捏纸
	语言发展	(1) 教幼儿正确运用词类说出较复杂的句子，鼓励幼儿用语言表达自己的愿望，使语言成为成人及婴儿间交往的工具。 (2) 教幼儿说普通话。 (3) 进一步丰富幼儿词汇，扩大对副词、连词等虚词的理解，能用简单的句子表达自己的愿望和回答成人的问题。 (4) 培养幼儿注意力 10～20 分钟，当成人多次重复讲一个故事后，幼儿在成人启发帮助下能复述故事的内容。 (5) 学会儿歌 4～5 首（每 6～8 句，每句 6～8 个字）。能说由 10 个字组成的句子，掌握词汇 1150 个左右
	认知能力	(1) 认识家庭成员，知道父母的名字。 (2) 认识成人的劳动，尊重成人。 (3) 认识各种交通工具，知道其名称和用途。 (4) 介绍节日，如"六一"儿童节、"十一"国庆节、"三八"妇女节。 (5) 认识时间、空间，能分上、下、前、后、里、外等。 (6) 认识红、绿、黄、白、黑色及长方形。 (7) 认识数种动物并能说出其名称及简单的外形特征。 (8) 初步认识春、夏、秋、冬四季
	社会行为及人格培养	随着思维的发展，逐渐掌握"我"这个代名词，是自我意识形成过程中的重要过程。此时，幼儿独立意识日益增加，常说"我自己做"，拒绝别人帮助，表现出自尊心、同情心、怕羞，懂得讨妈妈喜欢，懂得爱护小朋友，能互相帮助。此时能用语言表达自己的感受，自制能力也增强。能按身份正确称呼"爷爷"、"妈妈"、"叔叔"、"阿姨"、"弟弟"、"妹妹"等，能独立上厕所，会穿衣、脱鞋，要让幼儿认识社会环境，知道我们的国家是中国，国旗是五星红旗。让幼儿主动帮助做家务活，如扫地、择菜，自己动手扣纽扣，懂文明礼貌，接人待物时会用"您好"、"谢谢"、"再见"。小朋友跌倒后，帮助扶起来，有同情心，团结友爱

美育活动	1. 音乐启迪 （1）学听前奏，能完整地听一首歌，培养幼儿粗略理解歌曲内容和名称。 （2）培养幼儿随音乐节奏做简单的模仿作及一些舞蹈动作和跑踏步、翻腕等。 （3）欣赏歌曲3首，学会歌曲4首，律动3个，音域5～6度。 2. 美工活动 （1）在掌握画横竖线和圆的基础上，模仿画"气球"、"下雨"等。 （2）折简单的纸工，要求边角整齐，如正方形、长方形、扇形、风琴等。 （3）用泥搓成圆形，搓成面条或压成圆饼。 （4）初步会粘贴，即将由成人涂好糨糊的剪纸贴在纸上
认识周围的 形体和数	（1）知道1个再添加1个为2个。 （2）学会数1～5的个数，能手口一致对物数1～5个，并知道所数数的总和。 （3）认识长方形，区别长短。 （4）知道白天、晚上

附录三　0~3岁婴幼儿各方面能力发展顺序及年龄

相关内容见附表3-1~附表3-5。

附表3-1　　　　　　　　　婴幼儿大动作发展顺序及月龄

大动作项目	开始月龄	常模月龄	发展较晚月龄
俯卧时抬头看东西	0	1.8	4
俯卧时抬头45°	1	2.7	7
俯卧时抬头90°	1	3.7	6
独坐时头不滞后	2	4.5	6
独坐时头前倾	2	4.5	6
扶双手站腿支持一点重量	2	4.8	6
翻身	2	5.5	7
俯卧前臂支撑	2	5.6	7
扶腋下站腿一蹬一蹬	3	6.6	8
在小车内玩玩具	4	6.7	9
独坐	5	7	8
俯卧时打转	3	7.5	10
爬	5	9	12
自己控制站起来	7	9	12
独站片刻	5	9.8	11
从站位到坐位	6	10	12
扶双手可以迈步	6	10.7	12
扶栏可以走来走去	7	10.9	14
扶一手可以走	9	11.8	14
独站	9	11.9	14
开始走1~2步即倒入怀里	10	13.3	14
独走几步较稳	8	14.8	16

大动作项目	开始月龄	常模月龄	发展较晚月龄
不扶东西可以自己蹲下	12	15	18
独自走路	12	15	16
扶栏上楼一阶一阶	13	17.5	19
会抱着玩具走	13	18.2	26
会踢球无方向	13	18.8	22
跑稳几步	14	19.3	20
不扶栏上台阶1～2级	16	19.5	20
会自己上下床	11	20.5	22
踢球较准	16	21.5	23
跑5～6米	16	21.5	23
有意试跳但脚不离地	16	24	28
不扶独自上楼2～3级	21	26	28
独脚站1～2秒	20	26.7	30
会双脚跳离地面	21	26.8	30
模仿做两三个动作	21	27.6	31
双脚跳远	18	28.1	31
会独立不扶下楼2～3级	22	28.5	30
独脚站5～10秒	21	29	32

注：开始月龄为最初达到某个项目的月龄；常模月龄为85%的孩子达到某个项目的月龄；发展较晚月龄为最晚达到某个项目的月龄。

附表3-2   婴幼儿精细动作发展顺序及月龄

精细动作项目	开始月龄	常模月龄	发展较晚月龄
手中玩具一会儿即掉	0	1.5	3
乱敲打手中玩具	1	2.7	4
抓自己衣服、被角不放	1	2.8	4
明确注视手中玩具	2	4.5	6
大把抓玩具	3	6.9	8
会用手空挠桌面	3	7.5	8

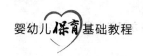

精细动作项目	开始月龄	常模月龄	发展较晚月龄
用手拿到桌面上的东西	4	7.5	9
可拿到大米花	4	7.5	8
给纸爱撕	4	8	11
拇指他指抓握	5	8.5	11
拇指食指抓握	6	9	11
有意将玩具放手	5	10.3	10
小丸放入瓶中	9	13.5	15
翻书一次5~6页	11	15.5	16
用手掌握笔乱画	11	16.8	19
有握笔姿势但不正确	16	18.8	22
翻书一次2~3页	16	19	22
用鱼线穿扣洞，但不会玩	16	21.5	24
会折纸2~3折	16	22.8	24
手握笔正确	16	23.6	24
会一手端碗吃饭	21	24.6	26
用鱼线穿扣洞，会玩	21	24.6	26
用积木搭桥	21	24.8	27
会一页一页翻书	18	24.8	26
折纸有边角	21	30.6	33
会在水龙头下自己洗手、冲手	21	30.7	33

附表3－3　　　　　　　　　　**婴幼儿语言发展顺序及月龄**

语言发展项目	开始月龄	常模月龄	发展较晚月龄
会发 a，o，e，u 等音	0	1.5	2
笑出声	2	2.5	6
主动对人笑	1	2.5	5
逗时会回声应答	1	3	5
哭时开始有顾虑、急躁情绪	2	3.9	6
主动对玩具笑	2	4	6
会尖叫	2	4	7
会用哭声要人或要东西	2	4.5	6

附表 3－4　　　　　　婴幼儿认知能力发展顺序及月龄

适应能力项目	开始月龄	常模月龄	发展较晚月龄
眼睛追踪物体至中线	0	1.5	3
眼睛追踪物体180°	1	2.2	4
立刻注意到大玩具	1	3	4
玩具送到口中	3	5.6	7
找声源	3	5.6	9
近处玩具可取得	4	5.6	7
注意看大米花	3	5.9	7
玩具失落会用眼睛找	3	6.6	7
两手拿两个玩具	4	6.9	8
手中玩具会换手	4	7	8

附表 3－5　　　　　婴幼儿社会行为及人格发展顺序及月龄

发展项目	开始月龄	常模月龄	发展较晚月龄
逗引时有反应	1	3	5
会用手互相触摸	1	3.5	5
见人张望全身活跃	1	3.5	5
白天醒的时候手连续地动	2	4.5	
见食物表现出兴奋模样	4	5	7
喝牛奶或水把着瓶	5	6.4	9
叫名字转头找	3	6	9